★ "十四五"河南重点出版物

高等医学教育影像专业规划教材

医 学 影 像 解 剖 学

主 编 左晓利 陈 涛

郑州大学出版社

图书在版编目(CIP)数据

医学影像解剖学／左晓利,陈涛主编. — 郑州：郑州大学出版社,2023. 2
高等医学教育影像专业规划教材
ISBN 978-7-5645-8617-1

Ⅰ. ①医… Ⅱ. ①左…②陈… Ⅲ. ①影像 - 人体解剖学 - 医学院校 - 教材
Ⅳ. ①R813

中国版本图书馆 CIP 数据核字(2022)第 055549 号

医学影像解剖学

YIXUE YINGXIANG JIEPOUXUE

选题总策划	苗 萱		封面设计	胡晓晨
助理策划	张 楠		版式设计	苏永生
责任编辑	张 楠 张馨文		责任监制	李瑞卿
责任校对	薛 晗			

出版发行	郑州大学出版社		地 址	郑州市大学路 40 号(450052)
出版人	孙保营		网 址	http://www.zzup.cn
经 销	全国新华书店		发行电话	0371-66966070
印 刷	河南文华印务有限公司			
开 本	787 mm×1 092 mm 1／16			
印 张	25		字 数	579 千字
版 次	2023 年 2 月第 1 版		印 次	2023 年 2 月第 1 次印刷

书 号	ISBN 978-7-5645-8617-1		定 价	99.00 元

本书如有印装质量问题,请与本社联系调换。

编审委员会

顾　问

李　萌　教育部高等学校高职高专相关医学类专业教学
　　　　指导委员会
周进祝　全国高等职业教育医学影像技术及放射治疗技
　　　　术专业教育教材建设评审委员会
蒋烈夫　河南省卫生职业教育医学影像技术学组

主 任 委 员

范　真　南阳医学高等专科学校

副主任委员　（以姓氏笔画为序）

于立玲　山东医学高等专科学校
冯　华　咸阳职业技术学院
刘红霞　安阳职业技术学院
刘林祥　山东第一医科大学（山东省医学科学院）
刘荣志　南阳医学高等专科学校
张松峰　商丘医学高等专科学校
易慧智　信阳职业技术学院
郑艳芬　内蒙古科技大学包头医学院第二附属医院
高剑波　郑州大学第一附属医院
陶　春　内蒙古民族大学
程敬亮　郑州大学第一附属医院

委　　员（以姓氏笔画为序）

于立玲　山东医学高等专科学校

丰新胜　山东医学高等专科学校

王　帅　南阳医学高等专科学校

王向华　周口职业技术学院

王毅迪　南阳医学高等专科学校第一附属医院

左晓利　安阳职业技术学院

石继飞　内蒙古科技大学包头医学院

冯　华　咸阳职业技术学院

向　军　毕节医学高等专科学校

刘红霞　安阳职业技术学院

刘林祥　山东第一医科大学（山东省医学科学院）

刘宝治　内蒙古民族大学附属医院

刘荣志　南阳医学高等专科学校

刘媛媛　咸阳职业技术学院

李　拓　南阳医学高等专科学校第一附属医院

李　臻　郑州大学第一附属医院

李胤桦　郑州大学第一附属医院

郑艳芬　内蒙古科技大学包头医学院第二附属医院

陶　春　内蒙古民族大学

曹允希　山东第一医科大学（山东省医学科学院）

崔军胜　南阳医学高等专科学校

蒋　蕾　南阳医学高等专科学校

樊　冰　南阳医学高等专科学校

编委名单

主　　编　左晓利　陈　涛

副主编　王　帅　杨丽华　张　影

　　　　　姚延明

编　　委　（按姓氏笔画排序）

马静芳　安阳职业技术学院

王　帅　南阳医学高等专科学校

左晓利　安阳职业技术学院

杨丽华　咸阳职业技术学院

杨舒蓉　白城中心医院

张　影　潍坊护理职业学院

张佯楠　安阳市第六人民医院

陈　涛　潍坊护理职业学院

罗清松　南阳文和骨科医院

郜新利　安阳职业技术学院

姚延明　河南护理职业学院

宿　博　白城中心医院

葛易祥　安阳市第六人民医院

熊芳芳　安阳职业技术学院

鞠筱洁　白城医学高等专科学校

编写说明

"高等医学教育影像专业规划教材"原丛书名为"医学影像实训与考核"。本套丛书是为了贯彻落实国家高等职业教育教学改革精神,响应临床岗位对医学影像技术专业人才的需求,满足高等教育医学影像技术专业人才培养目标和职业能力要求,进一步规范教材建设,不断提升人才培养水平和教育教学质量而组织编写的。

该丛书的编写会由郑州大学出版社主办、有关参编单位承办,已成功举办三届。第一届于 2013 年 12 月由南阳医学高等专科学校承办召开;第二届于 2017 年 7 月由内蒙古科技大学包头医学院承办召开;第三届于 2021 年 3 月由安阳职业技术学院承办召开。编写会为各院校医学影像专业参编教师提供了相互交流的平台,也为本轮教材的编写奠定了良好的基础。

在第三届编写会上,全体编写人员及相关领域的专家一起学习和研读教育部颁发的《医学影像技术专业教学标准》,对医学影像类教材内容的衔接和各实验实训内容统一等问题进行了充分的研讨。本次编写会不仅决定继续完善各类实训类教材并延续其特色,还决定创新编写适合医学影像技术专业学生学习的理论课教材,为医学影像技术专业的教学与实践提供范本。

在本套丛书的编写过程中,一是注重综合医学影像技术专业基本理论和必备知识的应用,突出医学影像技术临床岗位技能的训练,用于医学影像技术专业学生平时的实验实训课及进入临床医院实习前的综合实训操作,力争达到培养医学影像技术专业学生熟练应用技能的目标,缩短学生进入临床岗位的适应期。二是加强了知识和技能课后练习的内容,提炼总结学习要点,为学生"以练促学"提供了评价、评估标准和丰富的题库,方便学生的学习和自测、自评。

本套丛书的大多数编者是来自全国各地本科及高职高专院校医学影像领域教学和临床一线的专家,他们有着丰富的教学和实践经验,特别注重突出应用性与实践性,并关注技术发展带来的学习内容与方式的变化,以适应本科及高职高专层次"三个特定"(培养目标、学制、学时)的需要,并为教学实践中的实训与考核提供参考。

最后,考虑到该丛书已从最初的实训教材扩展到理论课教材,因此将丛书名由"医学影像实训与考核"更名为"高等医学教育影像专业规划教材"。

本套丛书包含的理论教材有《临床医学概论》《诊断学基础》《医学影像解剖学》《医学影像物理学》《简明传染病影像学》《医学影像设备工作手册》《医学影像图像的三维建模》。包含的实训类教材有《医学影像诊断实训与考核》(第3版)、《医学影像设备实训与考核》(第3版)、《医学影像检查技术实训与考核》(第2版)、《医学影像成像原理及放射防护实训与考核》、《超声医学实训与考核》、《超声检查技术实训与考核》、《X射线检查技术实训与考核》、《CT检查技术实训与考核》、《MRI检查技术实训与考核》、《介入诊疗技术实训与考核》、《影像医学实训教程》。

本套丛书为"十四五"河南重点出版物出版规划项目。其中《医学影像检查技术实训与考核》已经获河南省教育科学研究优秀成果奖;《超声检查技术实训与考核》获批"十四五"首批职业教育河南省规划教材。

教育部高等学校高职高专相关医学类专业教学指导委员会
医学影像技术专业分委会
李萌
2022 年 2 月

前言

《医学影像解剖学》是以人体解剖学与组织胚胎学、人体生理学、病理学、医学影像成像原理、医学影像物理学等专业基础知识为前提开设的一门专业基础课程,也为医学影像诊断学、X线检查技术、CT检查技术、MRI检查技术、超声诊断技术、超声诊断学等后续专业核心课程服务,故医学影像解剖学是医学影像技术专业的桥梁课程。

《医学影像解剖学》是在积极完成调研、论证的基础上编写而成。全书共八章,绪论主要介绍医学影像解剖学的概念、常用术语、常用检查方法及其影像特点;第一章至第七章按照四肢、头颈部、胸部、腹部、盆部与会阴、脊柱区和血管进行编写,每章节的内容均有三部分构成:第一部分为应用解剖学,主要简述的是与临床相链接的人体解剖学基础内容;第二部分为X射线解剖学,主要突出临床上经常用X射线进行检查的部位及其X射线特点;第三部分为断层解剖学,主要介绍各部位的CT横断层面,辅以MRI的横断面、冠状面、矢状面、CT的冠状面和矢状面、部分器官的超声检查。

本教材的主要特点:①每章均由1名在医院从事多年临床影像工作的医技人员和1~2名有丰富教学经验的影像专业教师参与编写,还聘请临床影像专家进行指导,所以本书具有鲜明的职业教育特征,内容丰富,重点突出。基础知识与专业知识对接,专业和行业岗位对接,教学内容和职业标准对接。②图文结合,全书选用系统解剖图及X射线、CT、MRI、DSA等图像近510幅,图片清晰,标注明确,让学生易学易懂。在知识点的深度与知识面的广度上比较适中,每章节还设置了学习目标、课程思政、课前预习、知识链接、案例分析、课后思考和课后习题,其中课前预习、案例分析、课后思考和课后习题均配有网络资源(PPT、习题、答案)。既有利于职业院校学生对知识点的掌握,也有利于医学影像专业人员的自学。③在普及医学影像解剖学基础知识的同时,融入了思政元素,注重培养学生高尚的职业道德及职业素养,体现了"课程思政"的教书育人特征。④紧扣课程内容,配合案例及数字化、立体化辅助教材内容,做到以案促教,以数字化、立体化辅助教材作为学生自学内容,让老师上课讲解更轻松,学生听得懂、看得懂,可以促进学生主动学习,提高学生自学能力。

本次教材编写,是以习近平新时代中国特色社会主义思想为指导,深入贯彻党的二十大精神、习近平总书记关于教材工作的重要指示和李克强总理重要批示,落实全

1

国教材工作会议精神，树牢责任意识和阵地意识，创新教材建设理念，重视应用实践，打造培根铸魂、启智增慧、适应时代要求的精品教材。

本教材既适用于高职高专医学院校医学影像专业的教学，也可作为医疗单位放射科、影像科及临床各科人员的参考书和工具书。由于时间仓促，编者水平有限，疏漏在所难免，敬请读者及同仁批评指正。

感谢各位编委所付出的辛苦劳动，感谢本书所引用参考文献作者们对本教材的支持和贡献。本教材在编写过程中得到安阳市第六人民医院放射科及相关人员的大力支持，对此特别感谢。

左晓利　陈　涛

2021 年 12 月

目 录

绪　论

学习目标

掌握:医学影像解剖学定义;常用的医学影像检查技术;医学影像解剖学常用术语。

熟悉:解剖学姿势、方位术语;能够熟知现代医学影像解剖学常用检查方法的影像特点。

了解:医学影像解剖学与其他解剖学的关系及区别;医学影像解剖学发展概况及学习方法。

课程思政

通过学习本章内容,培养学生良好的医德医风和行为准则,培养学生理论指导实践的思维能力,引导学生能在临床工作中根据患者具体情况正确使用影像检查方法。

课前预习

1.学生在线自主学习　使用数字化教学资源服务云平台,教师将课程制作成PPT(链接0-1)、微课视频上传至在线平台,让学生自主学习、讨论交流,激发学生主动学习的积极性。根据章节内容设立临床案例讨论,加强师生之间的对话与交流,实现线上线下授课相结合,使学生掌握医学影像解剖学的基本知识,不断提高学生自主学习能力,为临床打下基本功。

2.学生在线自我检测　结合授课内容给出单选题5~10道,学生扫码完成自测(链接0-2),考核学生对理论知识掌握情况。

链接0-1
绪论PPT

链接0-2
绪论自测题

第一节　医学影像解剖学的定义、研究方法与研究内容

一、医学影像解剖学的定义

医学影像解剖学是利用现代医学影像检查技术采集人体多种信息,经处理获得人体组织器官影像来研究正常人体组织器官的形态、结构、位置、毗邻关系、运动、功能及其发生发展规律的一门学科。它也是衔接基础医学与临床医学的桥梁学科。

二、医学影像解剖学的研究方法与研究内容

医学影像解剖学的研究方法是采用多途径、多方位、不同对比剂,利用 X 射线、US、CT、MRI 等影像学手段,对人体进行透视、摄片、平扫、增强扫描、声波探查等方法采集人体多种信息,经处理后获得数字或模拟的黑白、彩色影像形态结构图及代谢功能图,显示人体的正常解剖结构、运动功能、分泌代谢等变化。医学影像解剖学的研究内容包括人体几乎所有部位和脏器的形态、结构、位置、毗邻关系、生理、生化、功能等变化,涵盖了二维平面图像、三维重建图像、断层图像、功能成像及分子影像等,如 CT 图像多平面重建(MPR)、仿真内镜(CTVE)、MRI 脑功能性成像、PET 心肌代谢显像。

第二节　医学影像解剖学与其他解剖学的关系及区别

医学影像解剖学是继系统解剖学、局部解剖学、生理解剖学、断层解剖学、X 射线解剖学等之后发展起来的一门新型学科。它是以非侵入方式取得人体内部组织影像的技术与处理过程。

一、医学影像解剖学与其他解剖学的关系

(一)系统解剖学

系统解剖学又称人体解剖学,是研究正常人体形态结构的科学。广义的人体解剖学包括解剖学、组织学和胚胎学,它主要是用刀剖割、肉眼观察和显微镜观察的方法来研究人体组织器官的形态结构、位置及毗邻关系,是其他解剖学的基础学科,也为医学影像解剖学研究人体组织器官的形态结构、位置及毗邻关系奠定了基础。

(二)局部解剖学

局部解剖学属于人体解剖学的范畴,是按照人体功能系统阐述其形态结构的科学,在系统解剖学的基础上,按照人体结构的部位由浅入深逐层研究各部结构的形态、位置及相互位置关系,也是医学影像解剖学最重要的基础学科之一。

(三)生理解剖学

生理解剖学是从器官系统水平、细胞组织水平和分子水平来研究人体各器官、系统生理活动规律及其影响因素,各器官、系统的相互关系,机体与环境之间相互联系,细胞的生理特征,构成细胞的物质的理化性质。

(四)断层解剖学

断层解剖学是用断层方法研究人体正常结构的科学。是以尸体为研究对象,经不同平面切割显示出人体断面结构和形态。它是学习医学影像解剖学最为基础的学科,也是使用 MRI、CT 等影像设备对病灶定位诊断的重要基础。

（五）X 射线解剖学

X 射线解剖学属于医学影像解剖学的范畴。X 射线解剖学是建立在系统解剖学、局部解剖学和生理解剖学之上,应用 X 射线摄影技术获得的局部器官的重合二维黑白灰阶影像,研究器官、组织的形态结构。

（六）数字解剖学

数字解剖学是用数字化的方式和信息处理技术研究人体结构的交叉学科。数字解剖学是先将人体结构数字化,再通过虚拟仿真技术,实现对人的整体、系统、器官、组织甚至对细胞、分子和基因等的精确模拟以构建不同用途的可视化模型。医学影像解剖学属于数字解剖学的范畴。目前数字解剖学还处在初始阶段,在数字化人体数据的获取过程中,在图像分割、三维模型的建立与虚拟仿真中及异地远程教学方面仍存在许多问题,需要进一步完善与提高。

二、医学影像解剖学与其他解剖学的区别

医学影像解剖学是通过影像成像技术显示人体活体的解剖结构形态及功能变化。系统解剖学、局部解剖学和断层解剖学是以尸体为研究对象,以切割的方法肉眼观察研究人体组织器官的解剖结构和形态。断层解剖学反映的是人体结构恒定的、静态的解剖关系,医学影像解剖学是在活体视诊下观察人体结构,一些脏器的解剖形态和毗邻关系是动态演变的。医学影像解剖学不仅可以显示断层结构,而且可以显示人体结构平面重叠的形态内容,包含不同层面内厚度重叠的人体结构的内容。鉴于此,人体解剖结构形态及组织器官功能的变化都可以用不同影像上的密度、信号、回声等影像灰度的变化来解释,一些检查方法的微小改变都可以使显示的解剖形态结构发生变化,所以现代影像检查越来越注重人体形态与功能的结合。

第三节 医学影像解剖学发展概况、常用术语、常用检查方法

一、医学影像解剖学发展概况

德国物理学家威廉·康拉德·伦琴在 1895 年 11 月 8 日发现了 X 射线,同年 12 月 28 日他发表了关于发现 X 射线的论文及为其夫人拍的手骨照片,这是全人类第一次用 X 射线显示的人手骨骼影像。1922 年 Sicard 和 Forestier 发明了重金属造影剂,并开展了管道器官如支气管、血管、消化管的造影观察与研究,从而建立了 X 射线解剖学,并为医学影像解剖学奠定了基础。1942 年 Dussik 首次将超声波应用于颅脑疾病诊断,并在 20 世纪 50 年代到 60 年代形成超声成像,普遍应用于人体检查。1969 年英国学者 Hounsfield 将计算机与 X 射线成像结合起来,发明了 CT,1973 年美国学者 Lanterbur 将 MRI 应用于医学影像,从此形成了断层影像解剖学。医学影像学在解剖学研究中的引入和应用,尤

其是 CT、MRI、US、DSA 等出现后，大大促进了断层解剖学的发展，并逐步形成了医学影像解剖学这门新型学科。

20 世纪 70 年代以来，由于各种新学科、新技术和新手段的出现，医学影像解剖学有了突飞猛进的发展。1977 年 Ledley 制作的《CT 横断层图谱》，1983 年 Wegener 依 CT 图像绘制的《正常人体全身横断层图谱》，1990 年 EI-Khoury 编著的《MRI 和 CT 断层解剖学图谱》，Jinkins 利用 X 射线、CT 和 MRI 图像等绘制了《神经系统胚胎、解剖和变异图谱》，Pop 等制作的《四肢和脊柱区的 MRI 图谱》，1911 年 Eycleshymer 和 Schoemaker 绘制的《全身连续横断层解剖学图谱》，1956 年 Symington 绘制的《人体横断层解剖图谱》等相继出版。这些图谱都取材于活体，正常与异常图像的对照一目了然，对一些临床诊断感兴趣区域有较细致的显示。我国在医学影像解剖学方面与国外相比虽起步较晚，但发展迅速。我国学者编写了《腹部影像学应用解剖》《颅脑 CT 解剖学》《影像断层解剖学》《人体三维断层图谱》《实用人体断层解剖学图谱》《实用彩色解剖学图谱》《人体颅底部薄层断面 MRI、CT 图谱》《MRI、CT、ECT 对照图谱》等。

美国科罗拉多大学和相关临床医疗中心参与研究虚拟可视人计划，于 1994 年成功获取一例男性数据集，1955 年发布了西方女性解剖结构数据集。2001 年我国启动了虚拟中国数字人体的研究。从 2002 年起，南方医科大学、中国人民解放军陆军军医大学先后完成了中国数字化虚拟人原始断层切削图片数据的获取。钟世镇于 2004 年主编并出版了《数字人和数字解剖学》。2005 年华中科技大学生物医学光子学教育部重点实验室在南方医科大学高分辨率原始切削照片的基础上，完成了高分辨率的数字化虚拟人三维解剖结构数据集的获得，建立了各生理系统的标识数据库、数据网络共享和发布平台，在此基础上我国在数字医学、数字解剖学、医学图像学等领域开展了后续研究工作。

二、医学影像解剖学常用术语

（一）医学影像解剖学断层常用术语

断层是指根据研究目的，沿人体某一方向所做的具有一定厚度的解剖切片或医学影像扫描。解剖切片所得结果称为断层标本，医学影像扫描所得结果称为断层图像。一般将断层标本的表面称为断面，也可称为剖面或切面。医学影像扫描所得的断层图像，实际上是单位厚度组织结构的重叠影像，层的厚度越薄，重叠的组织结构越少，得到的影像信息越真实，但是单位区域内的医学影像检查层厚越薄，扫描的层数就会越多，所以在临床医学影像断层检查时，要根据患者病情需要合理选择扫描范围及层厚。

医学影像解剖学一般从 3 个方向来观察人体解剖结构，即矢状断层、冠状断层、横断层（图 0-3-1）。

1. 矢状断层　又称矢状断层，是从前后方向将人体分为左、右两部分的断层，切面与横断层垂直。经过人体纵轴正中的矢状断层称正中矢状层（图 0-3-2）。沿矢状断层所做的扫描称矢状断层扫描，分析矢状断层图像时，一般按站立位从患者左侧向右侧观察，阅片者左手边为患者的前面；上方为患者的头侧；下方为患者的足侧。

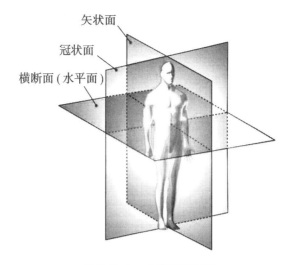

图 0-3-1　人体断面示意

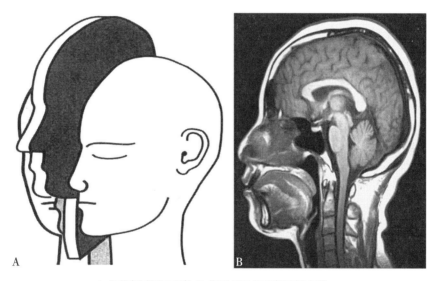

A. 矢状断层切层示意；B. 颅脑 MRI 矢状断层（T_1WI）

图 0-3-2　矢状断层标本与矢状断层

2.冠状断层　又称额状断层或冠状断层,是从左右方向将人体分为前、后两部分的断层,并与矢状断层、横断层相互垂直。沿冠状断层所做的扫描称冠状断层扫描,一般按站立位从患者前面向后观察(图 0-3-3)。

3.横断层　将人体横断为上、下两部分的断层,因人体站立时此层面与水平面平行,故又称水平面,横断层与矢状断层、冠状断层相互垂直(图 0-3-4)。分析横断层图像时,按患者仰卧位从下向上观察。图像下方为患者的后面;上方为患者的前面;阅片者左手边为患者的右侧;右手边为患者的左侧。

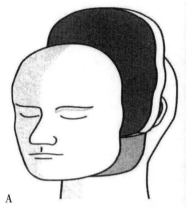
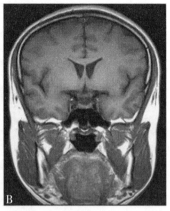

A. 冠状断层切层示意;B. 颅脑 MRI 冠状断层(T₁WI)

图 0-3-3　冠状断层标本与冠状断层

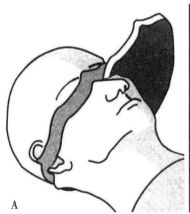
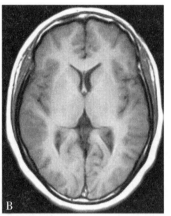

A. 横断层切层示意;B. 颅脑 MRI 横断层(T₁WI)

图 0-3-4　横断层标本与横断层

(二)医学影像检查常用方位术语

医学影像检查时,根据临床需要所摆放的患者体位称为方位。人体方位通常是针对成像介质而言的,所谓成像介质,是指 X 射线通过人体后,用来接收穿过人体的 X 射线并参与形成影像的物质,如 X 射线摄影用的感光成像介质、CT 环形探测器、DR 平板探测器等。临床常用的人体方位术语如下。

1. 正位　患者面部或背部正对成像介质称为正位,分为前后位和后前位。

前后位:即摆放体位时患者背部正对成像介质,X 射线从前向后投照到成像介质,主要用来显示人体后部结构。

后前位:即摆放体位时患者面部正对成像介质,X 射线从后向前投照到成像介质,主要用来显示人体前部结构。人体前部结构靠近成像介质时,放大率小,边缘清晰,影像较浓。

2. 侧位 患者侧面正对成像介质称为侧位,分为左侧位和右侧位。

左侧位:即患者左侧正对成像介质,X射线从右侧向左侧投照到成像介质,主要用来显示人体左侧结构。人体左侧结构靠近成像介质时,放大率小,边缘清晰,影像较浓。

右侧位:即患者右侧正对成像介质,X射线从左侧向右侧投照到成像介质,主要用来显示人体右侧结构。

3. 斜位 患者一侧靠近成像介质,另一侧远离成像介质,中心线垂直于成像介质投照所显示的图像称为斜位。可分为左前斜位、左后斜位和右前斜位。

左前斜位:即患者面对成像介质,左前方靠近成像介质,右前方远离成像介质。

左后斜位:即患者背对成像介质,左后方靠近成像介质,右后方远离成像介质。

右前斜位:即患者面对成像介质,右前方靠近成像介质,左前方远离成像介质。

4. 切线位 即X射线与投照部位或器官呈切线投照到成像介质。常用的有颅骨切线位、体表脓肿切线位和肩胛骨切线位等。

5. 轴位 即X射线与投照部位或器官纵轴线一致投照到成像介质。常用的有髌骨轴位和跟骨轴位等。

(三)医学影像图像常用术语

1. 像素与体素 像素是指图像可被分解成的最小的独立信息单元,是二维图像中的面积单位;体素是构成3D图像的基本单位,即像素所包含的单位,是三维中的体积单位,即长×宽×高。

2. 窗宽和窗位 窗宽指黑白图像上16个灰阶度(64级)所包含的密度、信号值、回声强弱范围,在此范围内的组织均以不同的模拟灰度显示,而高于和低于此范围的组织则分别被显示为白色和黑色,窗宽的大小直接影响图像的对比度;窗位又称窗中心、窗平,是指每一幅图像窗的中心位置,一般应选择要观察组织的密度、信号值、回声强弱中心值为窗位。只有选择合适的窗宽和窗位,才能获得清晰且能满足临床诊断需求的图像。

3. 密度 密度在医学影像上有光学密度和组织密度。光学密度是指拍出来的X射线片或DR片,越黑的区域放在观片灯上透光越少,光学密度就越高。一般在X射线成像技术方面讲的是光学密度;组织密度是指在X射线成像,如DR片、CT图像上,组织结构密度越低,吸收的X射线就越少,在影像上越黑。光学密度和组织密度是两个截然相反的概念。

4. 自然对比 医学影像检查时,由于人体组织器官之间存在密度、厚度和化学成分等的差异,所以对X射线的吸收、超声的反射、电磁波的接受与释放程度都不同,形成的影像就有黑白明暗之分。人体组织器官之间自然存在的这些对比差异,称为自然对比。

5. 人工对比 医学影像检查时,人体有些组织器官(胆道、输尿管、食管等)与周围组织器官缺乏自然对比,为了能显示这些组织器官而人为地向体内引入一些物质,使这些组织器官与其周围的组织器官之间形成鲜明的对比,称为人工对比。人工对比又称造影检查,所使用的造影物质称为对比剂。

6. 伪影 是指在扫描或图像处理过程中,由某一种或几种原因而引起的人体本身并不存在但图像中却显示出来的各种不同类型的影像,主要出现的是运动伪影、高密度物质(如金属)伪影、机器故障伪影等,这些伪影可直接影响图像的质量。

三、医学影像解剖学常用检查方法

(一)X 射线检查

临床上常用的 X 射线检查方法包括 X 射线透视、X 射线摄影(如计算机 X 射线摄影、数字化 X 射线摄影)、特殊 X 射线摄影(如钼靶 X 射线乳腺摄影、体层摄影)及造影检查(如支气管造影、数字减影血管造影)等,不同的 X 射线检查方法具有不同的成像原理和临床适应证(图0-3-5)。X 射线图像是 X 射线束穿透人体某一部位不同密度和厚度的组织结构后的投影总和,是该穿透路径上不同结构投影相互叠加在一起的重叠影像,反映的是人体组织对 X 射线吸收后到达成像材料上 X 射线量的差异。在 X 射线片上,人体各部的结构图像由黑白不同的灰阶影像构成,不同的组织显示为不同的灰阶。高密度组织显示为白色,如骨骼;低密度组织显示为黑色,如含气的肺、胃肠道中的气体;中等密度的组织显示为灰色,如软组织和液体。在 X 射线透视观察下所见到的影像与 X 射线片上的黑白相反,称为"反相"。X 射线图像是二维平面图像重叠影像,可使解剖结构显示不理想,甚至产生假象,此外由于锥形 X 射线束的特点,可以产生图像放大、变形、失真和晕影,图片与实体可能有一定差别(图0-3-5)。

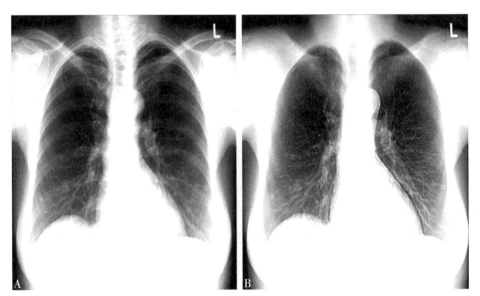

A.胸内 X 射线片;B.胸内 DR 片(能量减影,去除骨骼)。

图0-3-5　X 射线检查

(二)CT 检查

CT 全称为计算机体层摄影,检查方法有很多,主要包括常用的普通扫描、增强扫描和为了达到某种特定目的才使用的特殊扫描,如薄层扫描、靶扫描等。CT 检查是根据人体不同组织对 X 射线的吸收与透过率的不同,应用灵敏度极高的仪器对人体进行测量,然后将测量所获取的数据输入电子计算机,电子计算机对数据进行处理后,就可拍摄下人体被检查部位的断面或立体的图像,发现体内任何部位的细小病变。CT 图像显示黑白图像,是以密度的高低反映图像的黑与白,高密度显示白色,中等密度显示灰色,低密度显示黑色(图 0-3-6)。通过窗宽、窗位调节图像的黑白变化来观察人体不同层次的影像变化,也可以功能成像。CT 图像以横断层图像为主,或以冠状位、矢状位及多方位二维图像、三维图像显示人体结构形态,但易受多种因素比如部分容积效应、噪声、伪影等干扰,产生被检体本身不存在的假象。

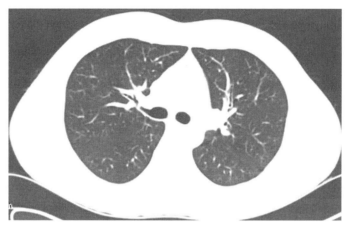

图 0-3-6　胸内 CT 横断层(肺窗)

知识链接

CT 检查

普通扫描指不用对比剂增强或造影的扫描。增强扫描指在静脉注射阳性对比剂后再对靶器官进行的 CT 扫描,对比剂会随血流分散到靶器官的组织中。在 CT 检查时,为了使某些小的解剖结构或病变显示更清楚,有时还需使用一些特殊的扫描技术。薄层扫描是指扫描层厚<5 mm 的扫描,目前最薄的扫描层厚可达 0.5 mm。靶扫描是仅对被扫描面内某一局部感兴趣区进行图像重建,所获局部感兴趣区的图像与普通显示野图像的重建矩阵规模相同,使局部感兴趣区单位面积内像素增加,提高空间分辨力。高分辨力 CT 对显示小病灶及病灶的细微形态学表现优于常规 CT 扫描,可作为独立的检查方法,也可作为常规 CT 检查的一种补充。定量 CT 是利用 CT 检查来测定某一感兴趣区内特殊组织的某一化学成分含量的方法。

(三)MRI 检查

MRI 即磁共振成像,又称核磁共振成像或自旋成像,是人体的氢质子在主磁场作用下磁化重新排序,外加射频脉冲,发生共振后引起能级跃迁,从而形成人体 MRI 图像的一种医学影像成像技术,是临床上应用较广泛的一种辅助检查手段。磁共振现象是指对重新排序的氢质子施加与进动频率相同的射频脉冲,氢质子吸收能量,低能级的质子获得能量后跃迁到高能级,处于激发状态。在磁共振现象中,终止射频脉冲后,质子将恢复到原来的平衡状态,这个恢复过程称为弛豫,弛豫分为纵向弛豫和横向弛豫。人体在 MR 机磁体内可产生一个沿外磁场纵轴(Z 轴)方向的总磁矩,称为纵向磁化。发射射频脉冲后,纵向磁化消失为零,停止射频脉冲后,纵向磁化逐渐恢复至原磁化量的 63% 的过程,称为纵向弛豫,又称 T_1 弛豫,所需时间为纵向弛豫时间,简称 T_1;发射的射频脉冲使振动的质子做同步同速运动,处于同相位,这样质子在同一时间指向同一方向,形成横向磁化。停止射频脉冲后,振动的质子处于不同相位,横向磁化逐渐减少至原磁化量的 37% 的过程,称为横向弛豫,又称 T_2 弛豫,所需时间为横向弛豫时间,简称 T_2。在 MRI 检查时,主要用于获取组织间 T_1 弛豫时间差别的成像方法,称为 T_1WI(T_1加权成像)。体内组织或结构 T_1 弛豫时间较短时,在 T_1WI 上呈白色,称为短 T_1 信号(MRI 高信号),如脂肪、骨髓。反之体内组织或结构 T_1 弛豫时间较长时,在 T_1WI 上呈黑色,称为长 T_1 信号(MRI 低信号),如脑脊液;用于获取组织间 T_2 弛豫时间差别的成像方法,称为 T_2WI(T_2加权成像)。体内组织或结构 T_2 弛豫时间较短时,在 T_2WI 上呈黑色,称为短 T_2 信号(MRI 低信号),如急性期出血。反之体内组织或结构 T_2 弛豫时间较长时,在 T_2WI 上呈白色,称为长 T_2 信号(MRI 高信号),如脑脊液(图 0-3-7)。有别于 X 射线片、CT 等辅助检查,MRI 检查可以准确地定位病灶,增强磁共振,可以对病灶进行定性。

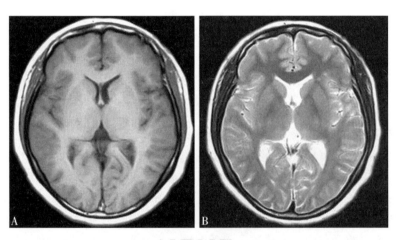

A. T_1WI;B. T_2WI。

图 0-3-7　颅脑 MRI

(四)US 检查

US 检查一般称为超声波检查。超声检查是基于不损伤人体组织及功能状态下,应用超声仪器获取人体组织结构的静态或动态图像,血流或组织的多普勒图谱、彩色图像以及反映组织结构的运动轨迹图等,主要从示波屏上的波幅、波数、波的先后次序等来判断有无病变。超声检查方法较多,归纳起来主要有脉冲回声法(主要包括 A 型超声、B 型超声、M 超声)和差频回声法(主要包括频谱多普勒超声、彩色多普勒超声),此外还有三维超声、四维超声、弹性超声等。

　　超声成像是利用超声波,以不同的探头从不同角度而获得回声的强弱,经计算机处理而获得的人体二维或三维图像。超声声像图是以回声的强弱表示组织间阻抗值差别的大小,强回声表现为极亮的点状、条状或团块状回声,其与周围组织间有明显声阻抗差异而在界面产生强反射,其后方因声能衰减出现无回声区(黑色),称为声影,常见于气体、金属、钙化、结石、骨骼表面;高回声表现为点状、片状、条状或团块状回声,后方无声影,常见于纤维组织、肾窦等;等回声表现为灰白点状回声,如正常肝实质;低回声表现为均匀细小灰白点状,如正常肾皮质;弱回声表现为细小灰黑点状回声,如正常淋巴结;无回声表现为黑色暗区,如羊水、尿液、胆汁、血液等。

　　彩色多普勒超声检查是利用超声多普勒原理,探查人体内组织器官血流,在采取伪彩色标记的方法使其显示出来,规定朝向探头运动的显示为红色,背离探头运动的显示为蓝色。运动速度越快的颜色显示越明亮;运动速度越慢的颜色显示越深暗。

　　脉冲式多普勒是在二维超声心动图定位情况下,利用多普勒原理,采用一系列电子技术,实时显示心脏或大血管内某一点一定容积(SV)血流的频谱图,是一种无创伤性能检查出心内分流和反流的技术。规定朝向探头运动的显示为红色;背离探头运动的显示为蓝色;湍流显示为绿色,正向湍流显示为黄色,反向湍流接近深蓝色(图0-3-8)。

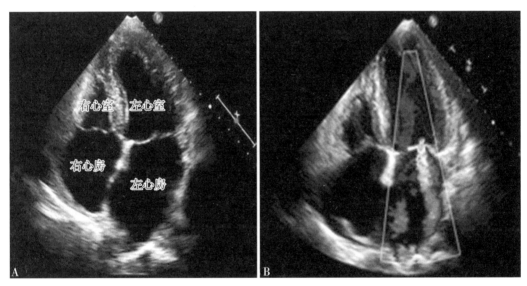

A.心脏 B 超;B.心脏彩色多普勒超声。

图 0-3-8　心脏 US 检查

(五)DSA 检查

　　DSA 检查指数字减影血管造影,是指利用计算机处理数字化的影像信息,以消除骨骼和软组织影像,使血管清晰显示的一种摄影技术。数字减影血管造影既可以显示血管本身的形态改变,如扩张、畸形、痉挛、狭窄、梗死、出血等,又可根据血管位置的变化,确定有无占位,是先进的心脑血管病诊疗方法,也是心脑血管疾病诊断的金标准。DSA 图像是数字化减影图像,可以显示血管径路图,时间分辨率高,能够实时成像,动态观察血管,透视下与X射线片黑、白呈反相显示,由于缺乏参照标记图像,如果不熟悉血管解剖,就很难识别某一帧图像上的内容(图0-3-9)。

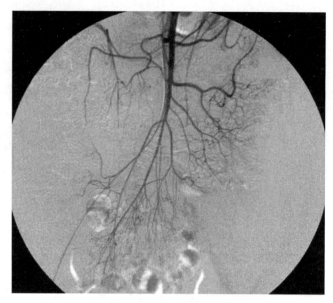

图像中仅显示靶血管影像,无骨及软组织干扰。

图0-3-9 肠系膜上动脉DSA

案例分析

患者,男性,66岁。2 h前乘凉时感右侧肢体麻木、无力,1 h前家人发现其讲话吐字不清,立即来社区医疗中心就诊。查体:血压150/90 mmHg,肥胖体型。神志清楚,语言含糊不清,心、肺、腹检查未见异常,伸舌向右偏斜。

请问:患者应做哪些必要的辅助检查?

链接0-3
案例分析

(六)PET/CT检查

CT是利用X射线对人体进行体层检查。PET/CT是将PET和CT有机地结合在一起,使用同一个检查床合用一个图像工作站,PET/CT图像是PET图像与CT图像相融合的图像(图0-3-10)。

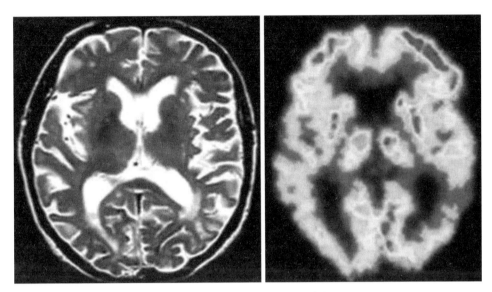

图 0-3-10　大脑 PET/CT 检查

第四节　医学影像解剖学的学习方法

一、树立整体与断层相结合的观点

人是一个统一的整体,每一个断层都是整体的一部分,不可分割,所以在学习的过程中要树立整体与断层相结合的观点,培养自己的断层解剖思维能力。在学习某一断层之前,首先要了解该断层在整体中的位置,了解断层标本的制作方法和影像扫描方式,要做好课前预习,熟悉相关章节内容,做到心中有数。

二、树立形态结构与功能相互联系的观点

组织器官的形态结构是功能的基础,功能的变化影响着组织器官的形态结构,形态结构与功能相互联系,相互制约。在学习医学影像解剖学时,应本着以整体观点、形态与功能相互联系、动态发展的观点来学习。认识与掌握人体影像结构的形态及其变化与功能变化之间的联系。

三、用科学的思维方法正确认识和分析影像解剖图像

学习医学影像解剖学,不仅要熟悉各种检查方法和成像原理,而且要正确认识和分析影像解剖图像。从时间上来说,每幅图像是客观反映人体解剖生理变化过程的一个时间点,从空间上讲,每幅图像反映的只是整体信息的一个部分或一个方面,不能以偏概

全。各种成像技术所获得的影像,都是以从黑到白不同灰度的影像来显示,来自不同成像技术的影像表现也有不同,因此要在了解不同成像技术基本成像原理的基础上熟悉其影像特点,并能由影像表现推测其组织性质,用科学的思维方法正确认识和分析影像解剖图像,掌握其分析要领。

四、理论联系临床实际

学习影像解剖学要遵循从人体结构影像,将形态学基础与临床实际紧密结合,要求在学习的过程中,重视实训课,在掌握人体解剖结构基础上,学会正确地阅读 X 射线、CT、MRI、DSA、US 等图像,学会利用医学影像解剖学的具体知识来解决临床影像学的实际问题。

课后思考

医学影像解剖学常用的检查方法都有哪些? 在心血管疾病诊断方面,因仅次于心电图而被广泛应用观察心脏结构的是哪种检查方法?

链接 0-4
课后思考

链接 0-5
自测题参考答案

（左晓利）

第一章

四 肢

学习目标

掌握:上肢长管状骨应用解剖和 X 射线解剖结构。

熟悉:肩关节、肘关节、腕关节的 CT 和 MRI 的断面图像;能够熟练阅读上肢骨 CT 图像和典型的 MRI 图像。

了解:四肢骨关节标志性结构。

课程思政

通过学习本章内容,培养学生良好的医德医风和行为准则,培养学生科学严谨、实事求是的工作态度,树立"以患者为中心"的思想理念,具备良好的职业道德、医患沟通能力和团队协作精神。

课前预习

1.学生在线自主学习　使用数字化教学资源服务云平台,教师将课程制作成 PPT(链接 1-1)、微课视频上传至在线平台,让学生自主学习、讨论交流,激发学生主动学习的积极性。根据章节内容设立临床案例讨论,加强师生之间的对话与交流,实现线上线下授课相结合,使学生掌握医学影像解剖学的基本知识,不断提高学生自主学习能力,为临床打下基本功。

链接 1-1
四肢 PPT

2.学生在线自我检测　结合授课内容给出单选题 5~10 道,学生扫码完成自测(链接 1-2),考核学生对理论知识掌握情况。

链接 1-2
上肢自测题

第一节　四肢概述

一、境界与分区

(一)上肢的境界与分区

上肢与颈部、胸内相连,向上借锁骨上缘外侧 1/3 段、肩峰至第 7 颈椎棘突连线的外 1/3 段与颈部分开;向下为腋前、后皱襞在胸壁上的连线,前为三角肌胸大肌间沟,后为三角肌后缘上份,分别与胸、背为界。通常将上肢分为肩、臂、肘、前臂和手各部,各部又分为若干区。

(二)下肢的境界与分区

下肢与躯干相连,前方以腹股沟韧带与腹部分界,后方以髂嵴与腰部和骶部分界,内侧为会阴部。下肢可分为臀部、股部、膝部、小腿部、踝部和足部。股部分为股前内侧区和股后区,膝部分为膝前区和膝后区,小腿部分为前外侧区和后区,踝部分为踝前区和踝后区,足部分为足背和足底。

二、标志性结构及常用基线

(一)标志性结构

1. 肩峰　位于肩关节的上方,锁骨外侧端,为肩部的最高点,向内后下续肩胛冈。

2. 喙突　位于锁骨中、外1/3交界处下方的锁骨下窝内,向外后按压可触及。

3. 锁骨　位于胸廓上方,全长均可扪及。

4. 肱二头肌　形成臂部前面的隆起,其两侧分别为肱二头肌内、外侧沟。内侧沟内可摸到肱动脉的搏动,此处是肱动脉的压迫止血点;肱二头肌外侧沟皮下有头静脉通过。

5. 肱骨内、外上髁和尺骨鹰嘴　肱骨内、外上髁为肘部两侧的骨性隆起,尺骨鹰嘴为肘后区最显著的隆起。

6. 腋窝　为上肢外展时,上臂上部与胸壁之间下面的锥形凹陷。腋窝有腋前襞和腋后襞,腋前襞是腋窝前壁下缘的皮肤皱褶,主要由胸大肌下缘构成;腋后襞是腋窝后壁下缘的皮肤皱褶,主要由大圆肌和背阔肌下缘构成。

7. 肱二头肌腱　肘前部可摸到肱二头肌腱,腱的内侧可摸到肱动脉搏动。

8. 尺、桡骨茎突　为尺、桡骨下端的骨性凸起,腕部两侧可摸到两茎突。

9. 腹股沟　为股前区和腹前外侧壁相连处的斜沟,由耻骨结节开始向上外走行,止于髂前上棘,此沟深面为腹股沟韧带。

10. 髂嵴　臀部上界可触及髂嵴全长,在其前、后端可触到髂前上棘和髂后上棘。两侧髂嵴最高点的连线通过第4腰椎棘突。

11. 股骨大转子和坐骨结节　在大腿外侧上部可触及股骨大转子。在臀大肌下缘可摸到坐骨结节。坐骨结节和髂前上棘间的连线称为内拉通(Nélaton)线,该线恰好通过大转子尖端。当股骨颈骨折和髋关节脱位时,大转子可向上移位越过此线。

12. 髌骨　在膝部正前方可摸及髌骨,其下方可摸到髌韧带,髌骨内、外侧分别可触及股骨内、外侧髁,股骨内、外侧髁的突出部为股骨内、外上髁。

13. 胫骨粗隆和腓骨头　在小腿上部的前方,可触及高起的胫骨粗隆,向下可摸到胫骨前嵴和胫骨内侧面,胫骨粗隆水平的后外方可摸到腓骨头,其下方为腓骨颈。

14. 外踝和内踝　踝部两侧可见明显隆起的外踝和内踝,内踝可作为寻找大隐静脉的标志。在踝部后面可触及跟腱,跟腱下方为跟骨结节。踝关节的前方,由内向外依次可摸到胫骨前肌腱、踇长伸肌腱、趾长伸肌腱。

（二）常用基准线

1. 肩部三角　正常情况下,肩部的肩峰、肱骨大结节与喙突之间的连线构成一个等腰三角形,称为肩部三角,当肩关节脱位时,正常比例关系发生改变。

2. 肘后三角　正常情况下,当肘关节伸直时,肱骨内、外上髁和尺骨鹰嘴三者位于同一直线上;当肘关节屈曲90°时,三者连线形成一等腰三角形,称为肘后三角,肘关节脱位或肱骨内、外上髁骨折时,三者正常位置关系发生改变(图1-1-1)。

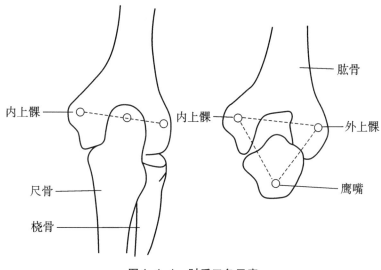

图1-1-1　肘后三角示意

3. 髂耻线　为髂前上棘与耻骨联合上缘的连线,当髋关节前后位摄影时,此线可作为一重要参考线。髂耻线中点垂线外下方2.5 cm处为股骨头中心体表投影,是髋关节前后位中心线的投射点。

4. 内外踝线　为踝部内踝和外踝之间的连线,该线中点上方1 cm处为踝关节间隙的体表投影,是踝关节前后位中心线投射点,也是踝关节前后位摄影的重要参考线。

第二节　上　肢

上肢骨包括上肢带骨和自由上肢骨。上肢带骨包括锁骨和肩胛骨;自由上肢骨包括肱骨、尺骨、桡骨、腕骨、掌骨和指骨。

一、应用解剖

（一）上肢带骨

1. 锁骨　锁骨位于胸廓前上方,全长都能触摸到,呈"S"形,锁骨的外侧1/3凸向后,内侧2/3凸向前。锁骨的内侧钝圆,与胸骨柄的锁切迹相关节,称为胸骨端;外侧端扁宽,与肩胛骨的肩峰相关节,称为肩峰端。锁骨上面光滑,下面粗糙。锁骨中、外 1/3 交界处是最薄弱部位,当人跌倒并且肩或手着地时,传向锁骨的暴力大于锁骨薄弱部骨的强度时,即在此处发生骨折。

2.肩胛骨 肩胛骨为三角形扁骨,贴于胸廓后外面,介入第 2~7 肋骨之间。肩胛骨可分为两面、三缘和三个角。前面与胸廓相对,为一大浅窝,称肩胛下窝,后面的横嵴称肩胛冈,冈上、下方的浅窝,分别称冈上窝和冈下窝,肩胛冈向外侧延伸的扁平突起称肩峰,与锁骨外侧端相接。上缘短而薄,其外侧有一向前弯曲的喙突;外侧缘肥厚,邻近腋窝;内侧缘薄而锐利,靠近脊柱。外侧角肥厚,有朝向外侧的关节盂;上角平对第 2 肋;下角平对第 7 肋或第 7 肋间隙,是计数肋骨的标志。

(二)自由上肢骨

1.肱骨 肱骨为臂部的长骨,分一体两端。上端膨大,有半球形的肱骨头,朝内上,与肩胛骨的关节盂相关节。在肱骨头的外侧有一大隆起称为大结节,前下方各有一小隆起称为小结节,两者之间的纵沟为结节间沟。上端与体交界处稍细,称外科颈,为较易发生骨折的部位。肱骨体中部外侧有一粗糙的隆起,称三角肌粗隆。在体的后面有自内上斜向外下的浅沟,称桡神经沟,有桡神经通过,故肱骨中部骨折可能伤及此神经。肱骨下端呈前后略扁的三棱柱形,有两个关节面,外侧的是肱骨小头,与桡骨组成肱桡关节;内侧的是肱骨滑车,与尺骨滑车切迹组成肱尺关节。滑车后面上方有一鹰嘴窝,伸肘时容纳尺骨鹰嘴,滑车前面为冠突窝。在肱骨滑车和肱骨小头上各有一突起,分别称为肱骨内上髁和肱骨外上髁。内上髁后面有一浅沟,为尺神经沟,有尺神经通过,当内上髁骨折时,容易损伤此神经。

2.尺骨 位于前臂内侧,分为一体两端。上端粗大,前有一半月形凹陷的滑车切迹,切迹上、下两端有两个突起,上方的为鹰嘴,下方的为冠突,冠突外侧面有与桡骨头环状关节面相关节的桡切迹。冠突下有一粗糙的尺骨粗隆。尺骨体呈三棱柱形,外侧缘锐利为骨间嵴与桡骨的骨间嵴相对。下端细小,呈圆盘状,称尺骨头,与桡骨的尺切迹相关节。尺骨头后内侧有向下的小而圆的突起,为尺骨茎突。

3.桡骨 位于前臂外侧部,分一体两端。上端细小,其顶端为膨大的桡骨头,头上面的关节凹与肱骨小头相关节,周围环状关节面与尺骨相关节;头下方略细的部分为桡骨颈,颈内下侧有粗糙的桡骨粗隆。下端膨大,外侧有向下突出的桡骨茎突,内侧面有与尺骨头相关节的尺切迹,下面为腕关节面。

4.手骨 由腕骨、掌骨、指骨构成。腕骨由 8 块骨组成,属于短骨,排成近侧和远侧两列,每列 4 块。近侧列由桡侧向尺侧依次为手舟骨、月骨、三角骨和豌豆骨,远侧列由桡侧向尺侧依次为大多角骨、小多角骨、头状骨和钩骨。

指骨与腕骨间的手骨,称为掌骨,共 5 块。由拇指侧向小指侧依次为 1~5 掌骨,每块掌骨包括一体和两端。远侧端与近节指骨相关节;近侧端与腕骨相关节。

指骨 14 块,其中拇指为 2 块,其余各指均为 3 块。每节指骨分近侧的底、远侧的头和位于底与头之间的体,近节指骨最大,中节指骨次之,远节指骨最小。拇指分为近节指骨和远节指骨。每一指的终端变平且扩大,在其远端形成甲床。

（三）上肢骨的连接

1. 肩关节　由肩胛骨的关节盂和肱骨头构成,属球窝关节,是上肢最大、最灵活的关节,可做屈、伸、内收、外展、旋内、旋外、环转运动。肱骨头大而圆,关节盂小而浅,其周缘有软骨性的盂唇加深关节窝。肩关节囊薄而松弛,上壁有喙肱韧带和喙肩韧带加强,前、后和外侧壁有肌加强,下壁最为薄弱,故肩关节脱位时,肱骨头常从下壁脱出,形成下脱位。

2. 肘关节　由肱骨下端和桡、尺骨上端组成。在结构上包括 3 个关节,它们共同被包在一个关节囊内。①肱尺关节:由肱骨滑车与尺骨滑车切迹构成。②肱桡关节:由肱骨小头与桡骨头关节凹构成。③桡尺近侧关节:由桡骨的环状关节面与尺骨的桡骨切迹构成。肘关节的关节囊前、后壁薄而松弛。内侧壁有尺侧副韧带加强,外侧壁有桡侧副韧带加强,桡骨环状关节面的周围有桡骨环状韧带,包绕桡骨头,防止桡骨头脱位。肘关节可做屈、伸运动。幼儿由于桡骨头未发育完全,环状韧带松弛,在肘关节伸直位猛力牵拉其前臂时,桡骨头可部分从下方脱出,造成桡骨头半脱位。

3. 腕关节和腕骨间关节　腕关节又称为桡腕关节,由手的手舟骨、月骨和三角骨的近侧关节面作为关节头,桡骨下端的腕关节面和尺骨下端的关节盘作为关节窝而构成。腕骨间关节是相邻各腕骨之间构成的微动关节,可分为近侧列腕骨间关节、远侧列腕骨间关节和两列腕骨之间的腕中关节。各腕骨之间借韧带连接成一整体,各关节腔彼此相通。

知识链接

桡骨头半脱位

桡骨头半脱位是由于桡骨头向远端滑移后恢复原位时,环状韧带的上半部来不及退缩,卡压在肱桡关节内,成为桡骨头半脱位。桡骨头半脱位常见于 5 岁以下幼儿,由上肢受到暴力牵扯而导致,是一种常见病,患儿通常表现为肘后部疼痛,桡骨头处有压痛,通过手法整复即可治愈,幼儿的桡骨头发育完全后不再复发。

二、X 射线解剖

骨与关节结构的医学影像检查以 X 射线检查为主,必要时再做 CT 和 MRI 检查。成人骨骼中含有较多的钙和磷,能够吸收较多的 X 射线,周围软组织显示能力差,骨与软组织可形成天然对比度,故骨与关节的轮廓及其内部结构可清楚显示在 X 射线平片上。

（一）锁骨

在后前位 X 射线片上,长管状的锁骨重叠在肺尖部,把胸骨和肩胛骨连接起来。锁骨内侧端呈方形,与胸骨柄相对并构成胸锁关节;锁骨外侧端较扁,与肩峰构成肩锁关节,其外侧端附近有喙突粗隆,是喙锁韧带的附着点(图1-2-1)。

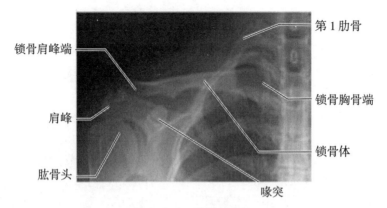

图 1-2-1 锁骨正位片

（二）肩胛骨

在后前位 X 射线片上,肩胛骨呈倒置的三角形,覆盖于第 2~7 肋区,透过锁骨、肋骨和肺野可见其内侧缘垂直下行。肩胛骨下角圆钝致密,外侧缘由下角向外上方延伸,呈宽厚致密影。关节盂的前后缘呈浅弧形致密线,连成长椭圆形关节面。肩胛骨位置改变时,关节盂影的形状随之变化。肩胛骨上缘与喙突的下方有斜形的肩胛冈影,其附着处显示为一条横行致密线,此线以上为冈上窝,以下为冈下窝(图 1-2-2)。

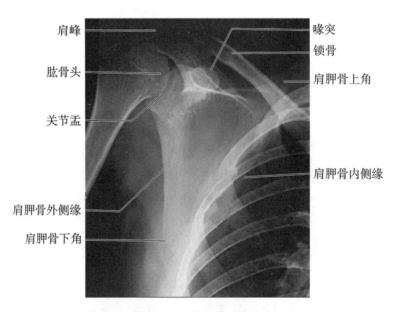

图 1-2-2 肩胛骨正位片

（三）肱骨

常规拍摄前后位及侧位片，一般来说，上端应包括肩关节，下端应包括肘关节。正位片上，肱骨头朝向内上，与肩关节的关节盂构成肩关节，肱骨头与关节盂有部分重叠，呈纺锤形致密影。肱骨头外侧稍细的部分为解剖颈，在外侧有向外突起的大结节，在大结节内下方有小结节，显示常不明显，肱骨上端与骨干交接处为外科颈。肱骨干中段最细，骨密质最厚，前内侧缘有滋养管透亮线。肱骨干中、上部外侧缘骨质增厚隆起，表面不整齐，为三角肌粗隆，其下缘可见桡神经沟的影像。肱骨下端向两侧明显增宽，可见内、外上髁及肱骨滑车和肱骨小头影像。肱骨下端中央密度降低，为冠突窝和鹰嘴窝重叠所致（图1-2-3A）。在侧位片上，肱骨骨干为典型的管状骨影，肱骨下端膨大，在其中部有一圆形致密圈影，为肱骨滑车的轴位像。在滑车影前方可显示淡薄的肱骨小头边缘影，它与桡骨小头关节面相对应（图1-2-3B）。

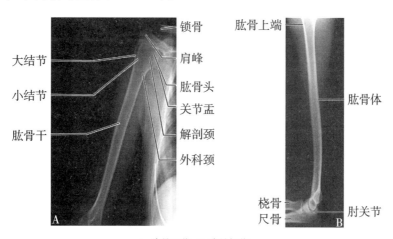

A.肱骨正位；B.肱骨侧位。

图1-2-3　肱骨正侧位

案例分析

患者张某，男性，75岁。车祸伤致右肩部疼痛，活动受限1 h余。

患者于1 h前车祸致右肩部疼痛、肿胀，右肩活动受限，局部可见瘀斑，来我院就诊。经询问患者病程中无头痛头晕，无恶心呕吐，无心慌胸闷，无腹痛腹泻，无发热，饮食正常，大小便正常。

请问：

1. 根据患者病情，首先需要做何检查？

2. 患者有可能是什么病？

链接1-3
第一章第二节
案例解析答案

（四）尺骨

正位片上,尺骨上端膨大,尺骨鹰嘴呈方形,大部分与肱骨滑车重叠,显示致密影。冠突在鹰嘴的下方,显示为上突的弧形致密线,此弧线是冠突上面的关节面,它与肱骨滑车下缘相对应构成肱尺关节,并可见关节间隙,鹰嘴下部与肱尺关节间隙重叠,显示较淡。桡骨切迹位于冠突外侧,呈矢状位,不能完全显示,它与桡骨小头构成的尺桡近侧关节常因两骨重叠而不显示间隙,或只显示出不太透明的部分间隙影。尺骨骨干呈管状骨影,两侧皮质较厚,其外侧皮质边缘比较模糊,内侧皮质稍窄,清晰可见。两侧皮质间为骨髓腔。尺骨下端的尺骨茎突显示很清晰。尺骨小头与桡骨的尺骨切迹构成尺桡远侧关节,有时可见关节间隙。尺骨小头下方与腕骨之间距离较大,是因其间的关节盘不能显示所致(图1-2-4A)。

侧位片上,尺骨上端膨大,其上方向前突出的部分为鹰嘴,下方向前突出的部分为冠突。鹰嘴前缘向下延至冠突上面,并构成后凹的弧形面,为滑车切迹。滑车切迹与肱骨滑车构成肱尺关节。冠突与桡骨小头部分重叠。尺骨骨干位于桡骨骨干的后方。尺骨下端与桡骨下端重叠,在重叠的阴影内可见略微膨大的尺骨小头及其后方向下突出的尺骨茎突影(图1-2-4B)。

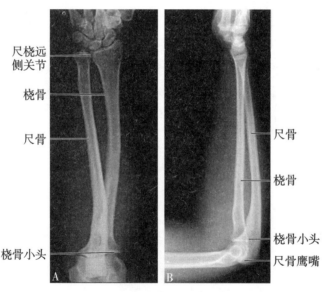

A.尺、桡骨正位;B.尺、桡骨侧位。

图1-2-4　尺、桡骨正侧位

（五）桡骨

正位片上,桡骨头上关节凹与肱骨小头构成肱桡关节,桡骨头的环状关节面与尺骨桡切迹构成近侧桡尺关节。桡骨颈下方有一向内突起的桡骨粗隆。桡骨下端粗大,其外侧向下突出的尖部为桡骨茎突,远侧的致密边缘为下关节面,与腕骨构成桡腕关节。桡骨下端内侧的尺骨切迹与尺骨小头构成远侧桡尺关节(图1-2-4A)。

侧位片上,肱桡关节间隙显示明显。桡骨小头后部与尺骨冠突有重叠,但各自轮廓尚能辨别。在桡骨颈下方向前突起的桡骨粗隆,可与桡骨骨干重叠而不显示。桡骨下端膨大,与腕骨构成桡腕关节。桡骨茎突由下关节面向下延伸,呈三角形,并与腕骨影重叠(图1-2-4B)。

(六)腕骨

正位片上,先把与掌骨底对应的4块定位为远侧列,余下4块为近侧列。由桡侧至尺侧,远侧列依次为大多角骨、小多角骨、头状骨、钩骨;近侧列依次为舟状骨、月骨、三角骨、豌豆骨,其中三角骨和豌豆骨前后重叠。三角骨在尺骨小头远侧,两者间因有不显示的关节盘相隔,故距离较大。两列腕骨形状不同,排列不整。手舟骨呈不规则长方形,内侧有一小部分向下与头状骨影重叠,其外侧端有一突起的致密圈影,为手舟骨结节;三角骨呈三角形,大部分被豌豆骨重叠掩盖;豌豆骨呈圆形,骨质较为稀疏,与三角骨重叠后显示比较致密;大多角骨外形不规则,在手舟骨与第1掌骨底之间,向远侧突出的部分伸至第1、2掌骨底之间;小多角骨呈方形,较小,位于手舟骨与第2掌骨底之间,其外侧常与大多角骨重叠;头状骨呈长方形,在腕骨中最大,其近端圆形的头部嵌于手舟骨和月骨围成的窝内,远侧面与第3掌骨底对应,外侧缘与手舟骨、小多角骨对应,内侧缘与钩骨相邻;钩骨呈三角形,其尖端楔于头状骨与三角骨之间,底面与第4、5掌骨底对应(图1-2-5A)。

侧位片上,各腕骨彼此重叠,难以辨认。最靠近桡骨下关节面的为月骨,呈半月形,远端与掌骨底相对应的是头状骨,呈长方形,其近端的头部与月骨嵌合。在整个腕骨群的掌侧缘上,可见两个向前的突起骨影,近侧为手舟骨结节,远侧为大多角骨结节。在手舟骨结节的背侧有圆形的豌豆骨,与手舟骨重叠,手舟骨的后部与头状骨和月骨重叠。三角骨与头状骨头部和月骨后半重叠,小多角骨与头状骨远侧半重叠,表现为一致密的长方形影。钩骨体与头状骨、小多角骨重叠,轮廓显示不清(图1-2-5B)。

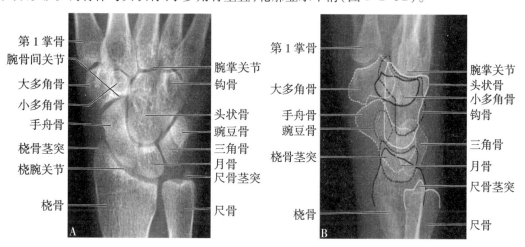

A.腕骨、腕关节正位;B.腕骨、腕关节侧位。

图1-2-5　腕骨、腕关节正侧位

（七）掌骨和指骨

常规拍摄后前正位片。掌骨骨干皮质较厚,内有骨髓腔。掌骨底略呈方形阴影,与腕骨构成腕掌关节。掌骨头阴影呈球形,与指骨底构成掌指关节。各掌骨底结构不尽相同,除第1掌骨较为独立外,其他4块掌骨依次部分重叠。在第1掌骨远端的掌侧经常可见籽骨。正位片上,各指骨的近端较宽而且稀疏,为指骨底,远节指骨末端呈膨大的阴影(图1-2-6)。

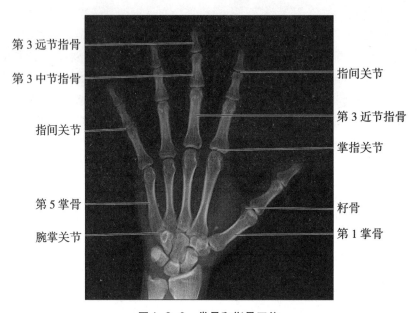

图1-2-6　掌骨和指骨正位

（八）肩关节

在肩关节正位片上,肱骨头为半球状膨大阴影,关节盂前缘偏内,后缘偏外,呈纵向环状线影,二者重叠形成梭形的致密影。肱骨头和关节盂构成肩关节,肱骨头的关节面与关节盂前缘之间的灰色弧形带为肩关节间隙,显示清晰,正常成年人肩关节间隙宽4～6 mm,它基本重叠在关节盂影像内。关节盂后缘与肱骨头内缘重叠,呈纺锤形阴影。肱骨头外侧为大结节,小结节重叠在肱骨影内(图1-2-7)。在肱骨内收位时,肱骨头影的下界一般不低于肩关节盂影的下界,肩峰与肱骨头之间的正常间距为6～14 mm,若小于5 mm,说明有肩袖损伤。在上肢外展90°的肩关节正位片上,沿肩胛骨外侧缘、肱骨颈下缘和肱骨干内缘,正常应为光滑而自然的弧形曲线,即肩肱曲线,如发生脱位,肩肱曲线被破坏而呈锐角。

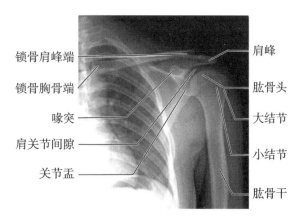

图 1-2-7 肩关节正位片

(九)肘关节

常规拍摄伸肘前后正位及屈肘 90°侧位片(图 1-2-8)。伸肘前后正位片上,可见肱骨滑车与尺骨滑车切迹构成肱尺关节;肱骨小头与桡骨头构成肱桡关节,两关节间隙相连,呈水平位,宽约 3 mm。桡尺近侧关节由桡骨环状关节面和尺骨桡切迹构成,关节间隙较窄。屈肘 90°侧位片上,肱尺关节间隙清晰,呈半环形。前为冠突,后为鹰嘴。桡骨头与尺骨冠突部分重叠,桡尺近侧关节间隙不显示。肱桡关节间隙因与尺骨冠突相重叠而显示不清(图 1-2-8)。

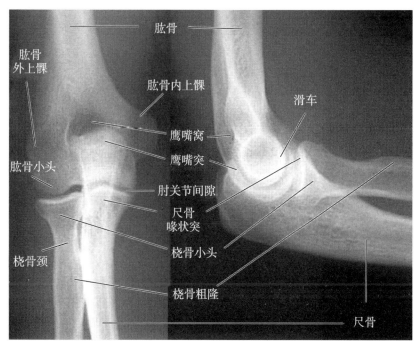

图 1-2-8 肘关节正侧位

（十）腕关节

常规拍摄后前正位片及侧位片。后前正位（图1-2-5A）片上，桡骨下端远侧的致密边缘是腕关节面，与它相对的腕骨是手舟骨和月骨，其间相隔的透亮带是桡腕关节间隙的外侧半。尺骨头的远侧与三角骨相对，两者之间有较宽的透亮区，是桡腕关节间隙的内侧半和桡尺远侧关节的关节间隙。因分隔这两个关节的关节盘不显影，所以关节间隙显得特别宽阔。手舟骨、月骨和三角骨，形成一凸向近侧的弧形带状影，与桡、尺骨的远侧面相对。

侧位片上，尺桡骨远端、各腕骨和掌骨近端彼此重叠，难以辨认。与桡腕关节对应的为手舟骨和月骨，月骨的远侧面呈弧形，与头状骨对应（图1-2-5B）。

三、断层解剖

CT和MRI的断面成像优势在于显示骨与关节的整体解剖，但在对应关系上不如X射线平片，故临床上一般将X射线平片检查作为四肢部骨与关节疾病的首选方法，将CT和MRI作为补充检查手段，以明确复杂区域的解剖和细微的结构变化。但在显示关节结构方面，CT和X射线检查远不及MRI。

骨关节多层螺旋CT（MSCT）检查，一般采用5 mm层厚扫描，再行1 mm或者0.625 mm薄层重建，并在此基础上应用后处理技术，行骨关节矢状断层和冠状断层重组。在CT上，骨性关节面显示为致密的骨质结构，关节软骨则不能显示，关节周围韧带与肌肉均显示为软组织密度，关节腔在重组图像上显示为低密度间隙。

MRI具有多参数、多方位与多序列成像的特点，除横断层外，还能行冠状断层和矢状断层等方位的成像，无骨伪影干扰，显示骨关节的解剖结构细节方面明显优于CT。

（一）横断层

横断层扫描可清楚显示上肢骨骼和较大骨骼肌。在CT上，应用骨窗显示骨结构，应用软组织窗显示骨骼肌。在MRI上，骨松质因含脂肪呈高信号；骨皮质呈低信号的黑影；骨骼肌在T_1WI、T_2WI上均呈中等或稍低信号。

1. 肩关节

（1）经关节盂上部横断层 此层面主要显示肩关节周围肌、喙突、关节盂上缘、肩胛骨及肱骨头上部。肩关节由肱骨头与肩胛骨关节盂构成，关节间隙呈月牙形。喙突突出于关节盂前方，其内侧为喙锁韧带，外侧有肩胛下肌腱。三角肌呈"C"形环绕肩关节。肩胛骨呈横置"Y"形，居肩关节后内侧，肩胛冈前外侧为冈上肌，后方为冈下肌，肩胛下肌和前锯肌依次列于肩胛骨前方。MRI显示肩胛下肌紧贴肩胛骨，并在喙突下方斜向前方，终止于肱骨小结节，冈下肌肌腱终止于肱骨大结节（图1-2-9～图1-2-11）。

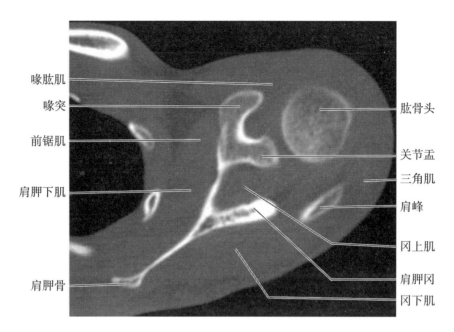

喙肱肌

喙突

前锯肌

肩胛下肌

肩胛骨

肱骨头

关节盂

三角肌

肩峰

冈上肌

肩胛冈

冈下肌

图 1-2-9 经关节盂上部横断层(CT)

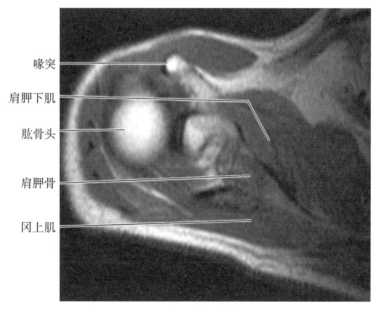

喙突

肩胛下肌

肱骨头

肩胛骨

冈上肌

图 1-2-10 经关节盂上部横断层(MRI,T₁WI)

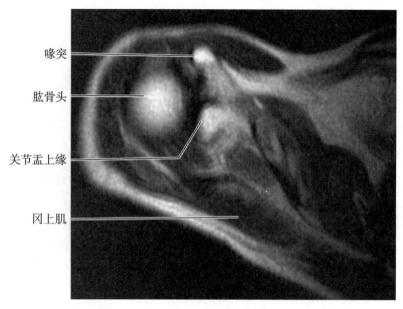

图 1-2-11　经关节盂上部横断层（MRI，T_2WI）

（2）经关节盂中部横断层　此层面可清晰显示肩关节及周围肌和腋窝。肱骨头与其后内侧的关节盂构成肩关节，肩关节间隙呈弧形向前外侧张开。肱骨头前内侧可见局部凹陷的结节间沟，其内有肱二头肌长头腱。三角肌断面呈"C"形环绕肩关节外侧。腋窝断面近似三角形，借肩胛下肌与外侧的肩关节相邻，内含腋血管、腋淋巴结和臂丛。肩胛下肌与冈下肌分别位于肩胛骨前后方。冈上肌肌腱、冈下肌肌腱和小圆肌肌腱依次从上方及后上方附着于肱骨大结节，肩胛下肌肌腱从前方附着于肱骨小结节（图 1-2-12 ~ 图 1-2-14）。

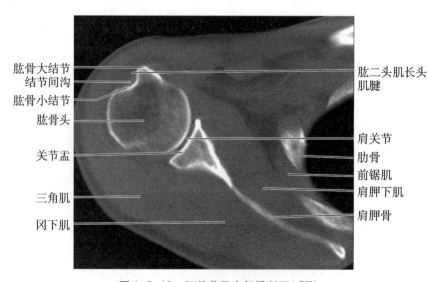

图 1-2-12　经关节盂中部横断层（CT）

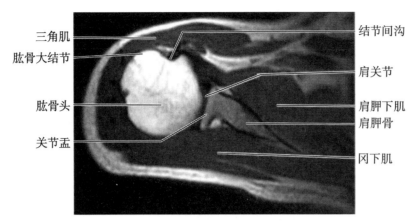

图 1-2-13　经关节盂中部横断层(MRI,T₁WI)

图 1-2-13　经关节盂中部横断层(MRI,T_1WI)

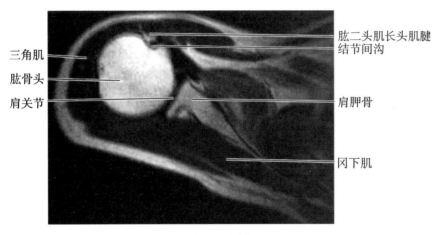

图 1-2-14　经关节盂中部横断层(MRI,T_2WI)

（3）经关节盂下缘横断层　此层面主要显示关节盂下缘和肱骨上段横断层。小圆肌位于冈下肌下部,肩胛下肌和冈下肌下部仍可显示。肱骨呈圆形,肱骨骨皮质在 MSCT 图像上呈环形高密度影,髓腔呈低密度影。在 MRI 图像上肱骨骨皮质呈环形低信号,髓腔呈高信号。结节间沟内有肱二头肌长头肌腱。肩胛骨前方有肩胛下肌,后方有冈下肌和小圆肌。三角肌仍呈"C"字形包绕于肩关节的前、后和外侧。肩关节和内侧胸壁之间的腋窝因脂肪组织呈高信号。腋窝前壁有胸大肌和胸小肌;后壁有肩胛下肌;外侧壁有肱肌、喙肱肌和肱二头肌短头;内侧壁有前锯肌和胸壁。腋窝有臂丛神经及其分支、腋窝淋巴结和腋血管等(图 1-2-15 ~ 图 1-2-17)。

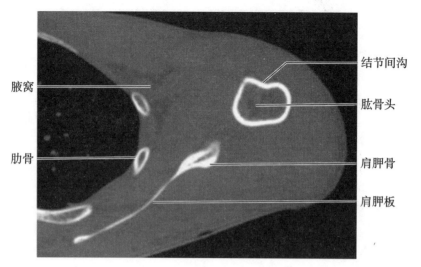

图 1-2-15　经关节盂下缘横断层(CT)

腋窝

肋骨

结节间沟

肱骨头

肩胛骨

肩胛板

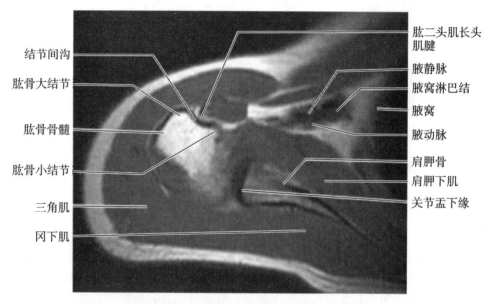

图 1-2-16　经关节盂下缘横断层(MRI,T₁WI)

结节间沟

肱骨大结节

肱骨骨髓

肱骨小结节

三角肌

冈下肌

肱二头肌长头肌腱

腋静脉

腋窝淋巴结

腋窝

腋动脉

肩胛骨

肩胛下肌

关节盂下缘

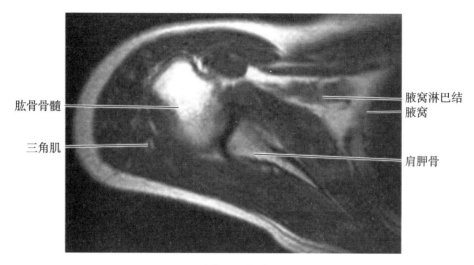

肱骨骨髓

三角肌

腋窝淋巴结
腋窝

肩胛骨

图1-2-17 经关节盂下缘横断层(MRI,T₂WI)

2. 肘关节

(1)经肱骨内、外上髁横断层 此层面显示肱骨下端呈类似四方形,两侧较宽大的部分为肱骨内、外上髁。肱骨前缘稍平直,后缘可见浅弧形凹陷,为肱骨滑车后关节面,与尺骨鹰嘴构成肱尺关节。肱骨前方主要为肱肌,而桡侧腕长伸肌、肱桡肌与肱二头肌位于肱肌浅面,且顺次自外侧向内侧排列;肱骨后方为肱三头肌;内侧可见部分肘关节腔。桡神经与桡侧动脉伴行,位于肱肌和肱桡肌之间。肱动脉、肱静脉和正中神经,由外侧向内侧依次排列于肱二头肌内侧沟内。尺神经则位于肱三头肌内侧(图1-2-18~图1-2-20)。

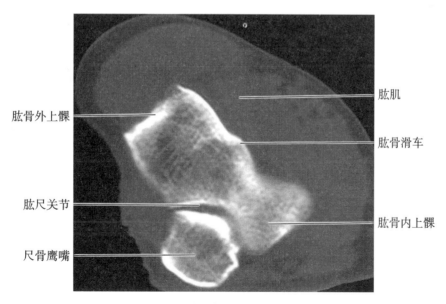

肱骨外上髁

肱尺关节

尺骨鹰嘴

肱肌

肱骨滑车

肱骨内上髁

图1-2-18 经肱骨内、外上髁部横断层(CT)

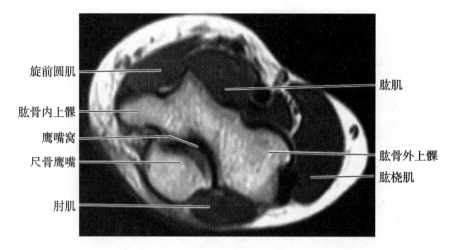

旋前圆肌

肱骨内上髁

鹰嘴窝

尺骨鹰嘴

肘肌

肱肌

肱骨外上髁

肱桡肌

图1-2-19　经肱骨内、外上髁横断层(MRI,T₁WI)

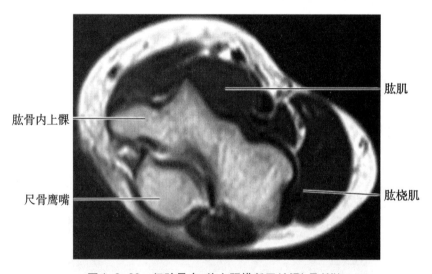

肱骨内上髁

尺骨鹰嘴

肱肌

肱桡肌

图1-2-20　经肱骨内、外上髁横断层(MRI,T₂WI)

（2）经桡尺近侧关节横断层　桡骨头呈圆形,其周围有桡骨环状韧带环绕。尺骨与桡骨头构成桡尺近侧关节,关节的前方为肘窝,内侧为旋前圆肌,外侧为肱桡肌、桡侧腕长伸肌和桡侧腕短伸肌,底为肱肌。肘窝内的结构由外侧至内侧依次为肱二头肌腱、肱动脉、肱静脉和正中神经。桡神经浅支和深支则位于桡侧腕长伸肌、桡侧腕短伸肌、肱桡肌和肱肌之间。肱肌与桡侧腕长、短伸肌之间有旋后肌,桡尺关节的后方主要为肘肌。尺骨的内侧由前向后依次为指浅屈肌、尺侧腕屈肌和指伸屈肌(图1-2-21 ~ 图1-2-23)。

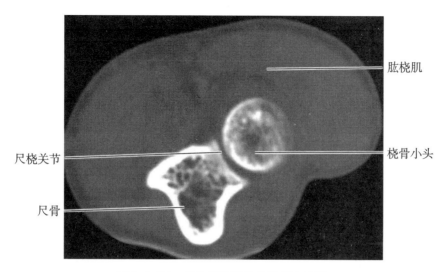

图 1-2-21　经桡尺近侧关节横断层 (CT)

尺桡关节

尺骨

肱桡肌

桡骨小头

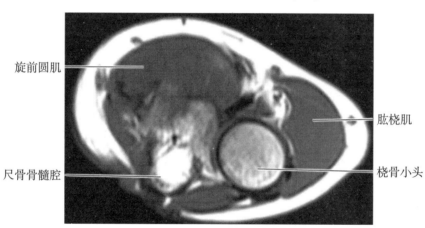

图 1-2-22　经桡尺近侧关节横断层 (MRI,T₁WI)

旋前圆肌

尺骨骨髓腔

肱桡肌

桡骨小头

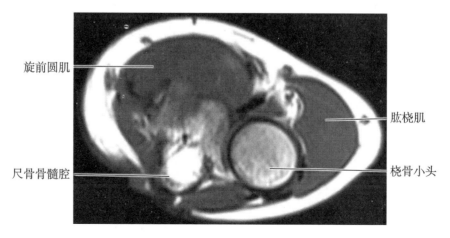

图 1-2-23　经桡尺近侧关节横断层 (MRI,T₂WI)

旋前圆肌

尺骨骨髓腔

肱桡肌

桡骨小头

3. 腕关节

（1）经远侧尺桡关节横断层　桡骨宽大呈类似四方形位于外侧，尺骨较小呈圆形位于内侧。此层面除尺、桡骨前面的旋前方肌相对宽大外，其余肌肉断面明显变小，且多为肌腱或肌腹与肌腱移行部，掌侧主要是手部的屈肌肌腱，在关节的背侧及两侧主要为伸肌肌腱。桡骨外侧缘从前向背侧依次为拇长展肌腱、拇短伸肌腱、桡侧腕长伸肌腱与桡侧腕短伸肌腱。尺骨内侧缘可见腕伸肌腱。尺桡骨背侧区域可见拇长伸肌腱与小指伸肌腱。尺桡骨前侧区域可见腕、指屈肌腱，浅层从桡侧到尺侧依次为桡侧腕屈肌腱、指浅屈肌腱和尺侧腕屈肌腱，深层为指深屈肌腱（图1-2-24～图1-2-26）。

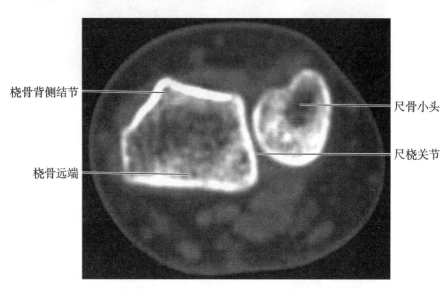

图1-2-24　经远侧尺桡关节横断层（CT）

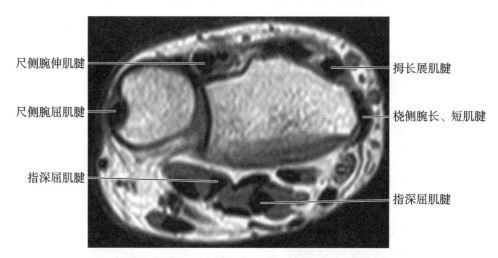

图1-2-25　经远侧尺桡关节横断层（MRI,T₁WI）

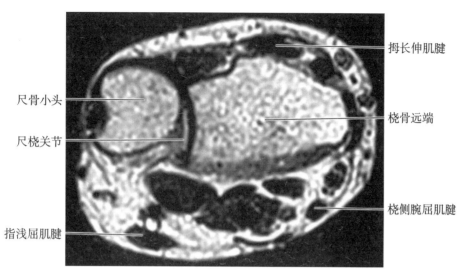

拇长伸肌腱

尺骨小头

桡骨远端

尺桡关节

桡侧腕屈肌腱

指浅屈肌腱

图 1-2-26　经远侧尺桡关节横断层（MRI,T₂WI）

（2）经近侧列腕骨横断层　此层面经手舟骨、月骨和三角骨,相邻腕骨之间形成腕骨间关节。手舟骨与月骨之间前有舟月骨间掌侧韧带相连,后有舟月骨间背侧韧带相连,而月骨与三角骨之间的掌侧则借月三角韧带相连。在指伸肌腱与舟月骨间背侧韧带之间可见背侧桡尺三角韧带越过月骨背面及月三角背侧韧带,并与两者相连止于三角骨背面。在手舟骨的掌面,可显示桡舟头韧带的断面,该韧带的桡侧为桡舟韧带,而尺侧则借韧带间沟与桡月韧带相隔。桡动脉与桡静脉走行于拇长展肌腱与桡舟头韧带之间,其掌浅支的断面则居于桡侧腕屈肌腱的桡侧。腕横韧带与腕骨间掌侧韧带之间为腕管,有正中神经和 9 条屈指肌腱通过。在腕管与尺侧腕屈肌腱之间可显示尺动脉、尺静脉与尺神经断面（图 1-2-27 ～图 1-2-29）。

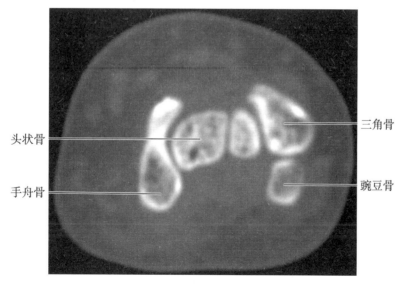

头状骨

三角骨

手舟骨

豌豆骨

图 1-2-27　经近侧列腕骨横断层（CT）

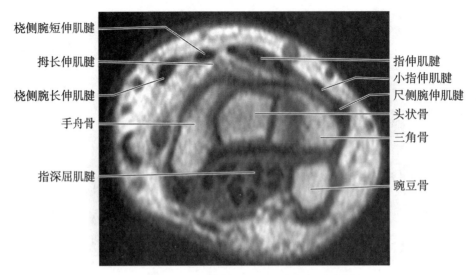

桡侧腕短伸肌腱
拇长伸肌腱
桡侧腕长伸肌腱
手舟骨
指深屈肌腱

指伸肌腱
小指伸肌腱
尺侧腕伸肌腱
头状骨
三角骨
豌豆骨

图 1-2-28　经近侧列腕骨横断层（MRI，T_1WI）

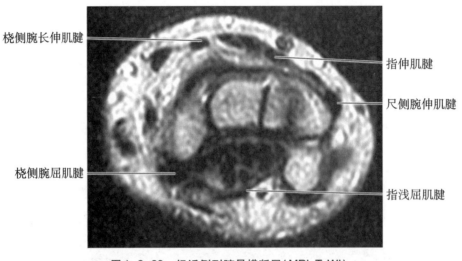

桡侧腕长伸肌腱
桡侧腕屈肌腱

指伸肌腱
尺侧腕伸肌腱
指浅屈肌腱

图 1-2-29　经近侧列腕骨横断层（MRI，T_2WI）

（3）经远侧列腕骨横断层　此层面显示大多角骨、小多角骨、头状骨及钩骨，它们的背面从桡侧至尺侧分别有拇长展肌腱、拇短伸肌腱、拇长伸肌腱、桡侧腕长伸肌腱、桡侧腕短伸肌腱、指伸肌腱、示指伸肌腱、小指伸肌腱及尺侧腕伸肌腱的断面。桡动脉走行于拇长伸肌腱与拇长展肌腱、大多角骨之间。大多角骨掌面尺侧的深沟内可显示桡侧腕屈肌腱的断面。钩骨与小指展肌之间的结构为豆钩韧带与豆掌韧带的断面，它们均起自豌豆骨，向下分别止于钩骨钩及第 5 掌骨底。腕骨掌侧、尺桡侧分别出现小鱼际肌和大鱼际肌。在腕横韧带浅面尺侧、小指展肌的桡侧有尺神经与尺动脉走行。腕骨掌面与腕横韧带之间有腕管，在腕管内，正中神经的断面位居拇长屈肌腱与示指指浅屈肌腱、中指指浅屈肌腱之间的浅面。拇长屈肌腱在腕管内总是居于桡侧，指浅屈肌腱则居指深屈肌腱的浅面，掌长肌腱位于腕横韧带浅面（图 1-2-30 ~ 图 1-2-32）。

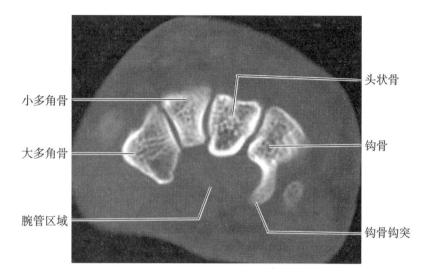

小多角骨　　　　　　　　　　　　　头状骨

大多角骨　　　　　　　　　　　　　钩骨

腕管区域　　　　　　　　　　　　　钩骨钩突

图 1-2-30　经远侧列腕骨横断层 (CT)

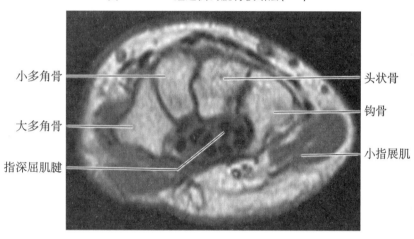

小多角骨　　　　　　　　　　　　　头状骨

大多角骨　　　　　　　　　　　　　钩骨

指深屈肌腱　　　　　　　　　　　　小指展肌

图 1-2-31　经远侧列腕骨横断层 (MRT,T₁WI)

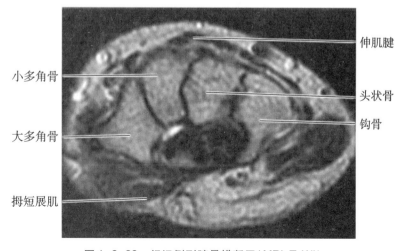

伸肌腱

小多角骨　　　　　　　　　　　　　头状骨

大多角骨　　　　　　　　　　　　　钩骨

拇短展肌

图 1-2-32　经远侧列腕骨横断层 (MRI,T₂WI)

(二)冠状层面

1.肩关节 主要用于观察喙锁韧带、肩锁关节和肱骨头上方的关节软骨,冈上肌及其肌腱在冠状断层各层面上均能显示。

(1)经盂肱关节冠状层面 主要显示肱骨上段和肱骨头、关节盂与肩峰。肱骨头呈球形,与小而浅的关节盂构成盂肱关节。盂肱关节上方为冈上肌及其肌腱。最上方为肩峰与斜方肌。肱骨外侧覆盖三角肌。

(2)经关节盂前缘冠状层面 可见肱骨头前缘、喙突和锁骨外侧端。最上方为锁骨外侧端和斜方肌。肱骨头外侧方见三角肌,喙突内下方见肩胛下肌。

(3)经关节盂后缘冠状层面 可见肱骨头后缘、关节盂后缘和肩峰,最上方为肩峰和斜方肌,肩峰下方有冈上肌远端和肌腱,肱骨头外侧有三角肌,关节盂内下方显示背阔肌(图1-2-33)。

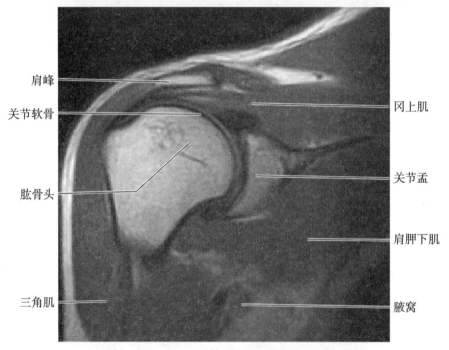

图1-2-33 经关节盂后缘冠状层面(MRI,T₁WI)

左侧标注(从上到下):肩峰、关节软骨、肱骨头、三角肌

右侧标注(从上到下):冈上肌、关节盂、肩胛下肌、腋窝

知识链接

肩袖撕裂

肩袖是指肩胛下肌腱、冈上肌腱、冈下肌腱、小圆肌腱与肩关节囊的融合体。肩袖撕裂是中老年肩关节疼痛及活动受限的主要疾病之一。在临床上,肩袖撕裂主要继发于慢性肩峰下撞击综合征(90%),由于长期慢性卡压,肩袖首先出现变性,然后发展成部分撕裂,最后进展为全部撕裂。由于肩袖撕裂主要发生在冈上肌腱(90%),所以冈上肌腱撕裂和肩袖撕裂在临床上常通用。

2.肘关节 经肱骨内、外上髁冠状层面,显示中央为肘关节,可见肱桡关节、肱尺关节和近侧桡尺关节。肱骨滑车上方可见尺骨鹰嘴，其尺侧有肱骨内上髁。在尺骨鹰嘴的桡侧、肱骨小头的上方有肱骨外上髁。肘关节上方，由桡侧向尺侧依次有肱肌、肱骨体和肱三头肌等；肘关节下方，由桡侧向尺侧依次有桡侧腕长伸肌、旋后肌、指深屈肌和尺侧腕屈肌等（图1-2-34）。

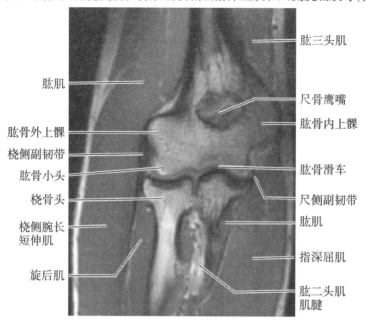

图1-2-34 经肱骨内、外上髁冠状层面（MRI，T₁WI）

3. 腕关节 经尺、桡骨茎突冠状层面，显示腕骨、掌骨和指骨依次由近侧向远侧排列。腕骨近侧列由桡侧向尺侧依次为手舟骨、月骨和三角骨，腕骨远侧列由桡侧向尺侧依次为大多角骨、小多角骨、头状骨和钩骨。相邻腕骨间形成腕骨间关节。近侧列的3块腕骨与桡骨下端及尺骨头远侧构成桡腕关节，该关节的近侧可见桡尺近侧关节。远侧列腕骨与掌骨底构成腕掌关节，掌骨底之间形成掌骨间关节（图1-2-35）。

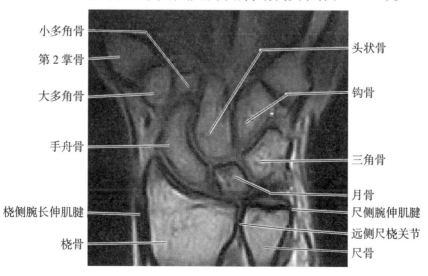

图1-2-35 经尺、桡骨茎突左腕冠状层面（MRI，T₁WI）

(三)矢状层面

1. 肩关节

(1)经肱骨头内侧份斜矢状层面　肱骨头位于此层面中心区域,肩关节周围最浅层的肌肉为三角肌,其前后包绕肱骨头及关节周围深部肌肉等软组织。肱骨头后上方有斜向走行的肩峰,肩峰与肱骨头之间有冈上肌及其肌腱;肱骨头前上方为喙突;后方为冈下肌和小圆肌,两肌相邻呈上、下排列;肱骨头前、下方有肩胛下肌及其肌腱。在肩胛下肌前方有肱二头肌短头、喙肱肌、背阔肌和大圆肌排列(图1-2-36)。

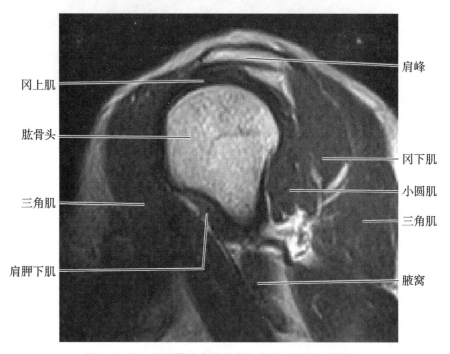

图1-2-36　经肱骨头内侧份斜矢状层面(MRI,T₁WI)

图1-2-36　经肱骨头内侧份斜矢状层面(MRI,T_1WI)

(2)经肱骨头中份矢状层面　肱骨头及肱骨远端位于此层面中心区域。肩峰大多呈扁平状,前高后低居于肱骨头上方,肩峰与肱骨头之间有冈上肌及其肌腱。肱骨头前下方有肩胛下肌肌腱,走行斜向上方并附着于肱骨小结节。冈上肌肌腱与肩胛下肌肌腱之间有肱二头肌长头腱。肱骨头后下方有冈下肌、小圆肌及其肌腱,两肌相邻呈上、下排列(图1-2-37)。

2. 肘关节

(1)经肱桡关节矢状层面　可见肱骨下段和桡骨上端。肱骨小头呈圆形,与桡骨小头对应,构成肱桡关节。肱骨前方有肱二头肌和肱肌,后方有肱三头肌及其肌腱。桡骨前方有肱桡肌、旋后肌和腕屈肌,后方有指伸肌(图1-2-38)。

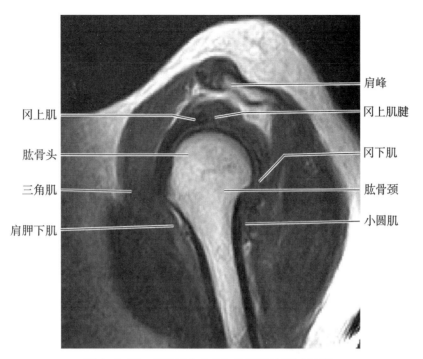

冈上肌　　　肩峰
肱骨头　　　冈上肌腱
三角肌　　　冈下肌
肩胛下肌　　肱骨颈
　　　　　　小圆肌

图1-2-37　经肱骨头中份矢状层面(MRI,T₁WI)

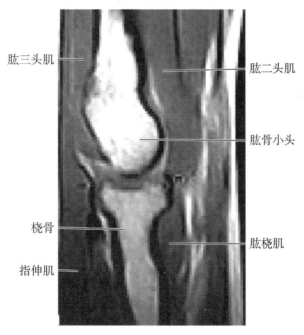

肱三头肌　　肱二头肌
　　　　　　肱骨小头
桡骨　　　　肱桡肌
指伸肌

图1-2-38　经肱桡关节矢状层面(MRI,T₁WI)

（2）经肱尺关节矢状层面　可见肱骨下段与肱骨滑车、尺骨上段。肱骨滑车呈圆形，与半月形尺骨滑车关节面相对应，构成肱尺关节。肱骨前侧有肱二头肌，后方有肱三头肌。尺骨前方有腕屈肌,背侧有肘肌(图1-2-39)。

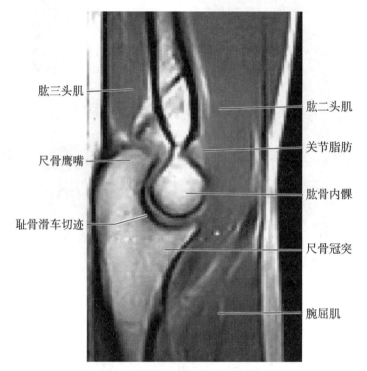

图1-2-39　经肱尺关节矢状层面(MRI,T₁WI)

3. 腕关节

(1)经尺骨远端矢状层面　可见尺骨远端、三角骨、钩骨与掌骨,前方多条屈肌腱,后方多条伸肌腱。

(2)经桡骨远端矢状层面　可见桡骨远端、手舟骨与头状骨、掌骨,桡骨与手舟骨对应,构成桡腕关节,前方多条屈肌腱。

(四)上肢 CTA 与 MRA

上肢动脉起始于锁骨下动脉,向腋窝延伸为腋动脉,在腋窝深部穿行,至大圆肌下缘移行肱动脉。肱动脉沿肱二头肌内侧缘下行至肘部,分为桡动脉和尺动脉。桡动脉在肱桡肌与旋前圆肌间穿行,进入肱桡肌腱与桡侧腕屈肌腱之间下行,与尺动脉掌深支吻合,形成掌深弓动脉。尺动脉在尺侧腕屈肌与指浅屈肌之间穿行,在手掌部与桡动脉吻合形成掌浅弓。上肢静脉与相对应动脉伴行。

课后思考

患者,男,3岁。妈妈拉着患者的右手到超市买东西时,由于台阶绊住患者的腿,妈妈的手突然提起患者的手帮助患者走过台阶,此时患者突然哭闹,诉说胳膊疼,右臂不能上抬,活动受限,拒绝别人触摸肘部。

链接1-4
第一章第二节
课后思考答案

请问：

1.患者的右臂出现了什么问题？为什么？

2.患者就诊后，医生应该做什么检查？

（左晓利　王　帅）

第三节　下　肢

◀**学习目标**

掌握：下肢骨、关节的应用解剖和X射线解剖。

熟悉：下肢骨、关节断层解剖中器官的位置、形态及毗邻关系；能够熟练阅读下肢骨、关节CT图像和典型的MRI图像。

◀**课程思政**

通过学习本节内容，培养学生良好的医德医风和行为准则，培养学生科学严谨、实事求是的工作态度，树立"以患者为中心"思想理念，具备良好的职业道德、医患沟通能力和团队协作精神。

◀**课前预习**

1.学生在线自主学习　使用数字化教学资源服务云平台，教师将课程制作成PPT（链接1-1）、微课视频上传至在线平台，让学生自主学习、讨论交流，激发学生主动学习的积极性。根据章节内容设立临床案例讨论，加强师生之间的对话与交流，实现线上线下授课相结合，使学生掌握医学影像解剖学的基本知识，不断提高学生自主学习能力，为临床打下基本功。

2.学生在线自我检测　结合授课内容给出单选题5～10道，学生扫码完成自测（链接1-5），考核学生对理论知识掌握情况。

链接1-5
下肢自测题

一、应用解剖

下肢骨分为下肢带骨和自由下肢骨，共有62块。下肢带骨为髋骨，自由下肢骨包括股骨、髌骨、胫骨、腓骨、跗骨、距骨和趾骨。

（一）下肢带骨

髋骨位于骨盆，为不规则扁骨，由髂骨、坐骨和耻骨组成。幼年时期三骨之间为软骨连结。成年后软骨骨化，三骨则融合在一起，称为髋骨。在三骨融合处的外侧面有一大深窝，称髋臼，与股骨头构成髋关节，髋臼下缘缺损处称髋臼切迹，髋臼前下方的大孔称闭孔。髂骨位于髋骨后上部，分髂骨体和髂骨翼两部分。髂骨体肥厚，髂骨翼扁阔，位于髂骨体上方,上缘呈弓形,称髂嵴,两侧髂嵴最高点的连线平第4腰椎棘突,是腰椎穿刺时确定穿刺部位的标志。髂嵴前端有髂前上棘,其下方的突起为髂前下棘;后端有髂后上棘,其下方的突起为髂后下棘。髂嵴前部,骨缘向外突出形成髂结节,是重要的体表标志。髂骨翼内面凹陷处,称髂窝,髂窝下界有一圆钝骨嵴,称弓状线,其后端有耳状面,与骶骨耳状面相关节。髋骨前下部为耻骨,后下部为坐骨,其最低处为坐骨结节,坐骨结节上有一个呈三角形的坐骨棘,坐骨棘上下的切迹分别为坐骨大切迹和坐骨小切迹。

(二)自由下肢骨

1.股骨　股骨位于大腿部,是人体最长、最结实的长骨,可分为一体两端。股骨上端伸向内上方的球状膨大,称为股骨头,与髋臼相关节。股骨头关节面近中央处为股骨头凹,内有股骨头韧带附着。股骨头外下方较细的部分称股骨颈,颈体交界处外侧的突起为大转子,后内侧的突起称小转子。大转子可在体表摸到,是测量下肢长度、判断股骨颈骨折或髋关节脱位的重要体表标志。大、小转子之间,前面有转子间线,后面有转子间嵴。股骨下端膨大形成内侧髁和外侧髁,两髁之间为髁间窝,两髁前方为髌面,与髌骨构成髌股关节。内、外侧髁向侧方的突出分别称为内上髁和外上髁,是重要的体表标志。

知识链接

股骨颈骨折

股骨颈骨折是老年人的常见骨折,大多数发生在50岁以上。此外,随着建筑业及高速公路的发展,诸如高空坠落、重压伤、车祸等意外的发生,年轻患者的股骨颈骨折发病率亦呈上升趋势。股骨颈由于局部剪力作用,骨折不易固定。同时,颈部骨折后股骨头血供受到严重影响,预后亦差。老年人伤前大多伴有高血压、糖尿病等慢性疾病,如不采取适当治疗,极易因长期卧床而发生内科并发症及骨折不愈、股骨头缺血性坏死等。因此一般建议手术治疗。

2.髌骨　髌骨位于膝关节前方,上宽下尖,略呈三角形,是人体内最大的籽骨,位于股四头肌肌腱内,其背侧关节面与股骨髌关节面构成髌股关节。

3.胫骨　胫骨为粗大的长骨,分为一体两端,位于小腿内侧,与腓骨共同组成小腿骨。胫骨上端膨大,向内侧和外侧突出的部分称为内侧髁和外侧髁,两髁之间向上形成髁间隆起。外侧髁后部的下面有腓关节面,与腓骨头相关节。上端前部与体移行处的粗糙隆起为胫骨粗隆。胫骨体呈三棱柱形,其前缘和内侧面均可在体表摸到,外侧缘称骨间缘。胫骨下端内侧向下突起形成内踝。外侧有腓切迹,与腓骨相接,下面有关节面与距骨相关节。

4.腓骨　腓骨细长,位于小腿外侧偏后方,分一体两端。上端稍膨大为腓骨头,头下方缩细为腓骨颈。腓骨体内侧缘锐利,称骨间缘。下端膨大呈三角形,称外踝。

5. 跗骨与跖骨 跗骨属短骨,共7块,即距骨、跟骨、足舟骨、骰骨各1块,楔骨3块。排成3列,后列有上方的距骨和下方的跟骨;中列为距骨前方的足舟骨;前列骨位于足舟骨前方,由内侧向外侧依次为内侧楔骨、中间楔骨、外侧楔骨和骰骨。距骨上面的关节面称距骨滑车,跟骨后端的隆凸称跟骨结节。

跖骨共5块,属于长骨。由内侧向外侧依次为第1~5跖骨。跖骨近侧端为底,与跗骨相接;中间为体,远侧端为头,与近节趾骨相接。

(三)下肢骨的连接

1. 髋关节 髋关节由髋臼与股骨头构成。髋臼深,其周缘附有髋臼唇。关节囊厚而坚韧,股骨颈前面全部包在囊内,后面内侧2/3位于囊内,外侧1/3露于囊外。关节囊内有股骨头韧带;关节囊周围有髂股韧带、耻股韧带、坐股韧带加强。

2. 膝关节 膝关节由股骨下端、胫骨上端和髌骨构成。关节囊宽阔而松弛,周围韧带发达。关节囊前壁有股四头肌腱及其向下延续的髌韧带;内、外两侧分别有胫侧副韧带和腓侧副韧带;关节囊内有膝交叉韧带,前面为前交叉韧带,后面为后交叉韧带。关节腔内,在股骨内、外侧髁与胫骨内、外侧髁相对的关节面之间,垫有两块纤维软骨板,分别称内侧半月板和外侧半月板。内侧半月板较大,呈"C"形,外侧半月板较小,呈"O"形,两块半月板外缘与关节囊紧密相连。

3. 踝关节 踝关节又称距小腿关节,由胫骨、腓骨的下端与距骨滑车构成。关节囊前、后部松弛,两侧有韧带加强。内侧韧带较厚,外侧韧带较薄弱,足过度内翻时易引起外侧韧带损伤。

二、X射线解剖

骨骼内含有较多的钙和磷,能够吸收较多的X射线,与周围软组织形成天然对比度,骨与关节解剖结构可清楚显示在X射线平片上。

(一)股骨

股骨正位片上,股骨头呈半球形,关节面的皮质较薄,中部有时可见股骨头凹。股骨头向内嵌入髋臼,构成髋关节,向外变细为股骨颈,股骨颈上缘的外侧端有隆起的大转子与之重叠,大转子尖部常突出于股骨颈上方,股骨颈下缘外侧端有向内隆起的小转子,在股骨颈外侧可见由大转子尖向下的细致密线为转子间嵴,其外侧另有一较粗的致密线为转子间线。转子间线由大转子外上端行向内下,与转子间嵴下段重合,下端止于小转子基部。整个股骨上端的骨小梁明显,并显示出沿张力曲线和压力曲线排列的结构形式。股骨干是典型管状骨,中段皮质最厚,分别延至上、下干骺端逐渐变薄,其中上延的内缘皮质要通过小转子基部,至颈下缘变薄。股骨下端膨大为股骨内、外侧髁,两侧髁侧面的隆起为股骨内、外上髁。内、外侧髁分别由致密的边缘线围成方形的轮廓,两髁之间较淡的区域为髁间窝。股骨下端松质内的骨小梁清晰可辨,内有致密的髌骨影重叠(图1-3-1)。

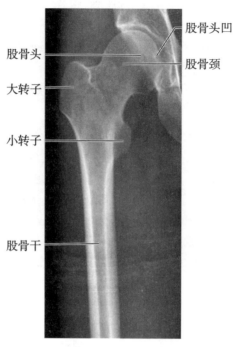

股骨头凹
股骨头
股骨颈
大转子
小转子
股骨干

图1-3-1　股骨正位

　　股骨侧位片上,股骨头伸向上方,略为偏前,常呈球形,一部分与髋臼重叠成髋关节。股骨头下方续为较细的股骨颈。颈部前后缘皮质明显,前缘皮质向下与骨干皮质相连,后缘皮质向下逐渐消失于干骺端的松质内。在头颈交界处常见一环状致密影,此环状影的上半为股骨颈上缘的轴位影,下半为股骨头下部皮质影。在头、颈影内还有大转子影重叠,大转子尖伸向上方,常位于股骨头与颈部影的后侧,在大转子下方,由股骨干骺端向后突出为小转子,小转子一般显示淡薄。由大转子后缘向下至小转子的弧形骨线为转子间嵴,由大转子前缘向后下至小转子的致密斜线为转子间线,股骨骨干略向前弯曲,其前、后缘的皮质非常明显,但并不对称,其中后缘皮质较厚。股骨下端内、外侧髁重叠,两髁若错位则显示为双影。两髁的形状、大小均基本一致,难以分辨。一般内侧髁位置较低,但也可因摄影时肢体位置不同而有差异。区别方法为追踪由骨干前缘分别向下延续至两髁前缘的皮质线,其中延续至内侧髁的皮质线较平直,而延续至外侧髁前缘的皮质有明显转折(图1-3-2)。

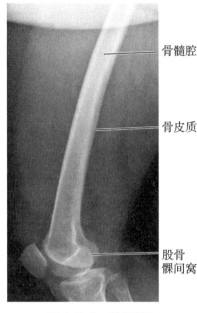

骨髓腔

骨皮质

股骨
髁间窝

图1-3-2　股骨侧位

（二）髌骨

髌骨正位片上,髌骨重叠于股骨下端的松质内,呈尖端向下的三角形致密影(图1-3-6A)。髌骨侧位片上,髌骨位于股骨髁的前方,呈不规整的四边形,其后上角和前下角比较尖锐。髌骨前缘皮质比较致密清晰,后缘皮质较淡,对应股骨髁的关节面可显示。髌骨内部骨质淡薄,有时可见骨小梁(图1-3-6B)。

（三）胫骨

胫骨正位片上,可见胫骨内、外侧髁外形相似,有腓骨头接触者为外侧髁。胫骨两髁之上关节面平坦,分别与股骨内、外侧髁相对应,两髁关节面之间有两个向上的突起,为髁间隆起。胫骨上端骨小梁明显。胫骨骨干呈典型管状骨影,两缘皮质明显。胫骨下端膨大,其下关节面与距骨构成踝关节,下端内侧向下突出为内踝。胫骨下端外侧与腓骨下端重叠(图1-3-3A)。胫骨侧位片上,胫骨上端内、外侧髁重叠,在关节面的中部可见上突的髁间隆起,常与股骨髁部分重叠。在胫骨上端前缘皮质明显向前隆起为胫骨粗隆,后缘与腓骨头重叠,胫骨下端膨大,其下关节面与距骨滑车相对应构成踝关节,关节间隙明显,内有内踝影重叠。内踝影呈三角形,尖端向下伸入距骨滑车影内(图1-3-3B)。

（四）腓骨

腓骨正位片上,腓骨头与胫骨外侧髁的下部有部分重叠,构成胫腓近侧关节,但关节间隙不能显示。腓骨骨干细长,呈典型管状骨影,外侧皮质较厚,内侧皮质较薄。腓骨下端向外下突出的部分为外踝,呈尖端朝下的三角形,内面与距骨滑车相对应,参与踝关节的构成(图1-3-3A)。腓骨侧位片上,腓骨头前部与胫骨重叠。腓骨骨干呈典型长管状骨影。腓骨下端与胫骨下端的后部影重叠。外踝向下通过踝关节间隙进入距骨滑车影。胫骨内踝居前,腓骨外踝居后(图1-3-3B)。

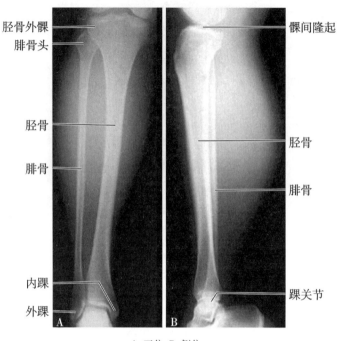

A.正位;B.侧位。

图1-3-3 胫腓骨正、侧位

(五)跗骨与跖骨

跗骨共7块,分为3列(图1-3-4)。距骨和跟骨居后列,其中距骨在上,跟骨在下;足舟骨居中列;内侧楔骨、中间楔骨、外侧楔骨和骰骨居前列。跖骨正位片上,第1跖骨最粗,形态略异,其他各跖骨形状相似。5块跖骨都分中间的体部、前端圆形膨大的跖骨小头和后端方形的跖骨底。各跖骨头的松质都较稀疏。5块跖骨底部分重叠,其中第5跖骨底外突称第5跖骨结节。第1跖骨底与内侧楔骨成跗跖关节,其小头与第1近侧趾骨成跖趾关节。第2、3跖骨底分别与中间楔骨、外侧楔骨构成跗跖关节,两跖骨小头分别与第2、3近侧趾骨成跖趾关节。第4、5跖骨底与骰骨成跗跖关节,两跖骨小头与第4、5近侧趾骨成跖趾关节。

(六)髋关节

正位片上,可见髋臼与股骨头对应,髋臼前后缘与股骨头影重叠。髋关节间隙上半部较窄,显示两相对骨性关节面的距离;下半部较宽,显示股骨头与髋臼窝底间距离。正常情况下,股骨颈下缘与闭孔上缘所形成的曲线呈连续的弧形,此曲线称耻颈线(Shenton线、下弧线),如髋关节脱位或股骨颈骨折错位,此曲线的连续性发生改变。除此之外,沿髂前下棘下方的髂骨外缘与至股骨颈外上缘的连线也呈连续的弧形,此线称髂颈线或上弧线,如有脱位或错位时,此曲线的连续性也将发生变化(图1-3-5)。

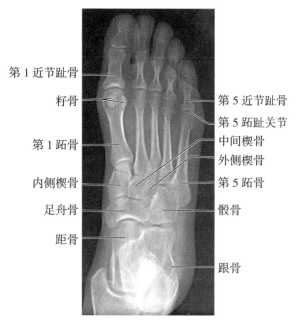

第 1 近节趾骨

籽骨

第 1 跖骨

内侧楔骨

足舟骨

距骨

第 5 近节趾骨

第 5 跖趾关节

中间楔骨

外侧楔骨

第 5 跖骨

骰骨

跟骨

图 1-3-4　跗骨与跖骨正位

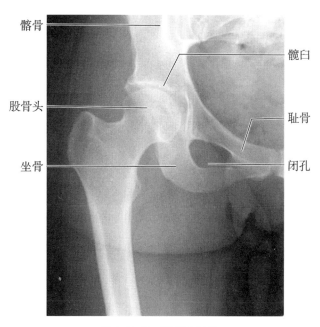

髂骨

股骨头

坐骨

髋臼

耻骨

闭孔

图 1-3-5　髋关节正位

（七）膝关节

　　膝关节正位片上,股骨下端与胫骨上端相对应构成关节,关节间隙明显,髌骨与股骨下端重叠。股骨、胫骨的内、外侧髁之间的关节间隙基本一致,宽 4～8 mm。沿股骨两髁的关节面作一横线,为股髁关节面切线,再沿胫骨两髁的关节面作一横线,为胫上关节面切线,正常情况下两切线平行(图 1-3-6A)。

膝关节侧位片显示股骨两侧髁前面与髌骨对应,关节间隙可清楚显示。股骨两侧髁的下面呈弧形,一小部分与胫骨两髁关节面对应。股骨侧髁与胫骨之髁间隆起影部分重叠(图1-3-6B)。

临床上,中老年人经常出现骨退行性变,正、侧位片则显示膝关节间隙不对称性变窄,关节面骨质增生硬化、不平整,关节边缘有骨刺和骨桥形成,关节腔内有游离体,关节面下出现假囊肿(图1-3-7)。

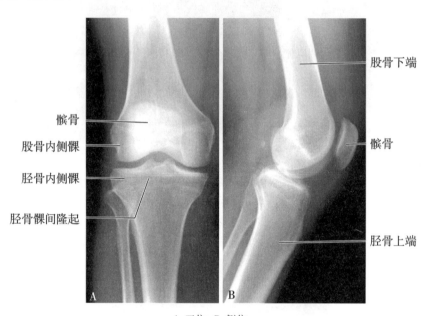

髌骨
股骨内侧髁
胫骨内侧髁
胫骨髁间隆起

股骨下端
髌骨
胫骨上端

A. 正位;B. 侧位。

图1-3-6 膝关节正、侧位

案例分析

患者,女,72 岁。

主诉:右膝关节疼痛伴活动受限 6 个月,屈曲时疼痛加剧。

影像学检查:患者右膝关节 DR 检查,显示右膝关节间隙不均匀,关节面骨质增生、硬化,关节边缘有骨刺形成,关节腔内有游离体。

请问:

1. 该患者右膝关节出现了什么病变?为什么?

2. 医生还需要进一步做什么检查?

链接1-6
第一章第三节
下肢案例分析答案

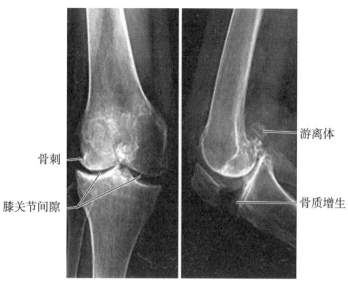

图 1-3-7 退行性骨关节病

骨刺

膝关节间隙

游离体

骨质增生

（八）踝关节

踝关节正位片显示胫骨下关节面与距骨滑车上关节面对应构成滑车关节,相对的两关节面平行,关节间隙宽 3 ~ 4 mm。胫骨内踝关节面与距骨滑车内关节面对应,两关节面平行斜向内下。腓骨外踝关节面与距骨滑车外关节面对应,两关节面平行斜向外下(图 1-3-8A)。踝关节侧位片上显示胫骨下关节面与距骨滑车上关节面对应,两关节面彼此平行,向上呈弧形,关节间隙宽 3 ~ 4 mm(图 1-3-8B)。

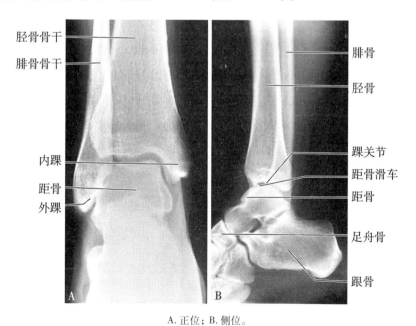

胫骨骨干

腓骨骨干

内踝

距骨

外踝

腓骨

胫骨

踝关节

距骨滑车

距骨

足舟骨

跟骨

A. 正位；B. 侧位。

图 1-3-8 踝关节正、侧位

三、断层解剖

临床上一般将 X 射线平片检查作为四肢骨与关节疾病的首选方法,将 CT 和 MRI 作为补充检查手段,以明确复杂区域的解剖和细微的结构变化。但在显示关节结构上,MRI具有独特的优势,是 CT 和 X 射线检查不可比拟的。

在 CT 上,骨性关节面显示为致密的骨质结构,关节软骨则不能显示,关节周围韧带与肌肉均显示为软组织密度,关节腔在重组图像上显示为低密度间隙。观察四肢部 CT断面解剖结构至少需采用两种窗口技术,即骨窗和软组织窗。

MRI 能更清楚地显示骨关节的各种解剖结构。在 MRI 上,关节软骨位于骨端的最外层,显示 1～6 mm 的弧形中等偏低信号影,信号较均匀,表面光滑。关节软骨的骨性关节面显示为薄层清晰的信号影;骨髓腔在 T_1WI 和 T_2WI 上均显示为低信号;关节腔内的液体在 T_1WI 上呈薄层的低信号影,而在 T_2WI 上则呈高信号。

下面以髋关节、膝关节和踝关节的典型层面为例,介绍下肢断层影像解剖。

(一)横断层

1. 髋关节

(1)经髋臼横断层　此层面显示股骨头呈圆形位于髋臼内,其内侧面约 2/3 被髋臼环抱,髋臼前方为髂腰肌,内侧为闭孔内肌,外后方为臀部肌群(图 1-3-9,图 1-3-10)。

(2)经股骨头横断层　此层面显示股骨头断面呈圆形,与内侧的髋臼构成髋关节,股骨头韧带连于两者之间。髂股韧带呈半环形包绕于髋臼外侧。在髋臼后方,可见坐骨神经及臀下血管、神经穿出梨状肌下孔至臀大肌深面。髋关节前方为髂腰肌,股血管神经束紧贴该肌前面(图 1-3-11,图 1-3-12)。

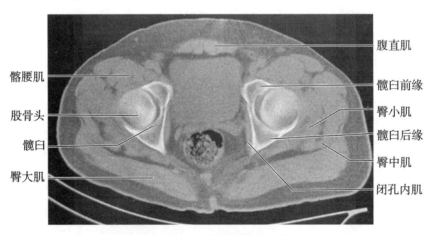

图 1-3-9　经髋臼横断层(CT)

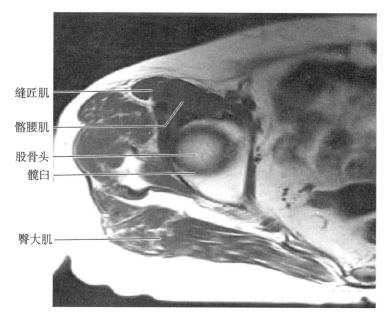

缝匠肌

髂腰肌

股骨头

髋臼

臀大肌

图 1-3-10　经髋臼横断层（MRI，T₁WI）

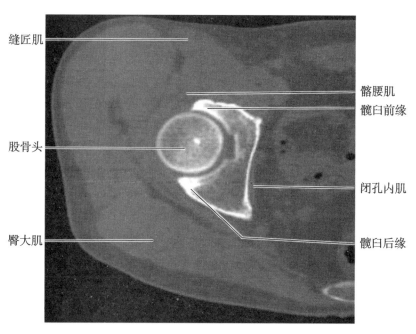

缝匠肌

髂腰肌

髋臼前缘

股骨头

闭孔内肌

臀大肌

髋臼后缘

图 1-3-11　经股骨头横断层（CT）

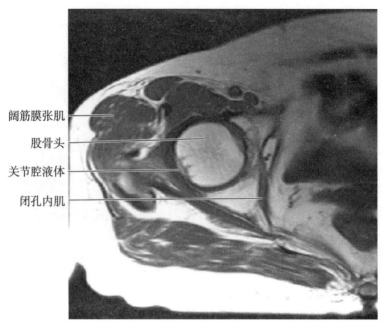

阔筋膜张肌
股骨头
关节腔液体
闭孔内肌

图 1-3-12　经股骨头横断层（MRI，T₂WI）

（3）经股骨颈横断层　此层面可见髋骨的前部为耻骨上支；中部为耻骨和坐骨体；后部为坐骨结节上端；外侧面为髋臼。股骨头内前方有缝匠肌、髂腰肌和耻骨肌。髂腰肌的前内侧可见股神经、股动脉和股静脉。坐骨结节和耻骨上支之间为闭孔，闭孔被闭孔内、外肌封闭。关节后方可见臀大肌，其深面有闭孔外肌腱、股方肌和坐骨神经（图 1-3-13，图 1-3-14）。

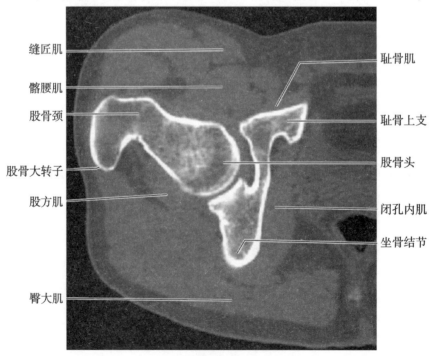

缝匠肌
髂腰肌
股骨颈
股骨大转子
股方肌
臀大肌

耻骨肌
耻骨上支
股骨头
闭孔内肌
坐骨结节

图 1-3-13　经股骨颈横断层（CT）

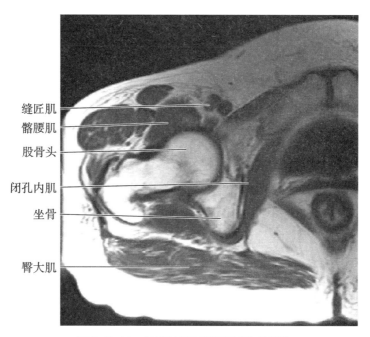

缝匠肌
髂腰肌
股骨头
闭孔内肌
坐骨
臀大肌

图 1-3-14 经股骨颈横断层(MRI,T₁WI)

2. 膝关节

（1）经股骨内、外髁横断层 此层面显示前部为髌骨,呈卵圆形,与股骨构成髌股关节;髌骨后方为宽大的股骨下端,与内、外侧髁一起构成马蹄形。髌骨和股骨之间可见髌股关节。股骨后面内、外侧髁之间的凹陷,为股骨髁间窝。在髁间窝内,外侧髁内侧缘有前交叉韧带的断面,内侧髁外侧缘有后交叉韧带的断面,均呈新月形贴附于骨表面。髁间窝后方由浅入深依次为胫神经、腘静脉、腘动脉和膝中血管。腓总神经位于股二头肌和腓肠肌外侧头的内侧（图 1-3-15 ～图 1-3-17）。

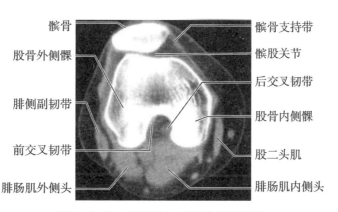

髌骨
股骨外侧髁
腓侧副韧带
前交叉韧带
腓肠肌外侧头
髌骨支持带
髌股关节
后交叉韧带
股骨内侧髁
股二头肌
腓肠肌内侧头

图 1-3-15 经股骨内、外髁横断层(CT)

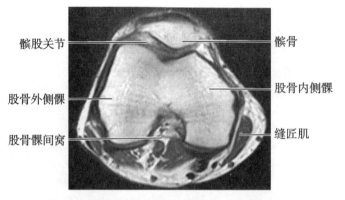

髌股关节　　髌骨
股骨外侧髁　　股骨内侧髁
股骨髁间窝　　缝匠肌

图 1-3-16　经股骨内、外髁横断层（MRI，T₁WI）

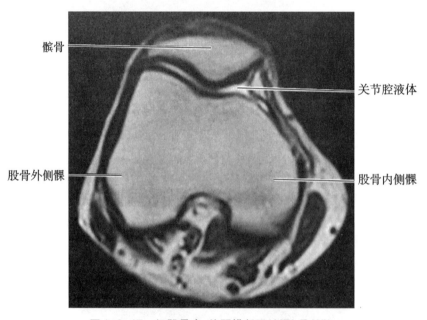

髌骨
关节腔液体
股骨外侧髁　　股骨内侧髁

图 1-3-17　经股骨内、外髁横断层（MRI，T₂WI）

（2）经膝关节半月板横断层　此层面主要显示膝关节半月板。膝关节前方可见粗大的髌韧带，其深面有丰富的髌下脂肪。断面中央为膝关节内、外侧半月板，两者之间为髁间隆起的断面。髁间隆起的前、后方分别有前、后交叉韧带；其内、外侧可见股骨内、外侧髁。此断面的中后份为腘窝，腘窝内有胫神经和腘血管，腘窝的内、外侧壁分别是腓肠肌内、外侧头，腓肠肌外侧头的浅面可见腓总神经（图 1-3-18 ~ 图 1-3-20）。

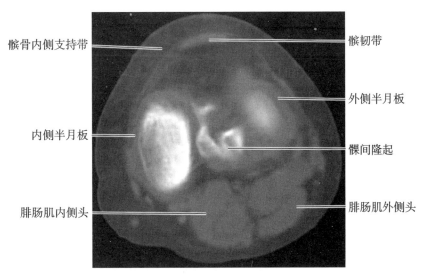

图 1-3-18　经膝关节半月板横断层(CT)

髌骨内侧支持带
髌韧带
内侧半月板
外侧半月板
腓肠肌内侧头
髁间隆起
腓肠肌外侧头

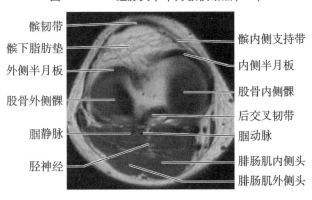

图 1-3-19　经膝关节半月板横断层(MRI, T_1WI)

髌韧带
髌下脂肪垫
外侧半月板
股骨外侧髁
腘静脉
胫神经
髌内侧支持带
内侧半月板
股骨内侧髁
后交叉韧带
腘动脉
腓肠肌内侧头
腓肠肌外侧头

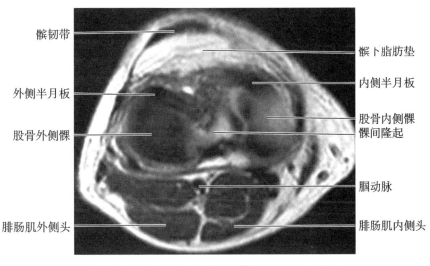

图 1-3-20　经膝关节半月板横断层(MRI, T_2WI)

髌韧带
外侧半月板
股骨外侧髁
腓肠肌外侧头
髌下脂肪垫
内侧半月板
股骨内侧髁
髁间隆起
腘动脉
腓肠肌内侧头

（3）经胫骨平台横断层　此层面显示胫骨平台呈横置类圆形，从前向后侧依次可见髌韧带、髌下脂肪垫、胫骨和胫骨后肌群。胫骨内外侧可见膝关节副韧带（图1-3-21，图1-3-22）。

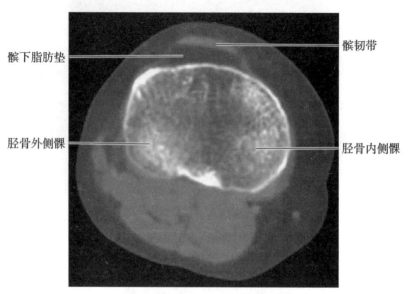

图1-3-21　经胫骨平台横断层（CT）

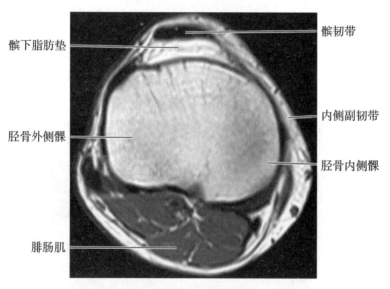

图1-3-22　经胫骨平台横断层（MRI，T₁WI）

3.踝关节

（1）经远侧胫腓关节横断层　此层面显示胫骨远端肥大，位于前内侧，腓骨下端位于其后外侧，与胫骨外侧凹陷切迹形成胫腓关节。前方自内侧向外侧依次为胫骨前肌腱、踇长伸肌腱、趾长伸肌腱；后方自内侧向外侧依次为胫骨后肌腱、趾长屈肌腱、踇长屈肌腱、腓骨短肌腱、腓骨长肌腱,跟腱位于最后方(图1-3-23,图1-3-24)。

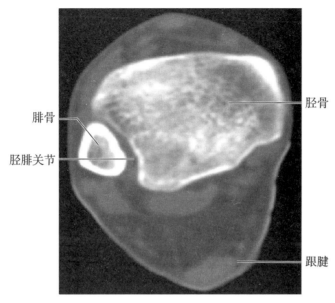

图1-3-23　经远侧胫腓关节横断层(CT)

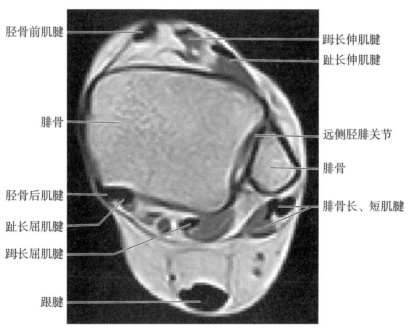

图1-3-24　经远侧胫腓关节横断层(MRI,T$_1$WI)

　　(2)经内、外踝横断层　此层面显示踝关节的构成及其周围韧带。距骨体位居中央,呈矩形,其内、外侧面分别与内、外踝关节面构成踝关节。关节的前内侧有内侧韧带,外侧有距腓前韧带与距腓后韧带。距骨的前面自内向外依次为胫骨前肌腱、踇长伸肌腱、趾长伸肌腱和第3腓骨肌腱。足背动脉、足背静脉及腓深神经位于上述肌腱后方。踝管居踝关节的后内侧,其内容从前向后依次有胫骨后肌腱、趾长屈肌腱、姆长屈肌腱(图1-3-25,图1-3-26)。

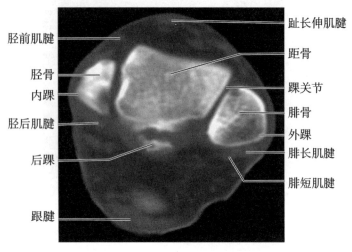

图1-3-25　经内、外踝横断层(CT)

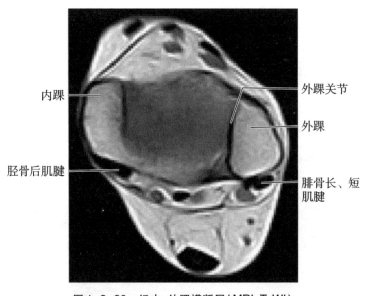

图1-3-26　经内、外踝横断层(MRI,T₁WI)

(二)冠状层面

1.髋关节　髋关节冠状层面可清楚显示髋关节的结构、关节软骨、股骨头的形态和关节囊。

(1)经髋关节前份冠状层面　此层面显示髋关节位于断层中心区域,由股骨头和髋臼缘前份构成,股骨头小而圆,位于外下方,与其相对的髋臼缘前份位于内上方。髋骨的外下方可见髋关节被骨骼肌包绕,其外侧有臀中肌、臀小肌,下方有髂腰肌和大腿前群、内侧群肌肉(图1-3-27)。

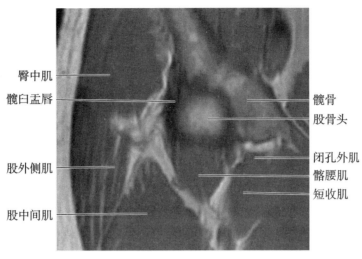

图1-3-27　经髋关节前份冠状层面(MRI,T₁WI)

（2）经髋关节中份冠状层面　此层面股骨头呈半球形,朝向内上方,其向外下的缩细部分为股骨颈。髋臼朝向外下方,包绕股骨头。髋臼的外上方为髂骨翼,内下方为闭孔和坐骨支(图1-3-28)。

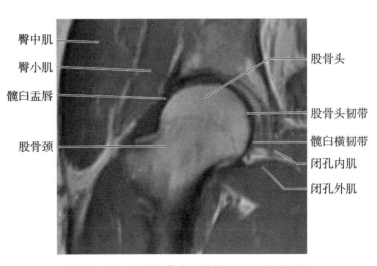

图1-3-28　经髋关节中份冠状层面(MRI,T₁WI)

（3）经髋关节后份冠状层面　此层面髂骨肥厚而垂直,髋臼位于其外侧面的中下份。股骨头切面变小呈半球形,朝向内上方,嵌于髋臼内。股骨头外下方的股骨颈上缘较短,其向外后方延伸为股骨大转子,股骨颈内下方为股骨小转子(图1-3-29)。

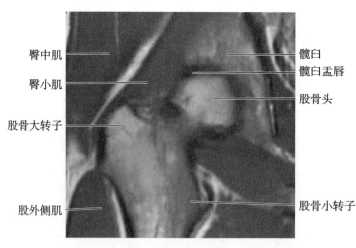

图 1-3-29　经髋关节后份冠状层面（MRI,T₁WI）

左侧标注（从上到下）：臀中肌、臀小肌、股骨大转子、股外侧肌

右侧标注（从上到下）：髋臼、髋臼盂唇、股骨头、股骨小转子

2. 膝关节　膝关节冠状断层是观察胫侧副韧带、腓侧副韧带的最佳断面,断面还能清楚显示交叉韧带和半月板。

（1）经股骨髁中心冠状层面　此层面显示股骨干下端膨大,可见股骨内侧髁与外侧髁的断面,在两结构的上方分别有股内侧肌、股外侧肌。在胫骨上端有胫骨内侧髁与外侧髁。股骨下端两髁与胫骨上端两髁之间有内侧半月板和外侧半月板,在 MRI 上呈三角形低信号影,尖端指向髁间窝。胫骨外侧髁与股骨外侧髁之间距离较大,有韧带与外侧半月板相隔。胫骨外侧髁下外侧有胫骨前肌与趾长伸肌,内侧髁下方有缝匠肌腱附着。

前交叉韧带起自股骨髁间窝外侧壁,止于胫骨髁间前结节,在冠状断层 MRI 上呈类圆形低信号影;后交叉韧带起自股骨髁间窝内侧壁,止于胫骨髁间后结节,在冠状断层后部层面显示为条状低信号影,在前部层面则呈类圆形低信号影。胫侧副韧带起自股骨内侧收肌结节之下,止于胫骨粗隆水平,在冠状断层显示为线条状低信号影。腓侧副韧带起自股骨外上髁上方,止于腓骨小头下方,在后部冠状断层上显示为带状低信号影（图 1-3-30）。

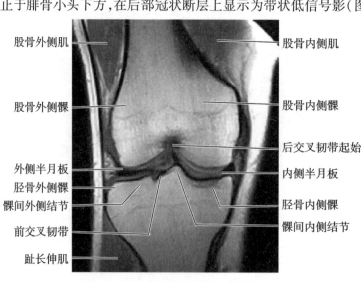

图 1-3-30　经股骨髁中心冠状断层（MRI,T₁WI）

左侧标注（从上到下）：股骨外侧肌、股骨外侧髁、外侧半月板、胫骨外侧髁、髁间外侧结节、前交叉韧带、趾长伸肌

右侧标注（从上到下）：股骨内侧肌、股骨内侧髁、后交叉韧带起始、内侧半月板、胫骨内侧髁、髁间内侧结节

（2）经股骨髁间窝冠状层面 此层面上仅显示股骨内侧髁与股骨外侧髁的后部,胫骨内侧髁和外侧髁对应显示在股骨内侧髁和外侧髁下方。股骨内侧髁外侧下方有后交叉韧带,内侧上方有关节囊,下方与内侧半月板相邻。外侧髁外侧有关节囊,内侧有前交叉韧带,下方与外侧半月板相邻。股骨内侧髁与关节囊断面的外上方有腓肠肌内侧头的断面。股骨内侧髁与外侧髁上方为腘窝,其内侧有股薄肌、缝匠肌及股内侧肌;外侧有股二头肌短头及股外侧肌。腘窝内有腘动脉、腘静脉及脂肪的剖面。内侧半月板和外侧半月板显示在股骨内、外侧髁关节面与胫骨内、外侧髁关节面之间。外侧半月板的外侧端较厚,并与冠状韧带相连,中间部及内侧端较薄,与胫骨的髁间后窝相连。内侧半月板较厚,外侧端与胫骨髁间后窝相连,内侧端与冠状韧带,关节囊及胫侧副韧带紧密相连。外侧半月板的外侧端有一长条状腓侧副韧带,与半月板不相连。股骨外侧髁与腓侧副韧带间有腘肌腱(位于关节囊外)的断面(图1-3-31)。

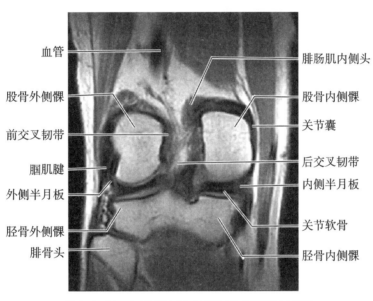

图1 3-31 经股骨髁间窝冠状层面(MRI,T_1WI)

左侧标注(从上到下):血管、股骨外侧髁、前交叉韧带、腘肌腱、外侧半月板、胫骨外侧髁、腓骨头

右侧标注(从上到下):腓肠肌内侧头、股骨内侧髁、关节囊、后交叉韧带、内侧半月板、关节软骨、胫骨内侧髁

3.踝关节

（1）经踝关节与距跟关节近侧份冠状层面 此断面在跟骨结节前5 cm 处,经踝关节和距跟关节近侧份。踝关节居上方,由胫骨下端及内、外踝与距骨体上面构成。距跟关节近侧部位于踝关节下方,由距骨体与跟骨构成。距骨下面内侧半向上的凹陷内有距跟骨间韧带。踝管居于跟骨的内侧、内踝的下方,内有胫骨后肌腱、趾长屈肌腱、胫神经、胫后血管及姆长屈肌腱通过。跟骨下方为足底,中部有足底腱膜,向上发出 2 个筋膜隔,形成 3 个跖部骨筋膜鞘。中间跖部骨筋膜鞘内上为足底方肌,下为趾短屈肌,二肌间有足底外侧血管及神经通过。内侧跖部骨筋膜鞘、外侧跖部骨筋膜鞘内,分别为姆展肌、姆短屈肌及小趾短屈肌和小趾展肌所填充(图1-3-32)。

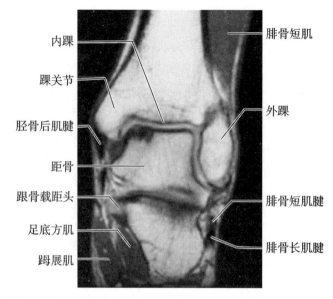

内踝　　　　　　　　　　　　　　腓骨短肌

踝关节

胫骨后肌腱　　　　　　　　　　　外踝

距骨

跟骨载距头

足底方肌　　　　　　　　　　　　腓骨短肌腱

拇展肌　　　　　　　　　　　　　腓骨长肌腱

图 1-3-32　经踝关节和距跟关节近侧份冠状层面(MRI,T₂WI)

（2）经距跟关节远侧份冠状层面　此层面显示距跟关节远侧部,在关节外侧有距跟外侧韧带,内侧可见跟舟足底韧带。跟骨居中央,呈尖向内的楔形,与其上方的距骨之间有强厚的距跟骨间韧带相连。跟骨外侧,腓骨短肌腱、腓骨长肌腱呈上、下位排列。跟骨内侧端下方与拇展肌之间有胫骨后肌腱、拇长屈肌腱与趾长屈肌腱,在后两个肌腱的下方有足底内侧血管及神经通过。中间群的足底方肌与趾短屈肌呈上、下位配布,其外侧为外侧群肌,中间群肌与外侧群肌之间的上方有足底外侧血管及神经经过(图 1-3-33)。

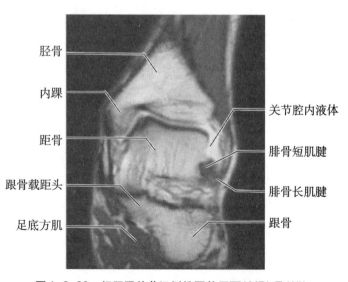

胫骨

内踝　　　　　　　　　　　　　　关节腔内液体

距骨　　　　　　　　　　　　　　腓骨短肌腱

跟骨载距头　　　　　　　　　　　腓骨长肌腱

足底方肌　　　　　　　　　　　　跟骨

图 1-3-33　经距跟关节远侧份冠状层面(MRI,T₂WI)

(三)矢状层面

1.膝关节

(1)经股骨内侧髁矢状层面 股骨内侧髁断面的前上方有较厚的股内侧肌,后方有缝匠肌及股薄肌断面。在缝匠肌下方与关节囊之间的间隙为腘窝的一部分,间隙内充满脂肪。股骨内侧髁断面的关节面上均有关节软骨,胫骨内侧髁的断面对应显示在其下方,其关节面上同样覆盖着关节软骨。内侧半月板断面位于两骨关节面之间,呈三角形。两骨断面的前、后方可显示关节囊,在MRI上呈条状低信号影,半膜肌腱紧贴其后通过。胫骨内侧髁断面的下方有腓肠肌内侧头的断面(图1-3-34)。

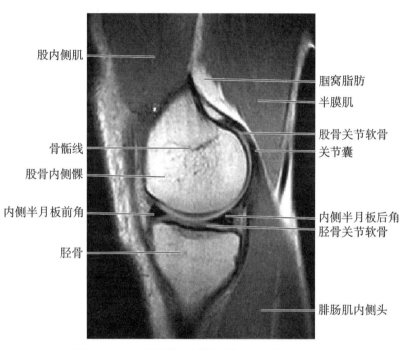

图1-3-34 经股骨内侧髁矢状层面(MRI,T₁WI)

(2)经股骨髁间窝矢状层面 此断面为正中矢状断层,正好经股骨下端的髁间窝和胫骨的髁间隆起。股骨关节面位于股骨的前下方,后部无关节面,髌骨的断面居股骨下端前方,髌骨后缘有关节软骨。髌上囊位于髌底上方,囊前壁与股四头肌腱相贴,囊后壁借脂肪组织与股骨前面相对,囊顶有膝关节肌悬吊。髌骨前方有髌韧带,起自股四头肌腱,下行止于胫骨粗隆。髌骨、髌韧带与皮肤之间有髌前皮下囊,髌韧带止端深面与胫骨粗隆前方之间有髌下深囊。关节腔前部,髌骨断面的下方有与髁间窝前缘相连的髌下滑膜襞,以及髌韧带深部的髌下脂肪。股骨干后方有股内侧肌、大收肌、半膜肌及半腱肌。股内侧肌与大收肌之间及其下方有腘血管(腘动脉、腘静脉),其周围充满脂肪。股骨下端、胫骨上端两关节面之间可见前交叉韧带及后交叉韧带的断面,两侧半月板在此断面上不能显示(图1-3-35)。

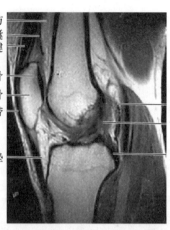

骨前脂肪
髌上囊
股四头肌肌腱

髌骨关节软骨
髌骨
髌韧带

关节囊
前交叉韧带
后交叉韧带

髌下脂肪垫

图 1-3-35　经股骨髁间窝矢状层面(MRI,T₁WI)

（3）经股骨外侧髁矢状层面　股骨外侧髁的弧形关节面上附有薄层关节软骨。在稍内侧断面可显示关节面前方有髌骨外缘的断面,髌骨上方有股四头肌腱,后方为髌骨关节腔,髌骨下方有髌下脂肪。股骨干前方有股外侧肌及紧贴股骨干的股中间肌,后方有股外侧肌、股二头肌等。胫骨上端为胫骨外侧髁关节面,附有关节软骨。两关节面之间前半部有外侧半月板前份,呈楔形,其与髌下滑膜襞相连;后半部有外侧半月板后份,亦呈楔形。关节面后方为关节囊,关节囊后方有腓肠肌外侧头通过。胫骨外侧髁后下方,关节囊外侧有一卵圆形肌腱为腘肌腱。胫骨外侧髁后下方有胫腓关节与腓骨头断面。腓肠肌前方有比目鱼肌,后者前方为胫骨后肌,两肌之间有胫后动脉与胫后静脉的断面。胫骨后肌前方有趾长伸肌和胫骨前肌(图 1-3-36)。

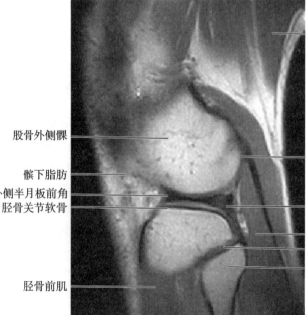

股二头肌短头

股骨外侧髁

髌下脂肪
外侧半月板前角
胫骨关节软骨

胫骨前肌

股骨关节软骨

外侧半月板后角
腓肠肌外侧头
胫腓关节
腓骨

图 1-3-36　经股骨外侧髁矢状层面(MRI,T₁WI)

2.踝关节

（1）经内踝部矢状层面　可见胫骨内踝、距骨、足舟骨和内侧楔骨,距骨下方可见跟骨或跟骨载距头,距骨后下方有蹬长屈肌,足底部为蹬展肌与脂肪垫。

（2）经外踝部矢状层面　可见胫骨外侧缘、腓骨下端和距骨、跟骨、骰骨。腓骨背侧缘有腓骨长肌和腓骨短肌。足底部可见小趾展肌与脂肪垫。

（3）经踝关节正中矢状层面　主要显示胫骨下端、距骨和跟骨,胫骨前方显示胫前肌、蹬长伸肌、趾长伸肌和踝关节前滑囊,胫骨后方显示比目鱼肌和腓肠肌及肌腱会合形成的跟腱,在足底表面显示足底腱膜,其下方见蹬展肌、趾短屈肌和小趾展肌(图1-3-37)。

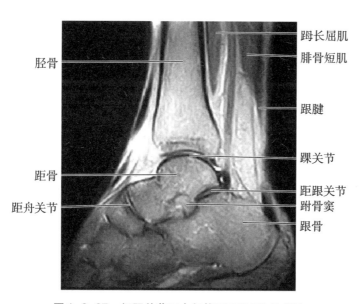

图1-3-37　经踝关节正中矢状层面(MRI,T₁WI)

（四）下肢 CTA 与 MRA

股动脉起始于髂外动脉,在股三角穿行,经过收肌管,穿过收肌腱裂孔到达腘窝,移行腘动脉。腘动脉在腘窝深部穿行,在腘肌下缘分为胫前动脉和胫后动脉。胫后动脉沿小腿后侧浅、深屈肌间下行,经过内踝后方到达足底,分为足底动脉内侧与足底外侧动脉。下肢静脉与下肢动脉伴行。

课后思考

患者,男,35岁。

因车祸导致右下肢局部剧烈疼痛不能活动,来医院就诊。体格检查:精神差,面色苍白,T 37.8 ℃,R 22 次/分,P 108 次/分,BP 80/50 mmHg。右下肢部分软组织损伤,肿胀严重,可见骨折端外露,活动性出血并出现反常活动。

请问：

1.作为接诊医生,您首先应该如何处理?

2.该患者首先需要做何种辅助检查?

链接 1-7
第一章第三节
下肢课后思考答案

链接 1-8
第一章
自测题答案

（左晓利　罗清松）

第二章

头颈部

学习目标

掌握:头部常用基线及标志性结构;头部应用解剖和 X 射线解剖;颅脑部 CT、MRI 典型层面的断层解剖。

熟悉:颅盖骨、颅底骨等的 X 射线解剖及断层解剖,颅脑部的应用解剖;能够熟练阅读头部 CT 图像和典型的 MRI 图像。

了解:颅脑部 X 射线、CT、MRI、超声检查的价值和局限性。

课程思政

通过学习本章内容,培养学生良好的医德医风和行为准则,培养学生科学严谨、实事求是的工作态度,树立"以患者为中心"思想理念,具备良好的职业道德、医患沟通能力和团队协作精神。

课前预习

1.学生在线自主学习
2.学生在线自我检测

链接 2-1
第二章
头部 PPT

链接 2-2
第二章第二节
头部自测题

第一节 头颈部概述

头部分为颅脑部和面颅部两部分。颅脑部以脑颅骨围成颅腔,内有脑及与其相连的脑神经,并有包被脑的被膜和供应脑的血管。脑由灰质和白质构成,灰质在端脑、小脑表层形成皮质,脑内有灰质形成的神经核和神经纤维形成的髓质,在脑组织内有脑室等腔隙。脑的被膜由外向内依次为硬脑膜、蛛网膜和软脑膜,分别形成硬膜外隙、硬膜下隙和蛛网膜下隙,蛛网膜下隙在一些部位扩大形成脑池。颅骨、脑脊液、被膜等有缓冲和防震等保护作用,颅腔内占位性病变如肿瘤和出血等可导致颅内压增高,形成脑疝而危及生命。面部的浅层有表情肌和丰富的神经、血管,深层结构复杂,有较多的结缔组织间隙和通道,感染时炎症易于扩散蔓延。

颈部介于头部、胸内与上肢之间。颈部发育与腮弓和咽囊有密切关系,易发生一些先天性疾病;颈部有脊髓、气管及大血管、神经干等重要器官。此外,颈部淋巴是全身淋巴的汇总区,炎症、肿瘤转移时易受累。往返于头部、胸内之间的大血管、神经干纵列于颈部脏器两侧,往返于颈部或胸内与上肢之间的结构多呈横行或斜行位于颈根部。

一、境界与分区

头部向下与颈部相连,两者以下颌体下缘(下颌底)、下颌角、乳突、上项线和枕外隆突的连线为界,与颈部分界。头部又以眶上缘、外耳门上缘和乳突的连线为界,分为后上方的脑颅部和前下方的面颅部。脑颅部又分为颅顶、颅底和颅腔 3 个部分。面颅部分为面部和面侧区,面部以面颅骨作为支架,围成眶腔、鼻腔和口腔以及深部的鼻咽和口咽等。面侧区主要有腮腺和咀嚼肌等器官,以及颞下颌关节。

二、标志性结构及常用基准线

(一)标志性结构

1. 眉弓 位于眶上缘上方的弓形隆起,男性显著。眉弓对应大脑额叶下缘,其内侧半深部有额窦。

2. 眶上孔 位于眶上缘的中、内 1/3 交点处,距正中线约 2.5 cm,有眶上神经、血管通过。

3. 眶下孔 位于眶下缘中点下方约 0.8 cm 处,有眶下神经、血管通过。

4. 颏孔 通常位于下颌第二前磨牙牙根的下方,下颌体的上、下缘连线中点,距正中线约 2.5 cm,有颏神经、血管通过。

5. 颧弓 位于外耳门前方的水平线上,全长约 3 横指(5~6 cm)。颧弓上缘平对端脑颞叶前缘下缘。

6. 翼点 位于颧弓中点上方约两横指处,由额骨、顶骨、颞骨和蝶骨相交接形成,多呈"H"形,为颅骨的薄弱部分,内面由脑膜中动脉前支通过。

7. 乳突 位于耳垂后方的圆锥形隆起,其根部的前内侧有茎乳突孔,面神经自此孔出颅;在乳突后部的内面有乙状窦通过。

8. 枕外隆凸 位于枕骨后正中,为枕骨向后下的隆起,其深面有窦汇。

9. 上项线 为自枕外隆凸向两侧延伸至乳突的骨嵴,内面与横窦平齐。

10. 舌骨 位于颈前区,颏隆凸的下方,向后平对第 3~4 颈椎椎间盘平面,舌动脉和甲状腺上动脉在此平面由颈外动脉发出,其寻找标志为两侧的舌骨大角。

11. 甲状软骨 位于舌骨体下方,为颈部最明显的标志结构,其上缘平对第 4 颈椎上缘,相当于颈总动脉分出颈内、外动脉的分叉处;喉结为男性第二性征的标记。

12. 环状软骨 紧接着甲状软骨下方,相当于第 6 颈椎高度。此平面是喉与气管、咽与食管的分界标志,椎动脉由此平面穿入第 6 颈椎横突孔,肩胛舌骨肌下腹跨越颈动脉鞘前方。

13.胸锁乳突肌　位置浅表,斜行于颈部的两侧,为颈部最明显的肌性标志,是颈部分区的重要标志。其前缘中点深面是颈总动脉;后缘中点深面为颈丛皮支集中穿出处。颈动脉鞘居其深面,在其两侧深层有胸膜顶。在颈部横断层中,自上而下两侧的胸锁乳突肌距离越来越近,直至胸锁关节上方。

14.胸骨上窝　位于胸骨颈静脉切迹上方,为触诊气管的部位。

15.锁骨上窝　为锁骨中段、胸锁乳突肌起端后缘和斜方肌前缘之间的凹陷,窝中可摸到第1肋,窝的上外侧部底有臂丛自内上向外下经过,锁骨上内方可触及锁骨下动脉搏动。

(二)常用基准线

1.横断层　由于不同的应用目的而存在多种不同的横断层基线,按照不同基线所获得的同一部位横断层标本或影像上的结构互不相同。所有横断层标本和影像图像均为其下面观(图2-1-1)。

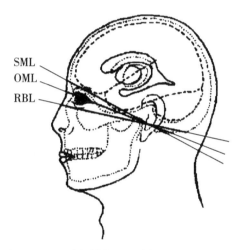

图2-1-1　头部横断层影像解剖的常用基线

(1)眶耳线(OML)或称眦耳线(CML)　眼外眦与外耳门中点处的连线,颅部横断层扫描多以此线为基线,亦即临床影像上轴位扫描的基线。

(2)Reid基线(RBL)　为眶下缘中点与外耳门中点的连线,头部横断层标本制作的常用基线,冠状断层标本的制作常以该线的垂线为基线。

(3)上眶耳线(SML)　眶上缘中点与外耳门中点处的连线,以此为基线的断层与颅底平面相一致,临床影像按照此基线扫描有利于显示颅后窝的结构和减少颅骨伪影。

(4)连合间线　为前连合后缘中点与后连合前缘中点的连线,又称AC-PC连线,脑立体定位手术和X刀、γ刀等多以此为基线。

2.冠状断层　经Reid基线的外耳门中点处作垂线,常为冠状断层的基线,以此基线分别向前、后方连续锯切或成像,但脑立体定位手术多采用经AC-PC连线中点所作垂线为冠状成像的基线。

3.矢状断层　头部前、后正中线的连线为矢状断层的基线,以此基线制作正中矢状断层,再向左、右侧连续锯切或成像。

第二节　颅脑部

一、应用解剖

(一)颅骨

颅骨共 23 块,以眶上缘、外耳门上缘和枕外隆凸的连线为界,颅分为后上部的脑颅和前下部的面颅(图 2-2-1,图 2-2-2)。

1.脑颅骨　共 8 块,包括成对的颞骨、顶骨和不成对的额骨、筛骨、蝶骨、枕骨,共同构成颅腔。颅腔的顶为穹隆形的颅盖,由前向后依次由额骨、左右顶骨和枕骨构成。颅腔的底由前方的额骨和筛骨、中间的蝶骨、两侧的颞骨和后方的枕骨构成。筛骨只有一小部分参与脑颅的构成,其余构成面颅。

额骨位于脑颅前上方,由额鳞、眶部和鼻部 3 个部分构成。筛骨为含气骨,位于两眶之间,蝶骨体的前方,构成鼻腔上部和鼻腔外侧壁的一部分,在冠状切面上呈"巾"字形,由筛板、垂直板、筛骨迷路 3 部分构成。蝶骨位于颅底中央,形似展翅的蝴蝶,由蝶骨体、大翼、小翼和翼突 4 部分构成。颞骨位于颅腔两侧,并延至颅底,参与构成颅腔侧壁和颅底,形状不规则,以外耳门为中心分为颞骨鳞部、鼓部和岩部 3 部分。枕骨位于脑颅后下部,借枕骨大孔分为基底部、枕鳞和左右两侧部 4 部分。顶骨居于颅顶中部,左右各一。

2.面颅骨　共 15 块,包括不成对的犁骨、下颌骨、舌骨和成对的上颌骨、腭骨、颧骨、鼻骨、泪骨、下鼻甲。面颅骨围成眶、骨性鼻腔和口腔。

下颌骨由下颌体和 2 个下颌支构成,为最大的面颅骨。舌骨位于下颌骨的下后方,呈马蹄铁形,由舌骨体、大角和小角构成。犁骨为斜方形骨片,构成鼻中隔的后下份。上颌骨构成面颅的中央部,由上颌体、额突、颧突、牙槽突和腭突 5 部分构成。腭骨呈 L 形,位于上颌骨腭突与蝶骨翼突之间,由水平板和垂直板两部分构成。鼻骨是构成鼻背的基础。泪骨为方形小骨片,位于眶内侧壁的前份。下鼻甲为薄而卷曲的小骨片,附着于上颌体和腭骨垂直板的鼻面上。

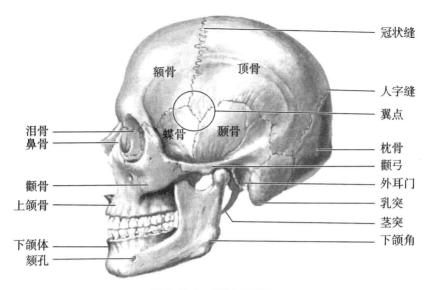

图 2-2-1　颅 (侧面观)

冠状缝
额骨
顶骨
人字缝
翼点
泪骨
鼻骨
蝶骨
颞骨
枕骨
颧弓
外耳门
颧骨
乳突
上颌骨
茎突
下颌体
下颌角
颏孔

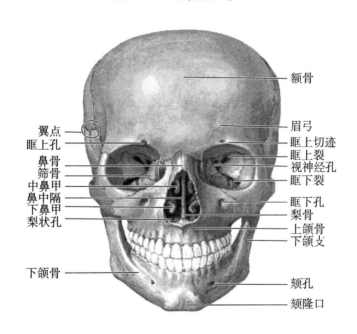

图 2-2-2　颅 (正面观)

额骨
翼点
眶上孔
眉弓
眶上切迹
眶上裂
鼻　骨
筛骨
视神经孔
中鼻甲
眶下裂
鼻中隔
下鼻甲
眶下孔
梨状孔
梨骨
上颌骨
下颌支
下颌骨
颏孔
颏隆凸

　　3.颅底外面观　颅底外面高低不平,自前向后可见牙槽弓、骨腭。骨腭以上的鼻后孔被梨骨分成左右两半。翼突内、外侧板构成鼻后孔两侧的垂直板。翼突外侧板根部的后外方有较大的卵圆孔和较小的棘孔。鼻后孔后方中央可见枕骨大孔及其两侧的椭圆形的枕髁,枕髁前外侧稍上有舌下神经管外口。枕髁外侧,枕骨与颞骨岩部交界处有不规则的颈静脉孔,其前方圆孔为颈动脉外口。颈静脉孔的后外侧有细长的茎突,其根部后方可见茎乳孔。蝶骨、枕骨基底部和颞骨岩部汇合,围成不规则的破裂孔,活体被软骨封闭(图2-2-3)。

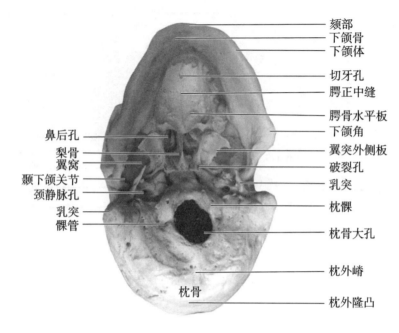

图2-2-3　颅底(外面观)

左侧标注(从上到下)：鼻后孔、梨骨、翼窝、颞下颌关节、颈静脉孔、乳突、髁管、枕骨

右侧标注(从上到下)：颏部、下颌骨、下颌体、切牙孔、腭正中缝、腭骨水平板、下颌角、翼突外侧板、破裂孔、乳突、枕髁、枕骨大孔、枕外嵴、枕外隆凸

4.颅底内面观　颅底内面凹凸不平,自前向后有3个呈阶梯状加深的凹陷,分别称为颅前窝、颅中窝、颅后窝(图2-2-4)。

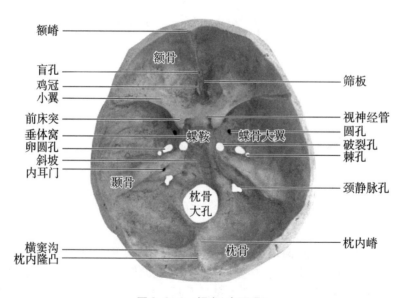

图2-2-4　颅底(内面观)

左侧标注(从上到下)：额嵴、盲孔、鸡冠、小翼、前床突、垂体窝、卵圆孔、斜坡、内耳门、颞骨、横窦沟、枕内隆凸

中部标注：额骨、蝶鞍、枕骨大孔、枕骨

右侧标注(从上到下)：筛板、视神经管、圆孔、破裂孔、棘孔、蝶骨大翼、颈静脉孔、枕内嵴

(1)颅前窝　由额骨眶部、筛骨筛板和蝶骨小翼构成。筛板上有筛孔通鼻腔。

（2）颅中窝 由蝶骨体及大翼、颞骨岩部等构成。中央为蝶骨体，上面有垂体窝，垂体窝前外侧为视神经管。垂体窝前方隆起为鞍结节，后方为鞍背，垂体窝和鞍背统称为蝶鞍。蝶鞍两侧自前内侧向后外侧依次为圆孔、卵圆孔和棘孔。

（3）颅后窝 由枕骨和颞骨岩部构成，中央为枕骨大孔，两侧有不规则的颈静脉孔。

（二）脑的被膜

脑的被膜由外向内依次为硬脑膜、蛛网膜和软脑膜。

1. 硬脑膜 为厚而坚韧的双层膜结构，有丰富的血管和神经穿行其间。外层为骨膜与颅盖骨连接疏松，易于分离，当硬脑膜血管损伤时，可在硬脑膜与颅盖骨之间形成硬膜外血肿。硬脑膜与颅底骨结合紧密，当颅底骨折时，易出现脑脊液外漏。硬脑膜内层可折叠形成若干板状突起深入各脑部之间，更好地保护大脑，由硬脑膜形成的结构有大脑镰、小脑幕、小脑镰和鞍膈（图2-2-5）。

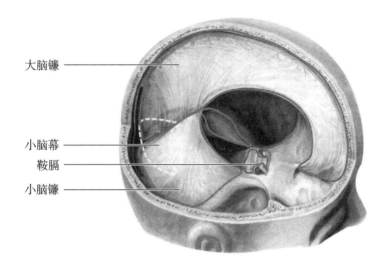

图2-2-5 硬脑膜

（1）大脑镰 呈镰刀状伸入两半球之间的大脑纵裂之中，下缘游离于胼胝体的上方。

（2）小脑幕 伸入大脑枕叶和小脑之间，分割大脑和小脑。其前内侧缘形成小脑幕切迹，与鞍背形成小脑幕裂孔，围绕中脑。小脑幕将颅腔分成幕上和幕下两部分。

（3）小脑镰 自小脑幕下面正中伸入两小脑半球之间。

（4）鞍膈 位于蝶鞍上方，封闭垂体窝，中央有漏斗通过。

硬脑膜在某些地方两层分开形成硬脑膜窦。回收脑静脉血，损伤时难以止血，容易形成颅内血肿。按照其所在的位置分为后上组和前下组两部。后上组矢状窦位于大脑镰的上缘，向后连于横窦。下矢状窦位于大脑镰的下缘，向后与大脑大静脉汇合形成直窦。直窦位于小脑幕与大脑镰相连接处，向后注入上矢状窦或横窦。横窦位于小脑幕的附着缘，向下经乙状窦注入颈内静脉。左右横窦、上矢状窦及直窦共同汇合成窦汇。前下组主要是海绵窦，位于蝶鞍两侧，内有颈内动脉和脑神经通过。两侧海绵窦借横支相连。海绵窦与眼静脉等交通。

2. **蛛网膜**　薄而透明,与硬脑膜之间有硬膜下隙,与软脑膜之间有蛛网膜下腔(脑池),腔内充满脑脊液,相邻脑池之间无明显界限,其形状及大小在临床影像诊断上具有重要意义(图2-2-6)。在小脑与延髓之间有小脑延髓池,在视交叉前方有交叉池,在两侧大脑脚之间有脚间池,脑桥腹侧有桥池,胼胝体压部下方与小脑上面前上方和中脑背面有四叠体上池,内有松果体和大脑大静脉。

3. **软脑膜**　紧贴脑回表面,并深入脑的沟裂内。软脑膜上的血管丰富,并突出入脑室内形成脉络丛,产生脑脊液。

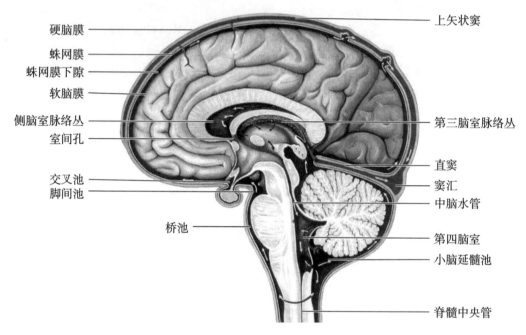

图2-2-6　脑脊液循环及脑池

(三)脑

脑位于颅腔内,分为端脑、间脑、中脑、延髓、小脑、脑桥6部分,通常将中脑、脑桥、和延髓合称为脑干。

1. **端脑**　由左、右侧大脑半球组成,大脑半球之间为大脑纵裂,裂底借胼胝体相连。

(1)端脑的外形　大脑半球分为上外侧面、内侧面和底面。大脑半球表面凹凸不平,形成深浅不一的脑沟,脑沟与脑沟之间隆起的部分是脑回。

上外侧面:外侧沟自大脑半球底面经上外侧面斜向后上方;中央沟起自大脑半球上缘中点稍后方,经上外侧面斜向前下方;顶枕沟位于大脑半球内侧面后部,并转至上外侧面。上述3条沟将大脑半球分为5个叶:额叶为外侧沟上方和中央沟前方的部分,顶叶为外侧沟上方、中央沟后方与顶枕沟以前的部分,颞叶为外侧沟以下的部分,枕叶为顶枕沟和枕前切迹以后的部分,岛叶位于外侧沟的深面(图2-2-7)。

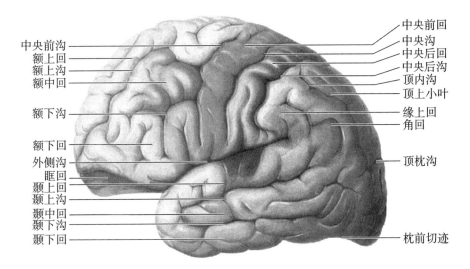

图 2-2-7　大脑半球上外侧面

　　内侧面：胼胝体沟环绕于胼胝体的背面，其上方有扣带钩与之相平行，二者之间为扣带回。扣带钩向后上发出中央旁沟，后端转向后上形成边缘支，两沟之间为中央旁小叶。顶枕沟与扣带回边缘支之间为楔前叶，楔叶位于顶枕沟与距状沟之间，舌回位于距状沟的下方（图 2-2-8）。

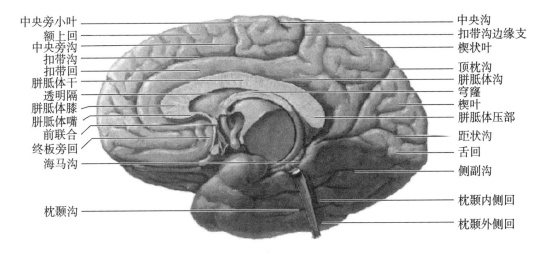

图 2-2-8　大脑半球内侧面

　　底面：额叶眶面的内侧有嗅束沟，嗅球和嗅束紧贴于沟内。嗅束沟内侧为直回，外侧被分为前、后和内外侧眶回。颞叶下面有 3 条前后方向的沟，自外侧向内侧为枕颞沟、侧副沟和海马沟，依次分隔枕颞外侧回、枕颞内侧回、海马旁回和海马；海马旁回前端膨大，并绕海马沟弯曲而形成钩（图 2-2-9）。

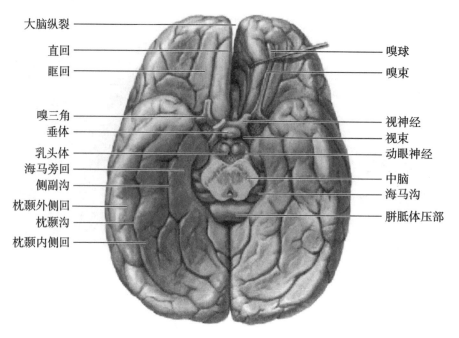

图 2-2-9　端脑底面

（2）端脑内部结构　大脑半球表层为灰质，深部有大量的白质（髓质），在端脑底部的白质中有基底核。

基底核：由尾状核、豆状核、屏状核和杏仁体四部分构成。尾状核呈弓形棒状的灰质团块，分为尾状核头、体、尾3个部分。豆状核位于背侧丘脑的外侧，近似呈双凸透镜状。屏状核位于豆状核的外侧，其内侧平坦，与豆状核之间的髓质称为外囊。杏仁体呈球形，与尾状核相连。

联络纤维：是同侧大脑半球脑回与脑回相连的神经纤维。连合纤维是左右两侧半球之间连合的纤维，主要有胼胝体、穹窿连合和前连合。胼胝体位于大脑纵裂底部，在正中矢状断层上呈弓形宽厚的白质带，自前向后分为胼胝体嘴、膝、干和压部四部分。穹窿是自海马至乳头体的弓状纤维束，分为穹窿脚、体和柱3个部分。前连合位于穹窿柱前方，呈X形，构成第三脑室的前壁的一部分。

投射纤维：是联系大脑皮质和皮质下中枢的上、下行纤维，其中大部分纤维呈辐射状投射至大脑皮质，此部分纤维称为辐射冠。投射纤维通过尾状核、背核丘脑与豆状核之间聚集成宽阔致密的白纸带，称为内囊。

半卵圆中心：为断层上大脑半球内呈半卵圆形的白质区，主要由胼胝体的辐射纤维和经内囊的投射纤维等组成，因横断层上呈半卵圆形而得名。因半卵圆中心的纤维主要是有髓纤维，故CT图像上呈低密度区，MRI T_1 加权图像上呈高信号区。

2. 间脑、小脑和脑干

（1）间脑　位于大脑半球与中脑之间，可分为背侧丘脑、下丘脑、上丘脑、底丘脑和后丘脑。背侧丘脑呈卵圆形的灰质团块，与内囊相邻，内侧面形成第三脑室的侧壁。下丘脑构成第三脑室的底，由视交叉、灰结节和乳头体3部分组成，灰结节的中央部向下延续为漏斗,与垂体相连。上丘脑包括位于背侧丘脑背面与内侧面交界处的髓纹、缰三角和松果体等。一般认为松果体偏离正中线是颅腔内占位性病变的信号。在背侧丘脑的下外侧有隆起的内、外侧膝状体,共同组成后丘脑。

(2)小脑 位于颅后窝内,由中间的蚓部和两侧的小脑半球组成,借小脑上、中、下脚与中脑背面、脑桥和延髓后外侧面相连。小脑可分为绒球小结叶、前叶和后叶3个部分。小脑表面有灰质形成的小脑皮质,皮质的深部为小脑髓质,髓质内埋藏有4对小脑核,包括齿状核、栓状核、球状核和顶核。

(3)脑干 分为延髓、脑桥和中脑3部分。中脑介于间脑与脑桥之间,由背侧顶盖的上、下丘和腹侧的大脑脚组成。中脑的内腔为中脑水管。腹侧的大脑脚之间为脚间窝,内有动眼神经穿出,背侧的下丘下方有滑车神经穿出。脑桥由背侧的被盖部和腹侧的基底部组成,脑桥与延髓之间为脑桥延髓沟,沟内自内侧向外侧分别有展神经、面神经和前庭窝神经出入。延髓上端连接脑桥,下端在枕骨大孔处与脊髓相延续。延髓可分为上、下两段,下段与脊髓相似称为闭合部,其内腔为中央管;上端称为开放部,中央管向背侧敞开形成第四脑室底,在延髓的椎体与橄榄之间有舌下神经根穿出。

(四)脑室系统

脑室系统包括侧脑室、第三脑室、第四脑室以及连通室的室间孔和中脑水管,部分人还可见到发育变异的第五脑室和第六脑室。

1.侧脑室 位于大脑半球内,左右各一,形状不规则,由侧脑室前角、中央部、后角和下角4部分构成,借室间孔与第三脑室相通。侧脑室前角自室间孔向前,伸向额叶内,短而宽,冠状断层上呈三角形;侧脑室中央部位于室间孔与胼胝体压部之间,前角与中央部的内侧壁为透明隔;侧脑室后角伸入枕叶,多呈三棱锥形,内侧壁上有两个纵行隆起,背侧者称为后角球,腹侧者称为禽距。侧脑室下角自三角区向前下伸入颞叶,向前略宽扁,冠状断层上呈半月形。

2.第三脑室 位于两侧背侧丘脑和下丘脑之间的狭窄腔隙。由顶、底、前、后四壁及两侧壁构成。顶壁为脉络丛;底壁为下丘脑,由前向后依次为视交叉、漏斗、灰结节和乳头体;前壁为穹隆柱、前连合和终板;后壁为缰连合、松果体和后连合,室腔伸入松果体柄内形成松果体隐窝;侧壁为背侧丘脑和下丘脑。第三脑室向前上借室间孔连通侧脑室,向后下借中脑水管连通第四脑室。

3.第四脑室 位于脑桥、延髓与小脑之间,形似帐篷。其底为菱形窝,顶的前部为小脑上角和上髓帆,后部为下髓帆和第四脑室脉络组织,两个外侧角突向小脑与脑干之间称为第四脑室外侧隐窝。第四脑室向上借中脑水管连通第三脑室,向下连通脊髓中央管。

4.中脑水管 位于中脑背侧,纵贯中脑全长,连通第三脑室和第四脑室。其宽度变化较大,通常中脑水管的中部较宽,上、下端稍窄。

知识链接

先天性脑积水

脑积水是指由于脑脊液的产生和吸收平衡障碍而引起的脑室系统扩张。先天性脑积水主要由先天畸形引起,常见原因有中脑水管畸形、小脑扁桃体下疝畸形、第四脑室正中及侧孔先天性闭锁等。2岁前婴儿表现为头颅进行性增大,前囟扩大膨隆,骨缝分离,头皮静脉怒张,眼球下移,巩膜外露,出现所谓的"落日征"。

二、X射线解剖

(一)颅骨后前位

在颅骨的后前位X射线片上(图2-2-10),在颅盖侧壁上部分,人可出现透明的颞鳞缝,由外上斜向内下。沿颅穹下方有透明的弧形冠状缝影,呈锯齿状。颅骨中线可见矢状缝影,矢状缝的下端左右分开成为人字缝,人字缝呈锯齿状,常在冠状缝的下方。沿矢状缝有时可见带状密度减低区,为上矢状窦压迹影。有时在额骨中部可出现额缝影。

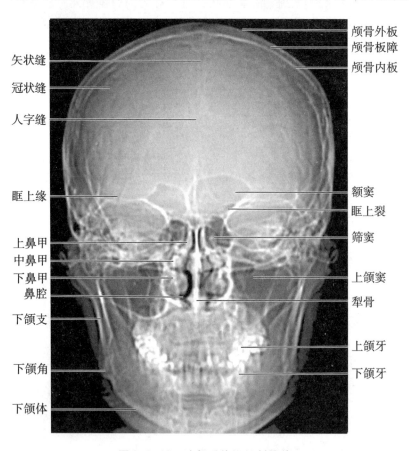

矢状缝　　　　　　　　　　　　颅骨外板
冠状缝　　　　　　　　　　　　颅骨板障
人字缝　　　　　　　　　　　　颅骨内板

眶上缘　　　　　　　　　　　　额窦
　　　　　　　　　　　　　　　眶上裂
上鼻甲　　　　　　　　　　　　筛窦
中鼻甲
下鼻甲　　　　　　　　　　　　上颌窦
鼻腔　　　　　　　　　　　　　犁骨
下颌支
下颌角　　　　　　　　　　　　上颌牙
　　　　　　　　　　　　　　　下颌牙
下颌体

图2-2-10　头部后前位X射线片

(二)颅骨侧位

在颅骨的侧位X射线片上(图2-2-11),颅盖骨可见内板、外板和板障3层结构。额鳞下部内、外板之间的三角形透明区为额窦。在其内板深面的带状致密影为额骨嵴,枕鳞中部的外板向外隆起为枕外隆凸,向内隆起为枕内隆凸,一般两者不在同一平面上。中央区的松果体钙化位置较为恒定,是较好的定位标志。

颅前、中、后窝从前向后依次呈阶梯状下降,颅前窝位置较高,在鼻腔和眶腔的上方,筛板呈直线状致密影,由鞍结节向前延伸至额窦后缘。

颅中窝底呈下突的弧线致密影,中央区域为蝶鞍和蝶窦,蝶鞍的前方为鞍结节,前外上的骨性突起为前床突;后方为鞍背,鞍背上方的骨性突起为后床突,与前床突相对。蝶鞍下方为鞍底,与蝶窦相隔,蝶窦气化越显著,鞍底越薄,边缘越锐利。鞍底一般光整清晰,不会出现双边影像,"双边征"常提示鞍内病变。

颅后窝位置最低,枕骨斜坡由鞍背向后下延伸,止于枕骨大孔前缘,颅后窝通过枕骨大孔和椎管相连。

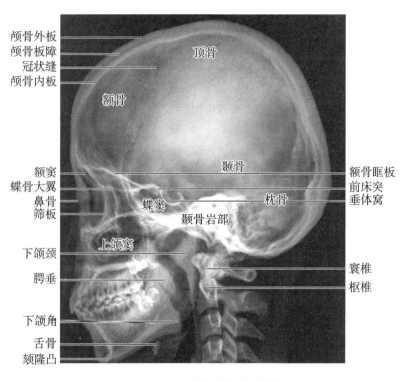

图 2-2-11　头部侧位 X 射线片

(三)颅底颏顶位

颏顶位 X 射线片主要检查颅底骨质,尤其以颅中窝结构显示较好,在颅底影前部有致密的下颌骨影重叠,下颌体后方有较大的方形透明区为鼻腔影;鼻腔影后方为蝶骨体,其内有时可显示蝶窦影。在蝶窦两侧各有疏密相间的区域为蝶骨翼突影,有时可显示由翼突内侧板构成的"人"字形致密影。蝶窦与下颌骨之间可见由蝶骨大翼颅底面构成的灰暗三角形区域,此区域后方为致密的蝶骨岩部。三角区内后缘中部有两个透明孔,前方较大呈椭圆形的为卵圆孔,后方小而圆的为棘孔。颞骨岩部中部有一类圆形透明孔为颈动脉管外口,甚至岩尖可见"管状"密度减低影为颈动脉管。在颈动脉管外口后方另有一较短近横行管状影为内耳道。此外,颞骨岩部尖端前方由岩尖与蝶、枕两骨共同围成的透明区为破裂孔。在蝶骨体和两侧颞骨岩部后方为枕骨,其前部较致密的梯形区为枕骨基底部,其底部后方为枕骨大孔,其两侧可见透明的颈静脉孔(图2-2-12)。

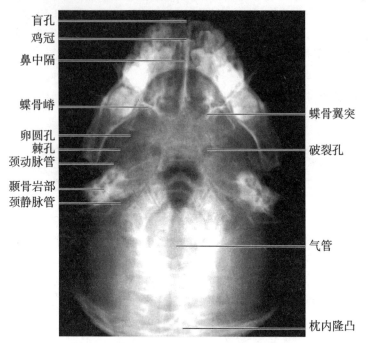

盲孔
鸡冠
鼻中隔
蝶骨嵴
卵圆孔
棘孔
颈动脉管
颞骨岩部
颈静脉管

蝶骨翼突
破裂孔
气管
枕内隆凸

图2-2-12　颅底颏顶位 X 射线片

案例分析

　　一个工地上出现了事故,医院急诊科走廊里满是人,张医生发现一位工人坐在地上,一手托着脑袋一手在拿餐巾纸塞鼻子,看到有淡红色锃亮的液体渗透餐巾纸往下滴,双眼眶周围淤血,但没有明显的外伤。张医生问道:"你好,你现在感觉怎么样? 有哪里受伤或者不舒服吗?"工人回答:"没什么大问题,就是头有点痛,看东西有些模糊,鼻子流血,塞一下就好,我可以回家了吧?"

　　思考:

　　如果你是张医生,能让他直接回家吗? 如果不行又该做怎样的检查? 通过学过的知识初步判断这位工人有可能是颅底哪部分发生了问题? 是否骨折?

链接 2-3
第二章第二节
头部案例分析

三、断层解剖

（一）CT 断层表现

1. 颅骨及含气空腔　骨窗观察颅骨的骨质结构时，骨密质为高密度影像，骨松质密度略低于骨密质。脑组织窗观察颅骨各部分均显示为高密度影像。含气空腔呈低密度影。在颅底断层可以观察到颈静脉孔、卵圆孔、破裂孔、枕骨大孔以及乳突小房和鼻旁窦等。在枕骨大孔上方断层可见颈静脉结节、颞骨岩部、蝶骨小翼、蝶鞍和视神经管等主要结构，颞骨岩部的内侧尚可见到内耳道。在高位断层可以显示颅盖诸骨的内、外板和颅缝结构。

2. 脑实质　皮质的 CT 值为 32 ~ 40 HU，髓质的 CT 值为 28 ~ 32 HU，两者平均相差（7.0±1.3）HU，髓质密度略低于皮质，易于分辨。大脑半球中基底核（尾状核、豆状核、苍白球、屏状核）是非常重要的部位，其内侧是侧脑室，外侧紧靠外囊，背侧丘脑位于其后内侧，内囊在豆状核与尾状核、背侧丘脑之间走行。这些神经核团的密度类似于皮质并略高于内囊。由延髓、脑桥和中脑组成的脑干，在环池和脑池的衬托下可以显示，但其内部的神经核团难以分辨。新生儿的大脑半球中央前沟区及脑盖未发育，额极和颞极较短，皮质与髓质分界不清，出生 24 个月后各脑叶之间的比例与成人相等。老年人的脑实质尤其是脑髓质的密度随年龄的增长有下降趋势。

增强检查中正常脑实质轻度强化，脑皮质较髓质稍明显，主要是因为正常的脑实质有血-脑屏障，能阻止包括对比剂在内的多种大分子从血管进入脑实质。由于硬脑膜有丰富的血供且无血-脑屏障，可以发生明显强化。大脑镰位于正中线呈线状高密度影。侧脑室内的脉络丛强化后呈不规则的带状致密影，松果体和垂体因无血-脑屏障常发生明显强化。

3. 含脑脊液的腔隙　位于脑室内和蛛网膜下隙的脑脊液在 CT 平扫时呈现水样低密度（0 ~ 20 HU）。CT 图像可见脑池包括枕大池、桥池、脑桥小脑角池、鞍上池、环池、大脑侧裂池、终板池、四叠体池和大脑静脉池等，脑室系统包括侧脑室、第三脑室、第四脑室和中脑水管。侧脑室根据所在的脑叶分前角、后角、下角和中央部。左、右侧脑室被两侧透明隔分隔，大多数情况下两侧透明隔互相融合，偶见透明隔未融合，其间充满脑脊液，形成透明隔腔，其向后延续过室间孔，形成 Verga 腔。新生儿的鞍上池、大脑侧裂池、四叠体池及大脑纵裂池较为宽大，脑室发育小。而老年人含脑脊液的腔隙扩大，并随年龄的增加越来越明显。

4. 非病理性钙化　CT 扫描显示的非病理性钙化出现率较 X 射线平片高。在第三脑室后部可显示松果体和缰连合钙化，有 75% ~ 80% 的成人可以见到。缰连合钙化居前，范围不超过 1 cm；松果体钙化偏后，但一般不超过 5 mm。侧脑室脉络丛钙化，出现率约 75%，有 1/3 左、右侧不对称；大脑镰钙化，多见于 40 岁以上的成人；基底核钙化在高龄人群中易出现，若年轻人出现，则要考虑是否有甲状旁腺功能低下的可能性；齿状核钙化，偶尔在老年人中出现，呈对称性，无临床意义。

5. 腮腺和下颌下腺　腮腺是脂肪性腺体组织，CT 图像呈低密度，低于周围的肌密度，但高于颞下窝和咽旁间隙内的脂肪组织。在腮腺实质内的血管能清楚显示，尤其在增强后 CT 图像上显示更为清楚。腮腺管造影后 CT 扫描，能清楚勾画出导管的解剖结构，显示其粗细、走行及其变异。下颌下腺位于舌骨的外上方，下颌下腺较腮腺小而致密,一般不含脂肪组织,密度与肌相近或略低。

6.颞下颌关节 由颞骨的关节窝和关节结节与下颌骨的髁突构成,关节腔内有关节盘,CT可显示双侧关节的骨性结构和周围组织,CT三维重建可直接观察颞下颌关节的空间结构。

7.鞍区 鞍区CT检查常规需冠状位和横轴位观察,CT显示鞍区骨性解剖结构较清晰,但显示软组织结构,如垂体、海绵窦、颈内动脉和Meckel腔等,则不如MRI。鞍区骨结构包括垂体窝、前床突、后床突、鞍背、蝶骨小翼根部和蝶窦壁等,CT上呈高密度影,蝶窦内含气体呈低密度影,显示清晰,易于辨认。垂体呈软组织密度,但常由于伪影影响而显示不清。鞍上池呈液性低密度区,其内的垂体柄和视交叉在周围脑脊液的衬托下呈条状软组织密度结构。海绵窦位于蝶鞍外侧呈软组织密度结构,在各断层形态不一,但双侧对称,以增强扫描显示清楚,由于海绵窦静脉间隙和颈内动脉被强化,呈高密度影。海绵窦内的第Ⅲ~Ⅵ对脑神经只在增强扫描上能够部分显示,呈点状低密度区。Meckel腔由于其内的三叉神经池含有脑脊液而呈液性密度影,周围硬膜结构呈等密度影,以增强扫描显示较清楚。

(二)MRI断层表现

正常脑MRI上,脑髓质信号在T_1WI上稍高于脑皮质,在T_2WI上则稍低;脑脊液为T_1WI低信号、T_2WI高信号;脂肪组织在T_1WI和T_2WI均为高信号;骨皮质、钙化灶和硬脑膜在T_1WI和T_2WI上均为低信号;流动的血液因其"流空效应"则在T_1WI和T_2WI上均为低信号,血流缓慢或异常时则信号增高且不均匀。正常脑增强MRI表现为增强后正常脑实质密度略有增高,灰质较白质略明显。脉络丛明显强化,硬脑膜、大脑镰和小脑幕可发生强化。

MRI横断层图像与CT相仿,但对延髓、小脑等颅后窝结构的显示更佳;矢状断层图像显示中线结构较佳,如垂体、视束、中脑水管、松果体和胼胝体等;冠状断层图像可清晰显示视交叉、垂体、垂体柄、海绵窦和海马等结构。

1.脑实质 脑髓质与脑皮质相比,含水量少而含脂量多,其氢质子的数目比脑皮质少10%左右,其T_1值和T_2值较脑皮质短,在T_1WI上脑髓质信号高于脑皮质,在T_2WI上则低于脑皮质。在质子密度加权像上,脑髓质信号低于脑皮质。脑实质内有一些铁质沉积较多的核团如苍白球、红核、黑质和齿状核等,在高T_2WI上呈低信号;在低场质子密度加权像和T_2WI上,除红核外的其余核团信号强度常与脑皮质一致。其基底核区在大脑半球中是一个非常重要的部位,其内侧靠近脑室,外侧邻接外囊,在窦状核与尾状核、背侧丘脑之间有内囊走行,在MRI成像中此区域结构显示非常清晰。由于MRI图像清晰而且无骨伪影干扰,MRI是颅后窝区神经系统疾病最理想的检查方法。

2.脑室、脑池和脑沟 在脑室、脑池和脑沟内含有大量的脑脊液,其主要成分为水,在T_1WI呈低信号,T_2WI呈高信号。正是由于脑脊液的这种信号特点,因而可清晰地显示出各脑室、脑池和脑沟的位置、形态、大小、内部结构以及与周围组织的毗邻关系。

3.脑神经 高分辨率MRI能够清晰地、阶段性地显示部分脑神经。以T_1WI显示为佳,一般呈等信号强度。在颅底断层可以显示第Ⅱ、Ⅵ、Ⅶ、Ⅷ、Ⅸ、Ⅹ、Ⅺ、Ⅻ共8对脑神经;在蝶鞍断层能够显示第Ⅴ对脑神经;在鞍上池断层,可以显示第Ⅲ、Ⅳ对脑神经。

4.脑血管 动脉因其血流迅速造成流空效应,常显示为无信号区,静脉血流速度慢而呈高信号。利用这种流动效应,MRI 可以直接显示颅内血管的位置、分布及形态。

5.颅骨及软组织　头皮和皮下组织含大量的脂肪组织,在 T_1WI、T_2WI 上均呈高信号;颅骨内、外板和硬脑膜、乳突小房、含气鼻旁窦等结构基本不含或少含质子,均无信号或呈低信号;颅骨板障内含有脂肪组织较多,且其中的静脉血流较慢,亦呈高信号。

6.腮腺　腮腺富含脂肪组织,T_1WI、T_2WI、PDWI 均呈高信号,而周围肌组织信号相对低,下颌后静脉在腮腺内的部分呈圆点状无信号区,面神经呈相对低信号。

7.鞍区　鞍区 MRI 检查常规需冠状位和横轴位观察,蝶鞍 MRI 检查还需矢状位观察。鞍区骨性结构在 MRI 上呈低信号,不如 CT 清楚,但显示软组织结构明显优于 CT。腺垂体(垂体前叶)呈等 T_1 和等 T_2 信号,位于鞍内前 3/4 区,神经垂体(垂体后叶)呈短 T_1 和等 T_2 信号。海绵窦在各断层形态不一,双侧对称,其硬膜壁在 T_1WI 上呈低信号,不能与蛛网膜下隙相分辨,在 T_2WI 上为线样低信号影。海绵窦静脉间隙呈不均一的等 T_1 和等 T_2 信号,增强扫描有明显强化。颈内动脉海绵窦段呈流空信号。海绵窦内第Ⅲ～Ⅵ对脑神经在冠状位增强扫描上呈点状或条状中等信号,但滑车神经和展神经较细,不易显示。Meckel 腔内的三叉神经池含有脑脊液呈长 T_1 和长 T_2 信号,腔内三叉神经纤维在断层上呈点状等 T_1 和等 T_2 信号。

(三)横断层

1.经上矢状窦横断层　上矢状窦位于中线,前细后粗带状影,两侧可见额叶、顶叶、额上回、中央前回、中央沟、中央后回,矢状窦旁可见中央旁小叶。可见数条大脑上静脉,矢状缝两侧为顶骨(图 2-2-13,图 2-2-14)。

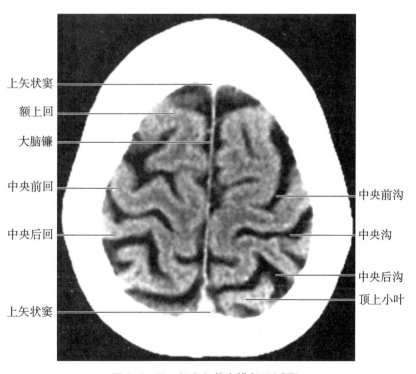

图 2-2-13　经上矢状窦横断层(CT)

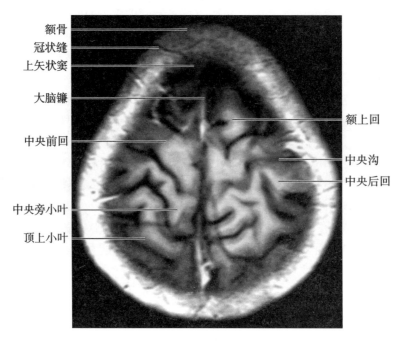

图2-2-14　经上矢状窦横断层(MRI,T₁WI)

2.经中央旁小叶上份横断层　颅腔内的左、右侧大脑半球被大脑镰分隔,大脑镰前、后端分别有上矢状窦的断面,多呈三角形。上矢状窦血栓形成时,造影剂增强检查,此三角区的中心出现不强化区,称之为空三角征。大脑半球上外侧面的中部可见中央沟,其前方有中央前回、中央前沟和额上回,后方有中央后回、中央后沟及顶上小叶。大脑半球内侧面的中部可见中央旁小叶,其前方是额内侧回,后方是楔前叶(图2-2-15,图2-2-16)。

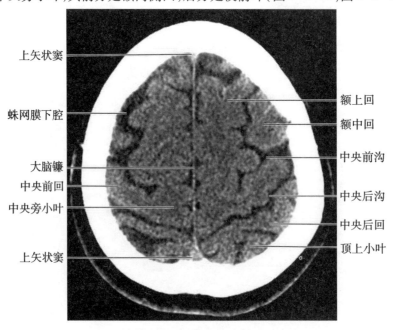

图2-2-15　经中旁小叶上份横断层(CT)

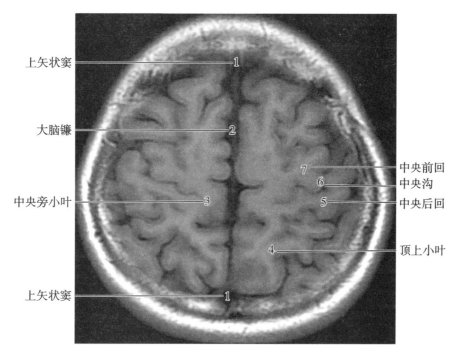

上矢状窦 —— 1

大脑镰 —— 2

7 —— 中央前回
6 —— 中央沟

中央旁小叶 —— 3

5 —— 中央后回

4 —— 顶上小叶

上矢状窦 —— 1

图 2-2-16　经中旁小叶上份横断层（MRI，T_1WI）

3. 经中央旁小叶中份横断层　左、右侧大脑半球仍被大脑纵裂内的大脑镰所分隔，大脑半球内侧面与大脑镰之间的纵行裂隙为大脑纵裂池。大脑半球内侧面自前向后依次为额内侧回、中央旁小叶及楔前叶；大脑半球上外侧面自前向后依次为额上回、额中回、中央前回、中央沟、中央后回和顶上小叶。中央旁小叶位于内侧面中部偏后的中央旁沟与扣带沟缘支之间，以中央沟的延长线为标志，将其分为前、后两部分（图 2-2-17，图 2-2-18）。

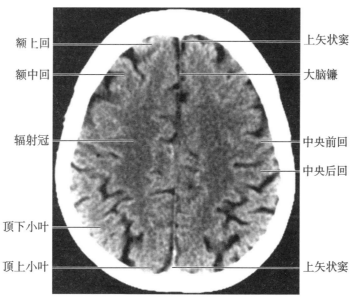

额上回 —— 上矢状窦

额中回 —— 大脑镰

辐射冠 —— 中央前回

—— 中央后回

顶下小叶

顶上小叶 —— 上矢状窦

图 2-2-17　经中旁小叶中份横断层（CT）

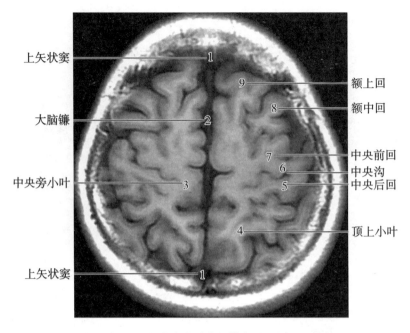

上矢状窦 —— 1
额上回 —— 9
额中回 —— 8
大脑镰 —— 2
中央前回 —— 7
中央沟 —— 6
中央后回 —— 5
中央旁小叶 —— 3
顶上小叶 —— 4
上矢状窦 —— 1

图2-2-18　经中旁小叶中份横断层（MRI，T_1WI）

4. 经中央旁小叶下份（半卵圆中心）横断层　左、右大脑半球仍被大脑镰分隔，髓质横断层增至最大，近似呈半卵圆形，故名半卵圆中心。大脑半球上外侧面自前向后依次为额上回、额中回、中央前回、中央沟、中央后回和顶下小叶的缘上回、角回，大脑半球内侧面自前向后依次为额内侧回、中央旁小叶和楔前叶。左、右侧顶内沟的走行基本对称，均起自中央后沟，呈连续性走行向后内侧，将顶叶分为顶上小叶和顶下小叶。半卵圆中心的纤维主要为有髓纤维，在CT图像上呈低密度区，在MRI T_1加权像上呈高信号亮区（图2-2-19，图2-2-20）。

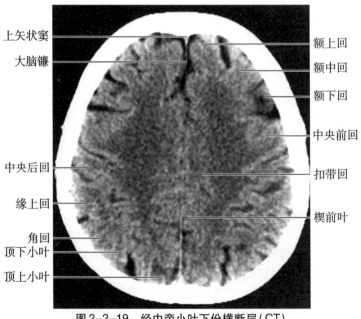

上矢状窦
额上回
大脑镰
额中回
额下回
中央前回
中央后回
扣带回
缘上回
楔前叶
角回
顶下小叶
顶上小叶

图2-2-19　经中旁小叶下份横断层（CT）

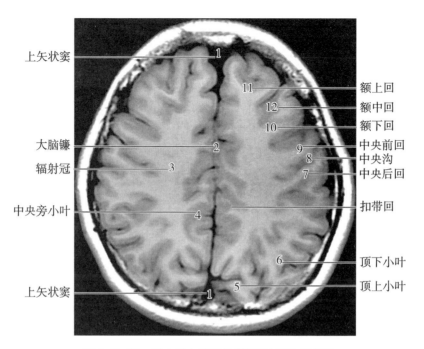

上矢状窦　1

额上回　11
额中回　12
额下回　10

大脑镰　2
辐射冠　3

中央前回　9
中央沟　8
中央后回　7

中央旁小叶　4

扣带回

上矢状窦　1
顶下小叶　6
顶上小叶　5

图 2-2-20　经中旁小叶下份横断层（MRI，T$_1$WI）

5. 经侧脑室体部上横断层　大脑半球上外侧面自前向后依次为额上回、额中回、额下回、中央前回、中央沟、中央后回和顶下小叶的缘上回、角回和顶上小叶，大脑半球内侧面自前向后依次为额内侧回、扣带回、楔前叶、顶枕沟和楔叶，侧脑室中央部呈"八"字形位于内侧（图 2-2-21，图 2-2-22）。

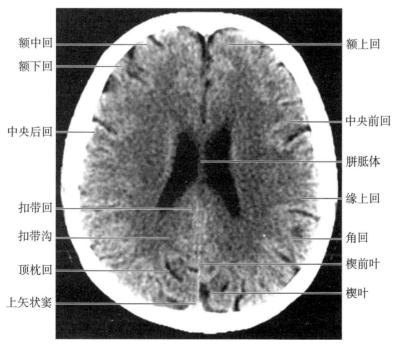

额中回　额上回
额下回

中央前回

中央后回　胼胝体

缘上回

扣带回
扣带沟
角回

顶枕回　楔前叶

上矢状窦　楔叶

图 2-2-21　经侧脑室中央部上份横断层（CT）

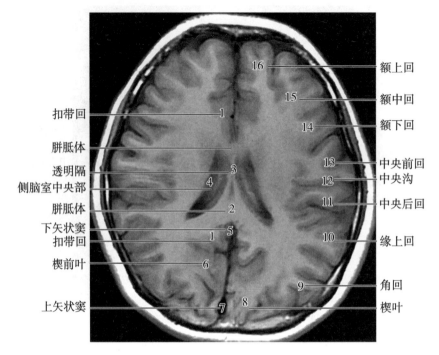

扣带回 —— 1

胼胝体

透明隔

侧脑室中央部 —— 4

胼胝体

下矢状窦 —— 1

扣带回 —— 5

楔前叶 —— 6

上矢状窦 —— 7

16 —— 额上回

15 —— 额中回

14 —— 额下回

13 —— 中央前回

12 —— 中央沟

11 —— 中央后回

10 —— 缘上回

9 —— 角回

8 —— 楔叶

3

2

图2-2-22 经侧脑室中央部上份横断层(MRI,T₁WI)

6.经侧脑室体部横断层 此层面可显示大脑的额叶、顶叶和枕叶,胼胝体膝部和压部,侧脑室体部(中央部),尾状核等。侧脑室体部呈"八"字形列于中线两侧,在CT上表现为低密度,内含边缘欠光整的脉络球。两侧侧脑室之间为透明隔,呈线样影。胼胝体呈"工"字形,伸入两侧大脑半球的髓质内形成额钳和枕钳,两侧侧脑室前角之间的部分为胼胝体膝部,两侧侧脑室后脚之间的部分为胼胝体压部。尾状核紧邻侧脑室外侧壁。顶枕沟位于胼胝体压部后方,为大脑半球内侧面上的一条较深脑沟。枕叶位于此脑沟的后方,枕叶内可见深入髓质的距状沟。距状沟周围为视觉皮质区(图2-2-23,图2-2-24)。

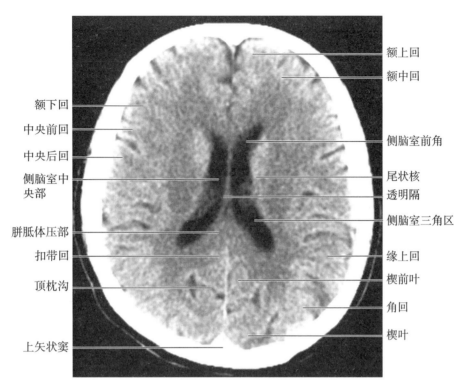

图 2-2-23 经侧脑室中央部横断层(CT)

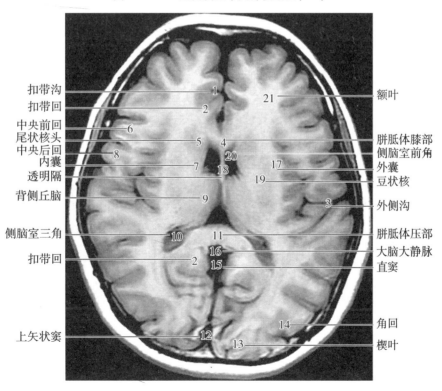

图 2-2-24 经侧脑室中央部横断层(MRI,T₁WI)

7. 经脑室三角区横断层 侧脑室前角经室间孔与第三脑室相连。向前依次可见穹窿柱、透明隔、胼胝体膝部、纵裂池、大脑镰和上矢状窦前部。后方脑池内有大脑大静脉汇入直窦,再向后为大脑镰和上矢状窦。背侧丘脑呈三角形,位于第三脑室外侧,后端为丘脑枕。两侧内囊呈"> <"形的宽厚白质板,其前肢位于尾状核和豆状核之间,后肢位于豆状核和背侧丘脑之间,前后肢交汇处为内囊膝。屏状核为一薄层灰质,位于岛叶皮质与豆状核之间,分开外囊与最外囊。额叶位于断面的前份,借胼胝体额钳向外伸展的3个髓突可清晰辨认出额上、中、下回。岛盖主要由颞上回构成,伸入其中的髓突为听辐射。视辐射自内囊后肢绕侧脑室三角区走行向后内侧,投射至距状沟周围皮质。颞上回后方依次排列着颞中回、颞下回和枕叶(图2-2-25,图2-2-26)。

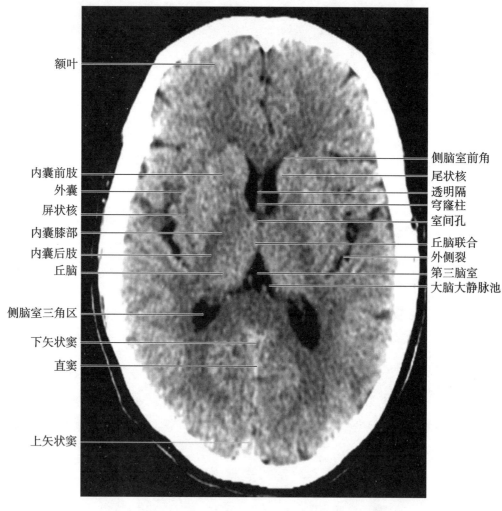

图 2-2-25 经脑室三角区横断层(CT)

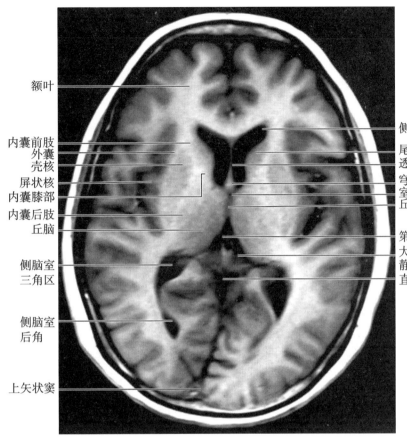

图 2-2-26　经脑室三角区横断层(MRI,T₁WI)

8.经基底核区横断层　侧脑室前角充分向前伸展,其经室间孔与第三脑室相连。背侧丘脑位于第三脑室两侧。两侧内囊仍呈"＞＜"形,豆状核面积进一步增大。外囊与最外囊之间仍可见屏状核。额叶借3个髓突仍可清楚辨认出额上、中、下回。岛盖主要由额叶、颞叶在面向外侧裂与岛叶相邻的部分构成,其中伸入颞上回的髓突参与组成听辐射。视辐射沿侧脑室后外侧的内囊后肢投射至距状沟周围皮质。颞上回后方依次排列着颞中回、颞下回和枕叶。松果体、缰三角和周围血管构成松果体区,松果体常见钙化。后方有大脑纵裂池、大脑镰和上矢状窦等结构(图2-2-27,图2-2-28)。

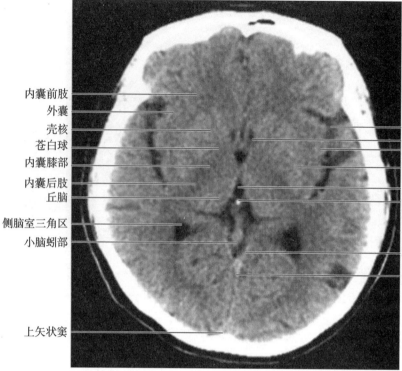

内囊前肢
外囊
壳核
苍白球
内囊膝部
内囊后肢
丘脑
侧脑室三角区
小脑蚓部
上矢状窦

外侧裂
侧脑室前角
岛叶
屏状核
第三脑室
松果体
小脑幕
直窦

图 2-2-27　经基底核区横断层（CT）

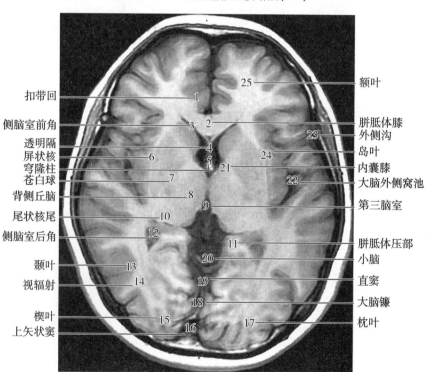

扣带回
侧脑室前角
透明隔
屏状核
穹隆柱
苍白球
背侧丘脑
尾状核尾
侧脑室后角
颞叶
视辐射
楔叶
上矢状窦

额叶
胼胝体膝
外侧沟
岛叶
内囊膝
大脑外侧窝池
第三脑室
胼胝体压部
小脑
直窦
大脑镰
枕叶

图 2-2-28　经基底核区横断层（MRI，T₁WI）

9.经四叠体池横断层 大脑外侧由前向后为额叶、颞叶、大脑外侧裂池、前连合、中脑、四叠体池、小脑蚓、枕外侧回。后部中线上有呈"V"形结构的小脑幕顶。

10.经鞍上池横断层 中脑位于断面中央,其中线两侧自前向后可见大脑脚、黑质、红核和下丘脑的断面。鞍上池呈六角形,前角是前纵裂池位于正中前方,两个前外角是左右两边的外侧裂池,大脑中动脉在其内走行,后两个外角是环池两边的翼部,大脑后动脉位于其中,两边翼部之间是脚间池,基底动脉位于其内。颞叶位于两侧,环绕小脑和中脑,颞叶内侧的前部为杏仁体,杏仁体后方为海马,海马内后方向内突出的脑回为海马旁回,海马外侧可见侧脑室下角。滑车神经于中脑背侧面的前髓帆出脑,绕大脑脚前行,动眼神经出脚间窝行向前下。

骨窗:在颅前窝正中央的前方,有一纵行致密骨嵴为鸡冠,其两侧为筛骨的筛板;筛板外侧为颅前窝的眶板;眶板的后部弧形致密影为蝶骨小翼;蝶骨大翼与颞骨鳞部连接处为蝶鳞缝,枕骨位于后部,后部中央向前突出的枕内隆凸(图2-2-29,图2-2-30)。

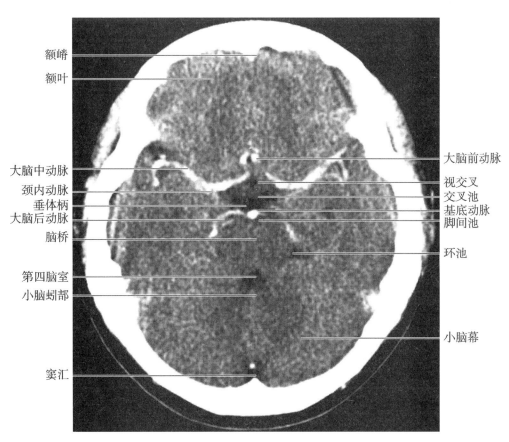

图2-2-29 经鞍上池横断层(CT)

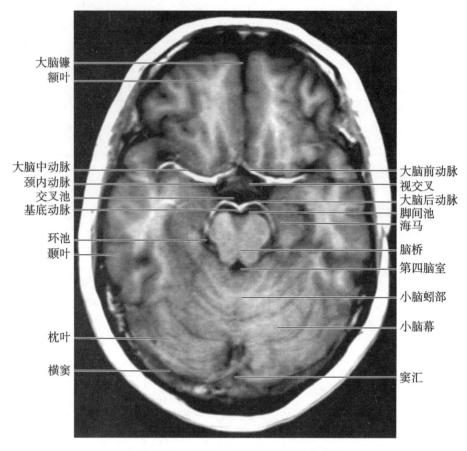

大脑镰
额叶

大脑中动脉
颈内动脉
交叉池
基底动脉

环池
颞叶

枕叶

横窦

大脑前动脉
视交叉
大脑后动脉
脚间池
海马

脑桥
第四脑室

小脑蚓部

小脑幕

窦汇

图 2-2-30　经鞍上池横断层(MRI,T₁WI)

11.经视交叉横断层　双侧视神经由视神经管入颅形成视交叉,视交叉与鞍背之间有漏斗,再向后为鞍上池底部、颞叶、脑桥、小脑中脑、小脑半球小脑蚓部和第四脑室。

骨窗:前部中线两侧为筛骨的筛板,筛板中有许多低密度的筛孔;筛板外侧为颅前窝的额骨眶板;眶板的后内侧弧形致密影为蝶骨小翼,蝶骨小翼向内后方突起的致密影为前床突;前床突之间为低密度的交叉沟;交叉沟两侧为低密度的视神经管,向前外侧连通眶腔,交叉沟的后方为垂体窝,容纳垂体;垂体窝的后方短条状致密影为鞍背;颞骨位于两侧;枕骨位于后部,后部中央向前突出为枕内隆凸;枕骨与颞骨连接处为枕乳突(图 2-2-31,图 2-2-32)。

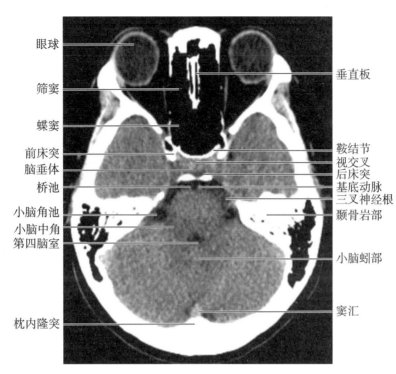

眼球

筛窦

蝶窦

前床突
脑垂体
桥池
小脑角池
小脑中角
第四脑室

枕内隆突

垂直板

鞍结节
视交叉
后床突
基底动脉
三叉神经根
颞骨岩部

小脑蚓部

窦汇

图 2-2-31 经视交叉横断层(CT)

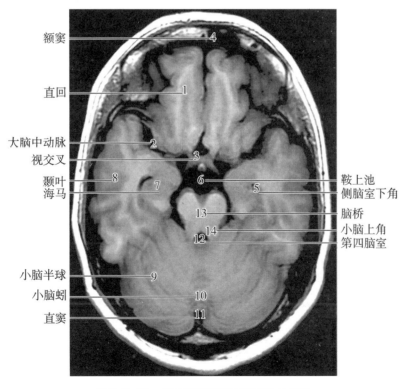

额窦

直回

大脑中动脉
视交叉
颞叶
海马

小脑半球
小脑蚓
直窦

鞍上池
侧脑室下角
脑桥
小脑上角
第四脑室

图 2-2-32 经视交叉横断层(MRI,T₁WI)

12.经脑桥横断层 眶腔位于层面前部。蝶鞍占据层面中心位置,内有垂体,蝶鞍两侧为海绵窦,动眼神经、滑车神经穿行其中,脑桥位于稍后部,脑桥基底部与枕骨斜坡之间为桥池,内有基底动脉通过。小脑占据后部的部分,两侧小脑半球之间的狭窄部为蚓部。第四脑室由脑桥被盖部、小脑蚓部和两侧小脑中脚围成。齿状核位于第四脑室后外侧的小脑髓质内。颞叶位于两侧,侧脑室下角已消失(图2-2-33,图2-2-34)。

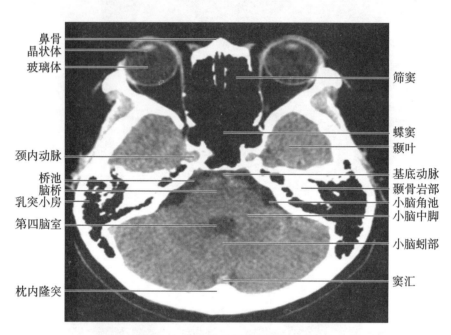

图2-2-33 经脑桥横断层(CT)

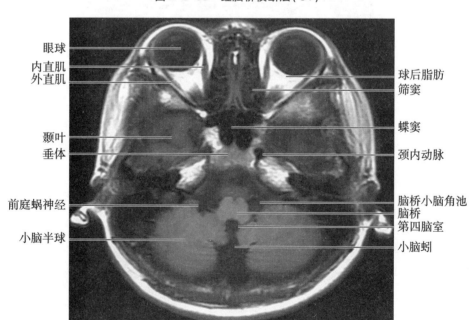

图2-2-34 经脑桥横断层(MRI,T₁WI)

13.经延髓横断层　蝶窦居中部,多呈左、右两侧腔,其前方主要结构为筛窦,眶腔位于筛窦外侧,呈尖向后方的三角形,眶的后份有眶脂体、眼球外肌和眼静脉。蝶窦两侧为颞叶下部。颞骨岩部尖端可见三叉神经节的断面,在该神经节的内侧可见颈内动脉行于破裂孔内。在颞骨岩部断面上可见内耳道及其内的迷路动脉、面神经和前庭窝神经。内耳道后外侧的骨性空腔为中耳鼓室,其后方为乳突小房。颞骨岩部内侧半后方与脑桥、绒球之间为脑桥小脑角池,内有面神经、前庭窝神经和迷路动脉斜向前外侧穿入内耳道,是听神经瘤好发部位。颞骨岩部可见由后外向前内排列的半规管、前庭和耳蜗。在脑桥基底沟内可见基底动脉。延髓后方的小腔隙为第四脑室下部。延髓后外侧有绒球和小脑半球,两侧小脑半球之间为小脑蚓。乙状窦位于小脑半球的外侧和乳突小房的后方。由于 MRI 没有骨伪影,因此其对颅后窝的检查优于 CT。颅后窝前部的斜坡及其两侧的颞骨岩部尖端含有黄骨髓或脂肪组织,故 T_1WI 呈高信号,骨窗颅底部可见卵圆孔、圆孔、破裂孔等(图2-2-35,图2-2-36)。

14.经枕骨大孔横断层　枕骨大孔位于断面后部的中央,可见延髓、小脑扁桃体和椎动、静脉。颈静脉孔位于枕骨大孔前外侧,舌咽神经、迷走神经、副神经和颈内静脉穿行其中。颈静脉孔的大小、深浅及位置关系,个体差异明显。枕骨大孔的前部为鼻咽、翼腭窝和上颌窦,前外侧为颞下窝,其内主要为翼内、外肌。骨窗可见下鼻甲、翼内、外板、枕骨基底部、枕骨大孔(图2-2-37,图2-2-38)。

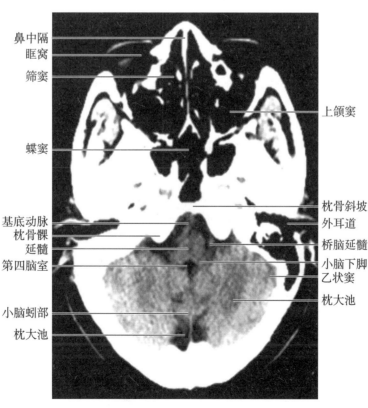

图2-2-35　经延髓横断层(CT)

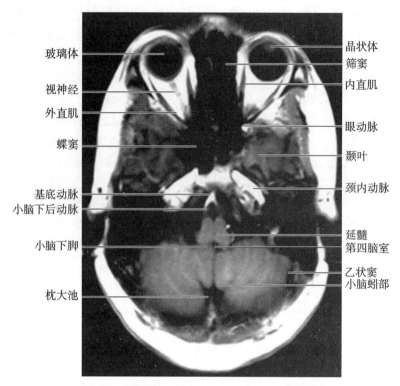

玻璃体

视神经

外直肌

蝶窦

基底动脉
小脑下后动脉

小脑下脚

枕大池

晶状体
筛窦

内直肌

眼动脉

颞叶

颈内动脉

延髓
第四脑室

乙状窦
小脑蚓部

图 2-2-36　经延髓横断层(MRI,T₁WI)

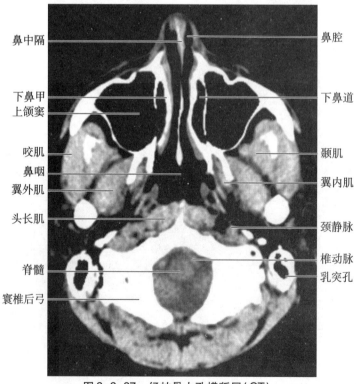

鼻中隔

下鼻甲
上颌窦

咬肌

鼻咽
翼外肌

头长肌

脊髓

寰椎后弓

鼻腔

下鼻道

颞肌

翼内肌

颈静脉

椎动脉
乳突孔

图 2-2-37　经枕骨大孔横断层(CT)

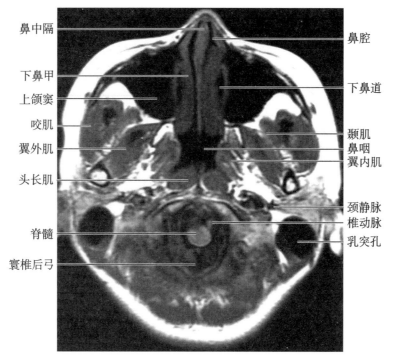

图2-2-38 经枕骨大孔的横断层(MRI,T$_1$WI)

左侧标注（从上到下）：鼻中隔、下鼻甲、上颌窦、咬肌、翼外肌、头长肌、脊髓、寰椎后弓

右侧标注（从上到下）：鼻腔、下鼻道、颞肌、鼻咽、翼内肌、颈静脉、椎动脉、乳突孔

（四）冠状层面

1. 经上颌窦中份冠状层面 大脑镰分隔左、右侧大脑半球,其上端连于上矢状窦。在大脑半球各叶中以额叶最大,约占大脑半球表面的1/3。大脑半球上外侧面有额上回、额上沟、额中回、额下沟和额下回;内侧面的中部出现扣带回和大脑前动脉的分支;底面靠近筛板的上方有嗅球和嗅沟,嗅沟的内侧为直回,外侧为眶回。颅前窝骨折延及筛板时,可撕脱嗅丝和脑膜,造成嗅觉障碍和脑脊液鼻漏(图2-2-39,图2-2-40)。

2. 经胼胝体膝冠状层面 大脑镰及其根部的上矢状窦位于大脑纵裂池内。额叶、颞叶、岛叶三者间"Y"字形深沟为外侧沟。胼胝体膝位于层面中下1/3交叉处,胼胝体跨过大脑纵裂连接两侧大脑半球。由于大脑前动脉主干沿胼胝体膝下、前、背侧绕行,故在胼胝体膝的上、下方均可见到大脑前动脉的断面。在胼胝体的上方有扣带回、扣带沟和额内侧回。大脑半球上外侧面和底面的结构与前一层面基本相同。在胼胝体膝两侧的脑白质内,呈三角形的腔隙为侧脑室前角。可见颞叶位于颅中窝两侧(图2-2-41,图2-2-42)。

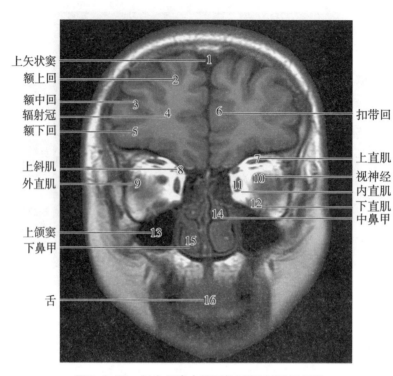

上矢状窦 —— 1
额上回 —— 2
额中回 —— 3
辐射冠 —— 4
额下回 —— 5
6 —— 扣带回
上斜肌 —— 8
外直肌 —— 9
7 —— 上直肌
10 —— 视神经
11 —— 内直肌
12 —— 下直肌
14 —— 中鼻甲
上颌窦 —— 13
下鼻甲 —— 15
舌 —— 16

图2-2-39　经上颌窦中份冠状层面(MRI,T₁WI)

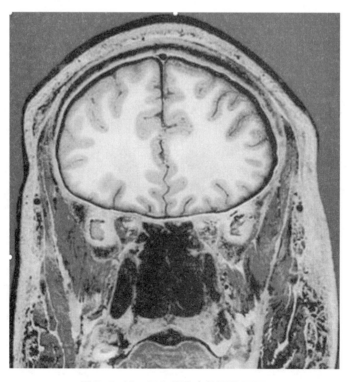

图2-2-40　经上颌窦中份冠状层面

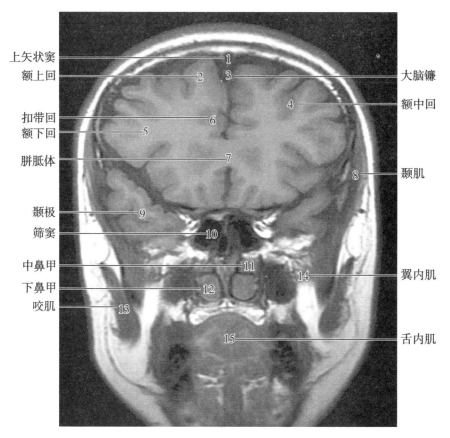

上矢状窦 —— 1
额上回 —— 2　3 —— 大脑镰
4 —— 额中回
扣带回 —— 6
额下回 —— 5
胼胝体 —— 7
8 —— 颞肌
颞极 —— 9
筛窦 —— 10
中鼻甲 —— 11
14 —— 翼内肌
下鼻甲 —— 12
咬肌 —— 13
15 —— 舌内肌

图 2-2-41　经胼胝体膝冠状层面（MRI，T₁WI）

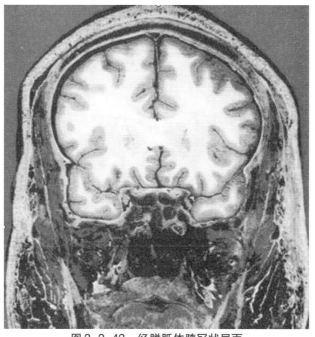

图 2-2-42　经胼胝体膝冠状层面

3.经视交叉冠状层面　大脑纵裂池内有大脑镰,其根部有上矢状窦,下缘的两侧有大脑前动脉、扣带回、扣带沟和额内侧回的断面。大脑半球上外侧面自上而下有额上回、额中回、中央前回和中央后回,外侧沟内有大脑中动脉的断面,两侧颞叶自上而下有颞上回、颞中回和颞下回。透明隔两侧呈三角形的腔隙为侧脑室前角、其顶为胼胝体体部,内侧壁为透明隔,外侧壁为尾状核头和豆状核壳,两核之间的脑白质为内囊。在壳与岛叶之间的脑白质内有屏状核。视交叉与蝶鞍之间的腔隙为鞍上池,内有颈内动脉前床突上段,颈内动脉向外侧发出大脑中动脉,向前发出大脑前动脉。蝶鞍内有垂体,两侧的海绵窦内可见颈内动脉海绵窦段。海绵窦外侧壁自上而下有动眼神经、滑车神经、眼神经和上颌神经穿行。在颈内动脉海绵窦段的外侧有展神经和三叉神经节,此神经节发出上、下颌神经,分别向下穿圆孔和卵圆孔出入颅。如果颅底骨折同时损伤海绵窦和颈内动脉并使两者相沟通,就会形成颈内动脉海绵窦瘘。同时由于眼静脉注入海绵窦,而眼静脉内没有静脉瓣,致使患者眼静脉扩张、眼球前突,且随动脉搏动而搏动(图2-2-43,图2-2-44)。

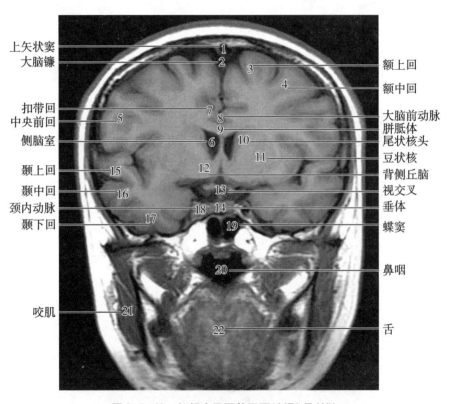

图2-2-43　经视交叉冠状层面(MRI,T$_1$WI)

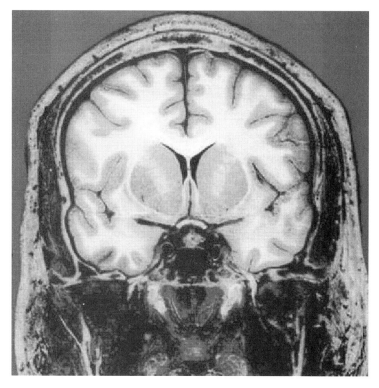

图2-2-44　经视交叉冠状层面

4.经第四脑室冠状层面　大脑纵裂池内有大脑镰,其上端连于上矢状窦,上矢状窦两侧可见外侧陷窝。大脑镰两侧的大脑半球内侧面自下而上有扣带回、扣带沟和中央旁小叶后部。大脑半球上外侧面自上而下有中央后回、顶上小叶、缘上回和外侧沟。外侧沟的下方为颞叶,颞叶自上而下可见颞上回、颞中回、颞下回。胼胝体压部的断面较宽厚,其上方邻接大脑镰。侧脑室三角区位于胼胝体两侧,靠近底壁处有侧脑室脉络丛,侧脑室三角区向外下方移行为侧脑室下角。胼胝体压部的下方有松果体,松果体的周围为大脑大静脉池,与下方的四叠体池相延续。小脑半球、小脑蚓和第四脑室位于幕下,小脑幕分隔海马旁回与小脑半球;第四脑室的下部前方为延髓,后外侧有小脑扁桃体(图2-2-45,图2-2-46)。

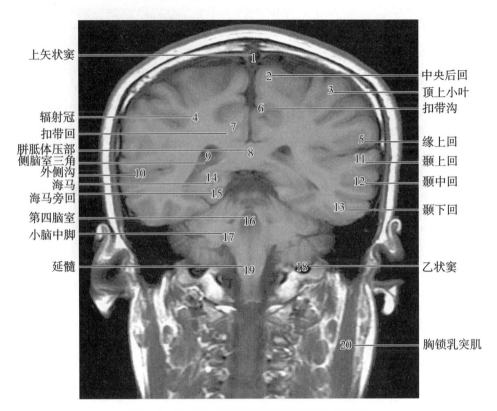

上矢状窦 — 1
2 — 中央后回
3 — 顶上小叶
6 — 扣带沟
辐射冠 — 4
扣带回 — 7
胼胝体压部 — 8
侧脑室三角 — 9
5 — 缘上回
11 — 颞上回
外侧沟 — 10
海马 — 14
12 — 颞中回
海马旁回 — 15
13 — 颞下回
第四脑室 — 16
小脑中脚 — 17
延髓 — 19
18 — 乙状窦
20 — 胸锁乳突肌

图 2-2-45　经第四脑室冠状层面(MRI,T₁WI)

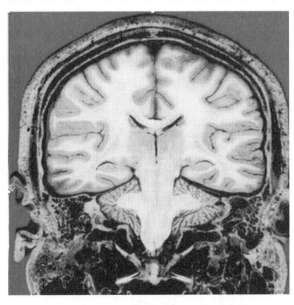

图 2-2-46　经第四脑室冠状层面

(五)矢状层面

1.经丘脑矢状层面 大脑半球的前半部为额叶,其前端为额极;后半部有顶叶和枕叶。额上回、中央前回、中央沟、中央后回和顶上小叶自前向后依次排列;顶叶后下方有顶枕沟,位于大脑半球内侧面的后部,此沟后下方和小脑幕上方的脑回为枕叶,其后端为枕极。胼胝体位于层面中央呈"弓"形。胼胝体压部前方的灰质团块为背侧丘脑,胼胝体干与胼胝体膝下方的灰质团块为尾状核头、体。尾状核头与豆状核壳连接处的后下方有圆形的前连合。胼胝体与背侧丘脑之间的腔隙为侧脑室,背侧丘脑、尾状核与豆状核之间的脑白质为内囊。背侧丘脑与脑桥相互移行缩细的部分为中脑的大脑脚,大脑脚前上方的白质纤维束为视束,小脑半球占据幕下的较大空间,其脑髓质内有囊袋状的齿状核(图2-2-47,图2-2-48)。

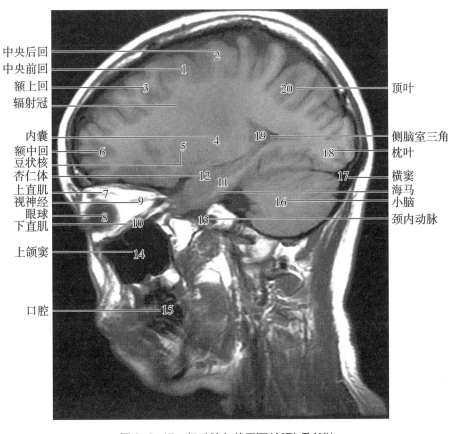

图2-2-47 经丘脑矢状层面(MRI,T$_1$WI)

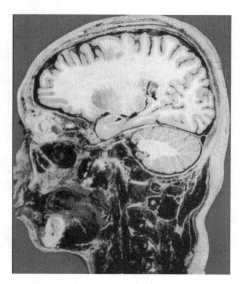

图 2-2-48　经丘脑矢状层面

2. 经头部正中矢状层面　此层面可较好显示胼胝体,其位于层面中央,呈上凸下凹的弧形结构,分为胼胝体嘴、膝、体、压部 4 部分。扣带回环绕胼胝体上方,扣带沟位于扣带回上方。大脑半球内侧面的脑沟、脑叶、脑回及脑血管显示清晰,可见中央沟、扣带沟、胼胝体沟、顶枕沟和距状沟等,借助脑沟可区分出额上回、中央旁小叶、楔叶、扣带回和舌回等。

室间孔位于穹窿柱与背侧丘脑之间,穹窿体沿背侧丘脑和胼胝体之间向后下方延续为穹窿脚。室间孔的前下方有前连合;下丘脑沟位于室间孔与中脑水管之间,其上方有丘脑间黏合。前连合前方的胼胝体嘴与视交叉之间的薄板样结构为终板。

第三脑室脉络丛位于背侧丘脑的背侧面与内侧面交界处,大脑内静脉与之相伴行,此静脉起自室间孔,向后越过松果体上方到达胼胝体压部下方,与对侧大脑内静脉汇合成大脑大静脉。大脑大静脉和松果体周围的腔隙为大脑大静脉池,该池经胼胝体压部下方向前上连通凡间池,向下延续为四叠体池。

背侧丘脑和下丘脑内侧面为第三脑室,借下丘脑分为上、下部。垂体位于蝶鞍内,其前部为腺垂体,T_1WI 及 T_2WI 呈中等信号,后上部分为神经垂体,在 MRI T_1 加权像上呈高信号。

乳头体的前下方有视交叉、漏斗和灰结节,后方为中脑的大脑脚。乳头体下方至脑桥前上缘之间为脚间池,内有动眼神经及血管。视交叉周围有交叉池。脑桥基底部与枕骨斜坡之间为桥池,内有沿基底沟上行的基底动脉。

小脑幕自横窦沟向前到达胼胝体压部后下方。大脑镰与小脑幕连接处为直窦,向后下汇入窦汇。小脑位于小脑幕下方,小脑半球前下方的突出部为小脑扁桃体。枕骨大孔上方的延髓与小脑之间为小脑延髓池;小脑与小脑幕之间为小脑上池,向前上连通四叠体池。四叠体池位于中脑背侧的上、下丘后方;脑桥和延髓背侧的凹陷为菱形窝,小脑与菱形窝之间构成第四脑室,向上连通中脑水管,向下连通脊髓中央管。第四脑室的脑脊液借第四脑室正中孔和两个外侧孔通向蛛网膜下隙(图2-2-49,图2-2-50)。

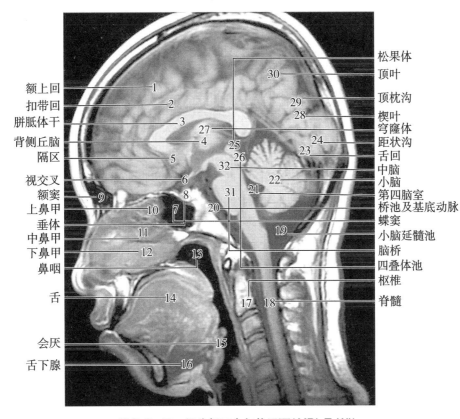

额上回 —— 1
扣带回 —— 2
胼胝体干 —— 3
背侧丘脑 —— 4
隔区 —— 5
视交叉 —— 6
额窦 —— 9
上鼻甲 —— 10
垂体 —— 7
中鼻甲 —— 11
下鼻甲 —— 12
鼻咽 —— 13
舌 —— 14
会厌 —— 15
舌下腺 —— 16

30 —— 松果体
顶叶
29 —— 顶枕沟
28 楔叶
27 —— 穹窿体
25 24 —— 距状沟
26 23 —— 舌回
32 —— 中脑
22 —— 小脑
31 21 —— 第四脑室
20 —— 桥池及基底动脉
蝶窦
19 —— 小脑延髓池
脑桥
四叠体池
17 18 —— 枢椎
脊髓
8

图 2-2-49　经头部正中矢状层面(MRI,T$_1$WI)

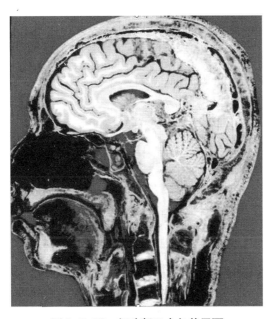

图 2-2-50　经头部正中矢状层面

课后思考

病例摘要:张某,男,58岁,2 h前被木棒击伤右侧颞部,伤后头痛,呕吐,1 h前意识不清。CT示右颞部局限性梭形高密度影像,脑室中线受压移位,既往体健。查体:中度昏迷,右瞳散大,左侧肢体病理征(+)。初步诊断:硬膜外血肿伴脑疝。

请问:您作为医技人员,在患者进行CT检查中,应关注什么?

链接2-4
第二章第二节
头部课后思考案例解析

链接2-5
第二章第二节
头部自测题参考答案

(陈　涛)

第三节　耳　部

◀ 学习目标

掌握:鼓室的构造,耳的横断层和冠状断层影像解剖。

熟悉:耳的X射线解剖。

了解:内耳的构造和横断层影像解剖。

◀ 课程思政

通过学习本节内容,使同学们切实认识到规范性操作的重要性,提高学生安全意识和规范意识,进而培养学生职业素养,增强学生职业适应能力,使其具备良好的职业道德、医患沟通能力和团队协作精神。

◀ 课前预习

1.学生在线自主学习　使用数字化教学资源服务云平台,教师将课程制作成PPT(链接2-1)、微课视频上传至在线平台,让学生自主学习、讨论交流,激发学生主动学习的积极性。根据章节内容设立临床案例讨论,加强师生之间的对话与交流,实现线上线下授课相结合,使学生掌握医学影像解剖学的基本知识,不断提高学生自主学习能力,为临床打下基本功。

链接2-6
第二章第三节
耳部自测题

2.学生在线自我检测　结合授课内容给出单选题5~10道,学生扫码完成自测(链接2-6),考核学生对理论知识掌握情况。

一、应用解剖

耳又称前庭蜗器。耳的结构细小,构造复杂,分外耳、中耳和内耳(图 2-3-1)。

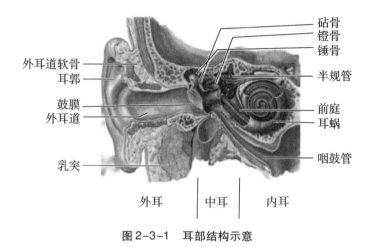

图 2-3-1 耳部结构示意

(一)外耳

外耳包括耳郭、外耳道和鼓膜 3 个部分。外耳道是由外耳门至鼓膜的弯曲管道。鼓膜位于外耳道与鼓室之间,向前、外、下倾斜。

(二)中耳

1. 中耳 位于外耳与内耳之间,包括鼓室、咽鼓管、乳突窦及乳突小房。

2. 鼓室 位于颞骨岩部内,为含气的不规则小腔。鼓室以鼓膜紧张部上、下缘平面为界,自上向下依次分为上鼓室(鼓室上隐窝)、中鼓室和下鼓室 3 个部分。有 6 个壁,其中上壁为鼓室盖,邻颅中窝;下壁为颈静脉壁,是分隔鼓室与颈静脉窝的薄层骨板;前壁为颈动脉壁,即颈动脉管的后壁,其上有咽鼓管的开口;后壁为乳突壁,其上方有乳突窦的入口,窦口下方有锥隆起,其内下方为鼓窦;内侧壁为迷路壁,其中部隆起为岬。岬的后上方有卵圆形的前庭窗,由镫骨底封闭。岬的后下方有圆形的蜗窗,由第二鼓膜封闭。外侧壁由鼓膜和鼓室上隐窝的外侧骨壁构成。鼓室内由 3 块听小骨连结鼓膜与前庭窗。3 块听小骨为锤骨、砧骨和镫骨。鼓膜张肌和镫骨肌分别止于锤骨颈及镫骨颈。鼓索神经由锥隆起外侧进入鼓室,经过砧骨长脚与锤骨柄之间,向前穿过岩鼓裂离开鼓室进入颞下窝,加入舌神经。

3. 咽鼓管 是鼓室通向鼻咽的管道。

4. 乳突小房 是乳突部许多含气小房,向前经乳突窦与鼓室相通。

(三)内耳

内耳位于颞骨岩部内,是位于鼓室与内耳道底之间的两套复杂管道。即骨迷路和膜迷路。骨迷路从前内向外后沿颞骨岩部长轴排列,依次为耳蜗、前庭和 3 个骨半规管。前庭居中,呈椭圆形,内藏膜迷路的椭圆囊和球囊,向前经一大孔通耳蜗,向后借 5 个小孔与前、外、后3个骨半规管(各自其内有相应的膜半规管)相连。前骨半规管位于弓状隆起下方,凸向上方,其平面近似冠状位。外骨半规管凸向外方,其平面呈水平位。后骨半规管凸向后外,其平面近似矢状位。耳蜗位于前部,内藏有蜗管。

内耳道是位于颞骨岩部内的骨性管道,内有前庭蜗神经、面神经和迷路动脉,这些血管、神经穿经内耳道底小孔进出内耳道。

(四)颞骨

属于颅骨中的脑颅骨,共两块,左右各一。位于头颅两侧,并延至颅底,参与构成颅底和颅腔的侧部,形状不规则。可分3个部分:①岩部。尖伸向前内,底向外耳门;前面朝向颅中窝,中央为弓状隆起,前外侧为鼓室盖,岩尖处有三叉神经压迹;后面近中央处有内耳门;下面中央有颈动脉管外口,其后方为颈静脉窝,外窝后外侧的突起为茎突。②颞鳞部。位于外耳门前上方,内面有脑膜中动脉沟,外面前下方有伸向前的颧突,其根部下面为下颌窝,窝前缘有关节结节。③鼓部。从前、下、后方围绕外耳道。

二、X 射线解剖

耳的 X 射线摄影主要有 3 个方位,即侧位、前后位(或后前位)、轴位。侧位包括许氏位(Schuller)、劳氏位(Law)、伦氏位(Runstrom);前后位(或后前位)包括斯氏位(Sterver)、反斯氏位;轴位有梅氏位(Mayer)、欧文氏位(Owen)。临床上将伦氏位、劳氏位、许氏位和梅氏位共同作为中耳乳突 X 射线摄影的常规位置。

(一)伦氏位

用于观察上鼓室、鼓窦、鼓窦入口、乳突小房等结构影像。乳突气房显示清晰,乳突气房影的后下方为乙状窦影像。颞下颌关节影像显示清楚,其后上方可见上鼓室、鼓窦、鼓窦入口及乳突小房影(图2-3-2)。

(二)梅氏位

梅氏位主要显示鼓窦入口、鼓室、外耳道。显示颞骨岩部长轴与下颌骨髁状突后缘几乎平行,岩尖垂直指向下方,乙状窦前壁连于岩部的后缘,岩部前缘从外耳后壁延伸到岩尖。在颞下颌关节后方可见到外耳道前、后壁影,鼓室投影部分重叠于外耳道,上鼓室居外耳道的上部,鼓窦入口由上鼓室通向鼓窦(图2-3-3)。

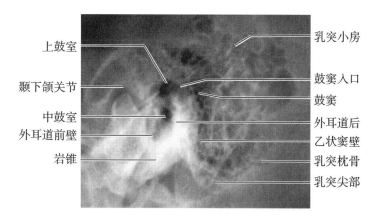

上鼓室
颞下颌关节
中鼓室
外耳道前壁
岩锥

乳突小房
鼓窦入口
鼓窦
外耳道后
乙状窦壁
乳突枕骨
乳突尖部

图 2-3-2 伦氏位

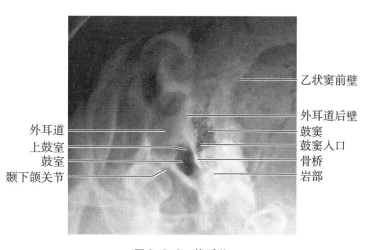

外耳道
上鼓室
鼓室
颞下颌关节

乙状窦前壁
外耳道后壁
鼓窦
鼓窦入口
骨桥
岩部

图 2-3-3 梅氏位

(三)劳氏位

在劳氏位片上,颞骨岩锥影显示于颞下颌关节后方,出现颇似鱼头形的影像。其中鱼头的口端为岩尖,鱼眼呈圆形透明区,为内外耳道和鼓室的重叠影。鱼头上缘致密线为岩上缘或鼓室盖,其中段稍显隆起为弓状隆起。鱼头后缘致密线为乙状窦前壁。上、下两缘致密线上端汇合形成的夹角称为窦硬膜角,两缘之间的三角区称为窦硬膜三角。鱼头下界与枕骨基底部相邻,但一般不显影。在内、外耳门透明影后方,骨质致密,显影浓白,是骨迷路的部位。鱼头后半即窦硬膜三角内呈蜂窝状透明区为乳突气房影,乳突气房中相当于在弓状隆起深部有一较大的透明影为鼓窦。沿乙状窦前壁致密线后方有一透明带状影为乙状窦,乙状窦下方的骨影向下突起并有致密的边缘,显示出乳突的外形。乳突内也充满气房,有时还见有细管状的导静脉透明影(图 2-3-4)。

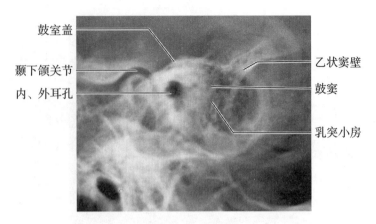

图 2-3-4 劳氏位

（四）许氏位

许氏位显示外耳道、中耳、上鼓室、鼓窦入口、鼓窦（乳突窦）和周围区、乳突、窦硬膜三角区、鼓室盖和乙状窦壁。

于颞下颌关节后方见内、外耳门重叠投影，其中还能显示中耳的锤骨头及锤骨柄高密度影。鼓室和鼓窦上方有条状致密影为鼓室盖，据此将鼓窦与颅中窝相隔。鼓室盖下后方凹陷向前的弧形致密影为乙状窦壁。鼓室盖与乙状窦壁相交构成硬膜窦角。乙状窦壁中部能显示 2～3 mm 宽的乳突导静脉管状透亮影，乳突气房分布于鼓窦周围及乳突部（图 2-3-5）。

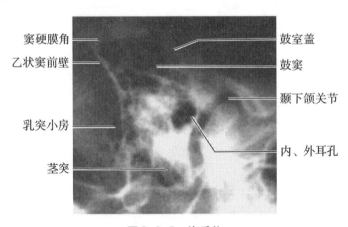

图 2-3-5 许氏位

三、断层解剖

（一）横断层

1. 经咽鼓管横断层　该断面主要显示骨性外耳道、鼓室和咽鼓管。骨性外耳道为宽大管状低密度影，管壁光滑。鼓膜为线样软组织密度影，连于外耳道前后骨棘间。鼓膜内侧为下鼓室，其前方线样管状低密度影是咽鼓管。咽鼓管由鼓室向前内方延伸至鼻咽腔。颈动脉管水平部与其前方的咽鼓管平行,其外后壁构成了鼓室前壁。颈静脉孔为鼓室后类圆形骨切迹,由岩骨与枕骨颈静脉切迹构成(图2-3-6)。

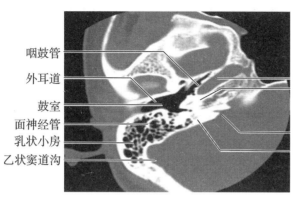

图2-3-6 经咽鼓管横断层(CT)

2.经鼓岬横断层 锤骨柄附着于鼓膜,为高密度影,指向鼓岬。鼓岬在中鼓室内侧壁。鼓室后壁的骨性突起为锥隆起。锥隆起内侧切迹为锥隐窝,外侧切迹为面隐窝。鼓岬后部切迹为圆窗(图2-3-7)。

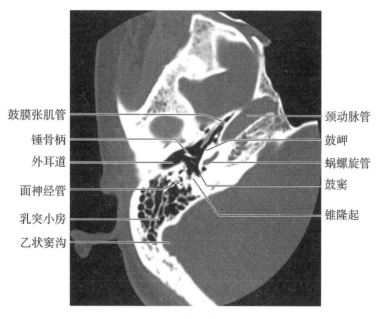

图2-3-7 经鼓岬横断层(CT)

3.经前庭窗横断层 此层面可见上鼓室内听小骨。锤骨颈为圆形高密度影,居上鼓室前方,中部见砧骨长脚,为不规则高密度影,后内侧见锤骨头,亦为点状高密度影。鼓室内侧可见前庭窗,其内后见前庭、内耳道、后半规管。鼓室后方见一较大的含气腔为乳突窦。周边乳突小房为低密度小腔隙(图2-3-8)。

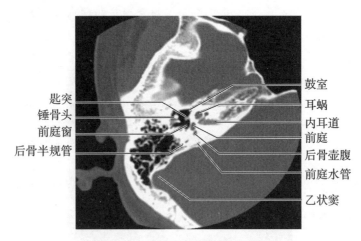

匙突
锤骨头
前庭窗
后骨半规管

鼓室
耳蜗
内耳道
前庭
后骨壶腹
前庭水管
乙状窦

图 2-3-8　经前庭窗横断层（CT）

4. 经锤砧关节横断层　该层面锤砧关节显示清楚。锤骨头位于上鼓室前部,为圆形高密度影,砧骨体和锤骨头组成关节,砧骨短脚尖部指向乳突窦入口。上鼓室呈三角形,底在前,尖在后。上鼓室外侧壁光滑、锐利,与上鼓室内侧壁紧邻的管状低密度影为面神经管鼓室段。岩骨内侧缘宽大管状低密度影为内耳道（图 2-3-9）。

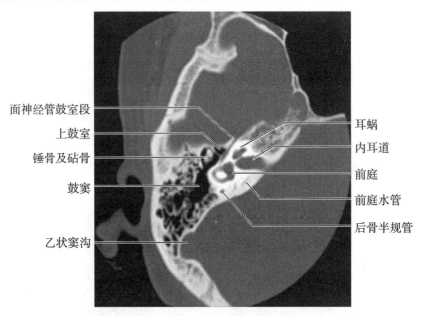

面神经管鼓室段
上鼓室
锤骨及砧骨
鼓窦

乙状窦沟

耳蜗
内耳道
前庭
前庭水管
后骨半规管

图 2-3-9　经锤砧关节横断层（CT）

5. 经外半规管横断层　主要显示乳突窦及乳突窦入口、外半规管、后半规管及内耳道。该层面乳突窦入口呈蜂窝状,为低密度腔隙,连接前方的上鼓室与后方的乳突窦。内耳道前、后缘光滑锐利。内耳道可见线样低密度影向前方伸展,为面神经管的迷路段。内耳道外侧有前庭与总脚,外半规管为半环形低密度影。在外半规管后方可见点状低密度影为后半规管断面(图 2-3-10)。

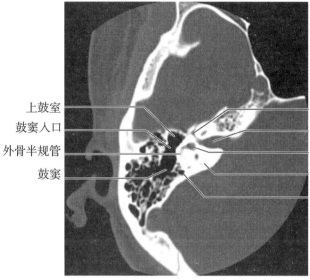

上鼓室
鼓窦入口
外骨半规管
鼓窦

面神经管迷路段
内耳道
前庭
前庭水管
后骨半规管

图 2-3-10　经外半规管横断层(CT)

6. 前半规管横断层　颞骨岩部骨质致密,颞骨乳突部可见较多气化的乳突气房,其前方板状骨为颞骨鳞部。岩部尖端后内侧有一凹陷,为弓状下窝。前半规管的走向与岩骨长轴垂直,断面呈圆点状。而后半规管的走向与岩骨长轴平行,断面呈斜行的管状影,并与前、后半规管形成的总脚相连。前半规管的外侧有一前后走向的哑铃状的空腔,前方为上鼓室(亦称鼓室上隐窝),后方为鼓窦,中间为鼓窦入口(图 2-3-11)。

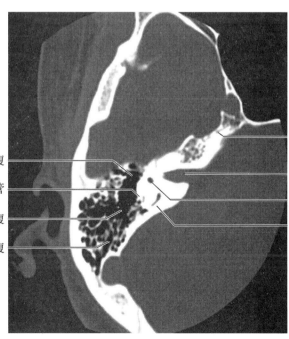

上鼓室骨壶腹
后骨半规管
鼓窦骨壶腹
乳突小房骨壶腹

三叉神经压迹
内耳道
前骨壶腹骨壶腹
总骨脚

图 2-3-11　经前半规管横断层(CT)

（二）冠状层面

1. 经咽鼓管冠状层面　该断面偏内侧可见软组织密度影为颈内动脉断面,边缘密度高,中心密度稍低,断面光滑整齐。颈内动脉内侧为颞骨岩部,外侧下方为咽鼓管断面。咽鼓管上方为鼓膜张肌断面(图2-3-12)。

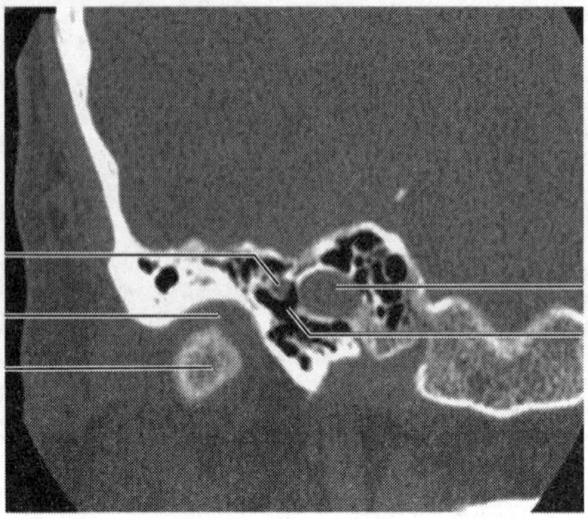

鼓膜张肌半管　　　　　　　　　　　颈动脉管
颞下颌关节　　　　　　　　　　　　咽鼓管
下颌骨髁状突

图2-3-12　经咽鼓管冠状层面(CT)

2. 经锤骨冠状层面　该层面外耳道将鼓室分为上、中、下3个部分,外耳道上壁以上为上鼓室,对着外耳道的部分为中鼓室,外耳道下壁以下为下鼓室。高密度锤骨头位于中、上鼓室内,呈蝌蚪状。中鼓室内侧为耳蜗,可见蜗螺旋管。面神经管迷路段在耳蜗上向外上延伸。耳蜗下一半圆形切迹为颈动脉管外口。上鼓室外侧壁同锤骨头与颈之间的空隙为鼓室上隐窝,胆脂瘤好发于此。上鼓室外侧壁到外耳道下壁内缘间线样高密度影为鼓膜(图2-3-13)。

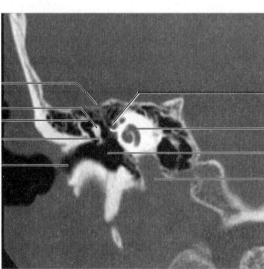

鼓室盖　　　　　　　　　　　　　　面神经管迷路段
锤骨头
鼓室上隐窝　　　　　　　　　　　　蜗螺旋管
锤骨柄　　　　　　　　　　　　　　鼓室
外耳道　　　　　　　　　　　　　　颈动脉管外口

图2-3-13　经锤骨冠状层面(CT)

3. 经砧骨冠状层面 该层面砧骨体和砧骨长脚呈一倒置水滴状高密度影,位于上、中鼓室交界处。鼓室上隐窝为低密度不规则含气腔隙。鼓岬为中耳内侧壁,正对外耳道。中鼓室内侧可见前庭窗、蜗窗、耳蜗等结构(图2-3-14)。

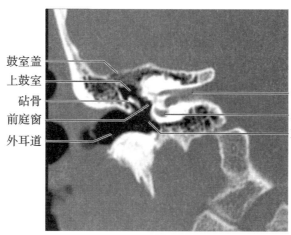

图2-3-14 经砧骨冠状层面(CT)

4. 经前庭窗冠状层面 鼓室天盖下方可见鼓室上隐窝,砧镫关节为上、中鼓室内"L"形高密度影中裂隙样低密度影,镫骨近水平走行,镫骨长脚伸向鼓室内侧壁。外半规管为一横行骨密度管,中心为低密度,构成上鼓室内侧壁一部分,其下方的切迹为前庭窗。前庭窗上方可见外半规管、前半规管、前庭,内侧有蜗窗、蜗螺旋管及内耳道(图2-3-15)。

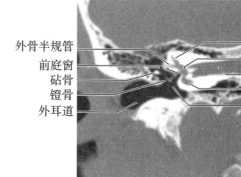

图2-3-15 经前庭窗CT冠状层面(CT)

5. 经面神经管垂直段冠状层面 该断面显示面神经管垂直段即乳突段。乳突窦呈上下走行的低密度腔,其内侧可见外半规管、前半规管、前庭的断面(图2-3-16)。面神经管位于乳突窦的内下方,呈几乎垂直走行的管状结构,管壁清楚,中心密度较低。

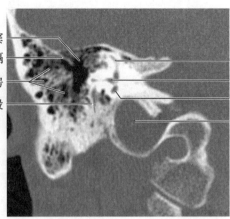

鼓窦
鼓窦间隔
乳突小房
面神经管乳突段

前骨半规管
外骨半规管
后骨半规管
颈静脉孔

图2-3-16　经面神经管垂直段冠状层面(CT)

课后思考

患者,男,56岁,右耳反复流脓2年余,加重伴听力下降、疼痛2个月,突发右侧周围性面瘫3周。

请问:如患者做CT检查应重点观察哪些层面?

链接2-7
第二章第三节
耳部课后思考案例解析

链接2-8
第二章第三节
耳部自测题参考答案

（张　影）

第四节　颌面部

◀学习目标

掌握:眼球、眼附器和眶的组成,鼻腔与鼻旁窦及周围结构关系,鼻咽部结构,颞下颌关节组成及断层解剖。

熟悉:眼眶、鼻旁窦及颞下颌关节的X射线解剖。

了解:鼻腔和咽部的X射线解剖。

◀ **课程思政**

通过学习本节内容,培养学生应具有认真负责、细致观察的工作作风和实事求是的科学精神,怀有一颗为人民服务的崇高的心,在自己岗位上尽心尽力,要善于思考、敢于创新,树立学以致用、报效祖国、造福人类的远大理想。

◀ **课前预习**

1.学生在线自主学习　使用数字化教学资源服务云平台,教师将课程制作成 PPT (链接2-1)、微课视频上传至在线平台,让学生自主学习、讨论交流,激发学生主动学习的积极性。根据章节内容设立临床案例讨论,加强师生之间的对话与交流,实现线上线下授课相结合,使学生掌握医学影像解剖学的基本知识,不断提高学生自主学习能力,为临床打下基本功。

2.学生在线自我检测　结合授课内容给出单选题 5～10 道,学生扫码完成自测(链接2-9),考核学生对理论知识掌握情况。

链接2-9
第二章第四节
颌面部自测题

一、应用解剖

（一）眶区

眶区位于鼻腔上部的两侧,包括眶、眼球及其附属结构。

1.**眶**　呈底朝前外、尖伸向后内的四棱锥形腔隙,容纳眼球及其附属结构。眶尖处有圆形的视神经管与颅中窝相通。眶的上壁由额骨眶部和蝶骨小翼构成,前外侧份有较深的泪腺窝,容纳泪腺;下壁主要由上颌骨构成,与外侧壁交界处的后份有眶下裂,此裂中部有向前行的眶下沟及其延续的眶下管;内侧壁自前向后由上颌骨额突、泪骨、筛骨眶板和蝶骨体构成,前下份有圆形的泪囊窝,容纳泪囊;外侧壁由颧骨和蝶骨大翼构成。与上壁交界处的后份有眶上裂,向后与颅中窝相通(图2-4-1)。

2.**眼球及其附属结构**　眼球位于眶腔内,呈近似球形,由眼球壁和眼球的内容物构成(图2-4-2)。眼球附属结构位于眼球周围或附近,包括眼球外肌、泪器和眼睑等。

眼球壁自外向内分为纤维膜、血管膜和内膜。外层的纤维膜由前 1/6 的角膜和后 5/6 的巩膜构成,中层的血管膜自前向后分为虹膜、睫状体和脉络膜,内膜即视网膜。眼球的内容物有房水、晶状体和玻璃体,晶状体位于虹膜与玻璃体之间,呈双凸透镜状;玻璃体呈无色透明的胶状物质,填充于晶状体与视网膜之间。

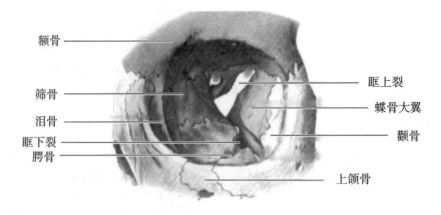

图 2-4-1 眼眶

额骨

筛骨

泪骨

眶下裂

腭骨

眶上裂

蝶骨大翼

颧骨

上颌骨

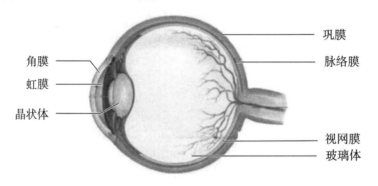

图 2-4-2 眼球

角膜

虹膜

晶状体

巩膜

脉络膜

视网膜

玻璃体

眼球外肌分布于眼球周围,包括上直肌、下直肌、内直肌、外直肌、上斜肌、下斜肌和上睑提肌,可运动眼球和上提上睑(图 2-4-3)。泪器由泪腺和泪道组成,泪腺位于泪腺窝内;泪道包括泪点、泪小管、泪囊和鼻泪管,泪囊位于泪囊窝内,向下移行为鼻泪管(图 2-4-4)。

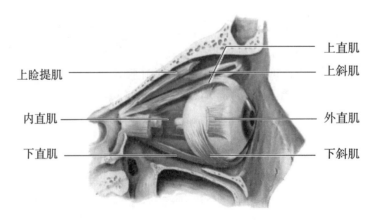

图 2-4-3 眼外肌

上睑提肌

内直肌

下直肌

上直肌

上斜肌

外直肌

下斜肌

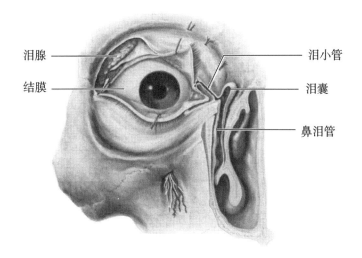

图2-4-4　泪器

(二)鼻腔和鼻旁窦

鼻腔位于两眶与上颌骨之间,由鼻中隔将其分为左、右侧。鼻腔的顶主要由筛骨的筛板构成,经筛孔与颅前窝相通;底为腭;外侧壁主要由筛骨迷路构成,可见上、中、下鼻甲及其相应下方的上、中、下鼻道(图2-4-5),向后经鼻后孔通鼻咽。

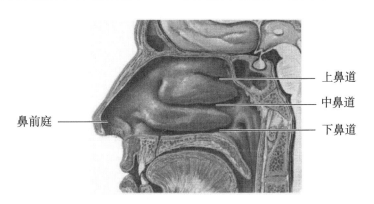

图2-4-5　鼻腔

鼻窦是鼻腔周围含气颅骨的腔,开口于鼻腔,包括额窦、蝶窦、筛窦和上颌窦(图2-4-6、图2-4-7)。额窦位于眉弓深部,呈三棱锥形。蝶窦位于蝶骨体内,被鼻中隔分为左、右腔,多不对称。筛窦是筛骨迷路内的腔隙,依据部位可分为前、中、后群筛窦。上颌窦位于上颌体内,呈锥体形腔隙,因窦口高于窦底,直立位时窦内积液不易引流。

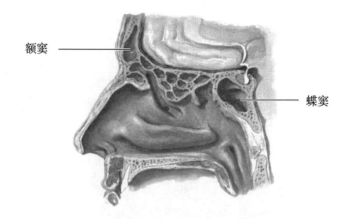

图 2-4-6 鼻窦

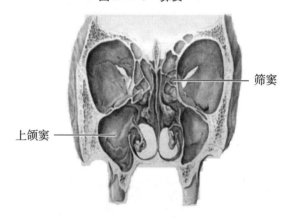

图 2-4-7 鼻窦

(三)口腔

口腔为消化道的起始部,向前经口裂通外界(图 2-4-8)。向后经咽峡通口咽。口腔的侧壁为颊;上壁为腭,与鼻腔相分隔;下壁为舌下区,其底部由下颌舌骨肌和舌骨舌肌构成,内有舌下腺、下颌下腺深部、舌下神经和舌神经等。

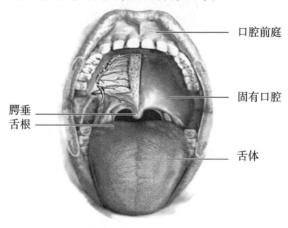

图 2-4-8 口腔

舌是口腔内重要的肌性器官;颏舌肌是主要的舌外肌,起自下颌体后面的颏棘,肌纤维呈扇形向后上,止舌正中线的两侧。

大唾液腺位于口腔周围,包括腮腺、下颌下腺和舌下腺。腮腺呈楔形,以下颌支后缘为界分为浅、深部,腮腺管自腮腺浅部的前缘发出,开口于上颌第二磨牙相对的颊黏膜。下颌下腺呈扁椭圆形,位于下颌体与二腹肌前、后腹围成的下颌下三角内,被下颌舌骨肌分为浅、深部,下颌下腺管自其深部发出,开口于舌下阜。舌下腺位于口底黏膜与下颌舌骨肌之间,较小,经舌下腺管开口于舌下阜和舌下襞。

(四)面侧区

1. 腮腺咬肌区 为腮腺和咬肌所在的下颌支外面和下颌后窝,主要结构有腮腺、咬肌及神经、血管等(图2-4-9)。腮腺位于外耳道的前下方,上缘邻接颧弓、外耳道和颞下颌关节,下缘平下颌角,前邻咬肌、下颌支和翼内肌,后邻乳突和胸锁乳突肌上部。腮腺呈不规则的楔形,底朝外、尖伸向咽旁,以下颌支后缘或面神经为界分为浅、深部,内有神经、血管穿行,其中纵行结构有颈外动脉、下颌后静脉、耳颞神经和颞浅动、静脉,横行结构有上颌动、静脉和面神经的分支等。腮腺深面有茎突及茎突诸肌、颈内动脉、颈内静脉和后4对脑神经等,共同构成腮腺床。

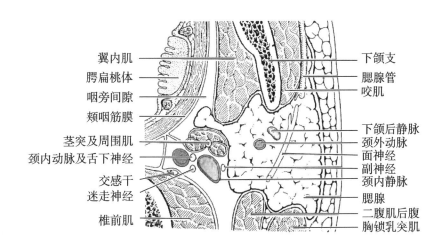

左侧标注(从上到下):翼内肌、腭扁桃体、咽旁间隙、颊咽筋膜、茎突及周围肌、颈内动脉及舌下神经、交感干、迷走神经、椎前肌

右侧标注(从上到下):下颌支、腮腺管、咬肌、下颌后静脉、颈外动脉、面神经、副神经、颈内静脉、腮腺、二腹肌后腹、胸锁乳突肌

图2-4-9 腮腺咬肌区

2. 面侧深区 位于腮腺咬肌区前部的深面,即颞下窝的范围,由顶、底和四壁围成。

(五)面部的间隙

面部的间隙位于颅底与上、下颌骨之间,是散在于骨、肌与筋膜之间的腔隙,彼此相通;间隙内充满有疏松结缔组织,并有神经、血管等穿行,感染等可沿间隙扩散。主要的间隙有如下几点(图2-4-10)。

1. 咬肌间隙 位于咬肌深面与下颌支上部之间,咬肌神经、血管通过下颌切迹穿入此间隙,牙源性感染如第三磨牙冠周炎等可扩散至此间隙。

2. 翼下颌间隙 位于下颌支与翼内肌之间,与咬肌间隙仅隔下颌支,并经下颌切迹相连通;间隙内有舌神经、下牙槽神经和下牙槽动、静脉通过。

3. 颞下间隙　由上颌体、腮腺、翼突外侧板和下颌支、颧弓围成,上界为蝶骨大翼的颞下面,向下以翼外肌下缘与翼下颌间隙相通,内有翼静脉丛、上颌动脉及其分支和上、下颌神经的分支等。

4. 翼腭间隙　由上颌体、蝶骨体及翼突、腭骨垂直板围成,向外侧与颞下间隙相通。内有上颌神经、翼腭神经节、上颌动脉级末支及其伴行静脉等。

5. 舌下间隙　位于下颌体内侧的口腔底黏膜与下颌舌骨肌之间,内有舌骨下腺、下颌下腺深部和下颌下神经节、舌神经、舌下神经等。

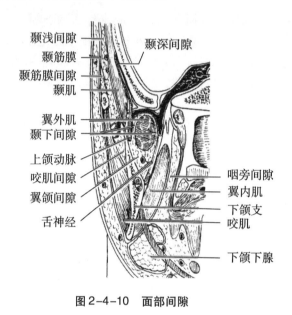

图 2-4-10　面部间隙

二、X 射线解剖

(一)眼眶后前位

眼眶呈稍椭圆的四边形,两侧基本对称,眼眶投影致密浓白,边缘清晰。顶壁为前颅窝底,前部大半为额骨水平板,后部由蝶骨小翼组成,外上方有一稍向上隆起的浅窝,即泪腺窝。内壁前部由上颌骨额突和泪骨组成,后部为筛骨底板和蝶骨体。外壁前部有额骨颧突和颧骨额突组成,后部为蝶骨大翼。下壁为上颌窦顶壁,由颧骨、上颌骨和腭骨眶板组成。眶后壁大部由蝶骨组成,由眶上裂作眶顶壁和眶外侧壁的分界,眶下裂作眶下壁与眶外侧壁的分界(图 2-4-11)。

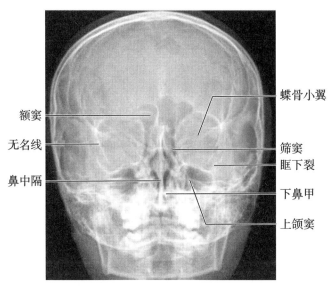

图 2-4-11 眼眶后前位

（二）眼眶侧位

　　眼眶呈锥体形，底朝前，尖朝后，两侧眼眶结构重叠。在眼眶前部，鼻骨部分显影，在鼻骨后下方的眶内缘，可见上颌骨额突。眶上壁大部为额骨水平部，其上面即前颅窝底。眶外侧壁前缘呈略向前凹的致密粗线影，排列于眶内侧壁前缘的稍后方，眶内侧壁下部可见上颌骨内侧向上伸出的额突。眶后壁位于眶尖部的两条近似平行并略向前凸的弧形致密线影为蝶骨大小翼的切线投影，其间重叠透亮蝶窦影。眶下壁前部眶缘较厚，眶底骨壁菲薄，其方见上颌窦（图 2-4-12）。

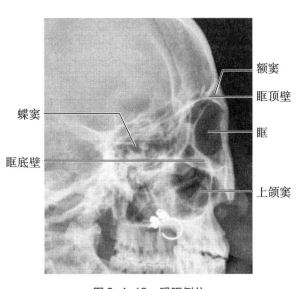

图 2-4-12 眼眶侧位

（三）鼻窦华氏位

两侧颞骨岩部投影于上颌窦腔下方,可清晰显示额窦、筛窦及上颌窦。窦腔气房透亮度高于眼眶。上颌窦呈尖朝下的三角形透亮影,窦壁呈致密线状影,内侧壁薄,外侧壁厚,为前后壁移行部的切线影,顶壁微上凸,位于眶下缘之下,顶壁中部有扁圆形眶下孔。圆孔和眶上裂影重叠于上颌窦腔内,窦腔内上方有后组筛窦气房。两侧鼻翼及上唇软组织影可重叠于上颌窦内下方。额窦位于额骨内,眼眶正上方,正常人额窦气化发育差异较大,有时一侧或两侧完全不发育或发育较差。额窦大多呈扇形透亮区,顶部有许多分隔切迹。筛窦位于两侧眼眶之间的筛骨内,呈蜂窝状气房,前后组筛窦可以分开,前组位于鼻腔和眼眶之间的筛骨迷路内,后组位置偏低、偏外,可投影于鼻腔上部和上颌窦的内上部(图 2-4-13)。

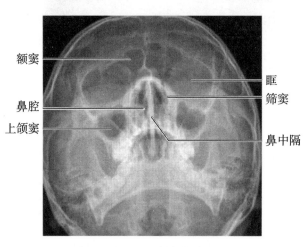

图 2-4-13　鼻窦华氏位

（四）鼻咽侧位

鼻咽部居鼻腔后,上界颅底,下界软腭。顶壁由蝶骨和枕骨组成。咽顶壁及后壁软组织依附于骨壁上,对比清晰。连续向下与颈椎前的软组织相接,表面光滑,在寰椎结节处稍向前突。鼻咽顶部和咽后壁的软组织厚度因年龄而异。儿童时因腺样体肥大,顶后壁交界处较厚,10 岁后则逐渐萎缩。一般鼻咽顶前部厚度为 5 mm 左右,正常不超过 10 mm。咽部前壁可见软腭呈光滑软组织带影,其下方可见舌根、会厌及喉头(图 2-4-14)。

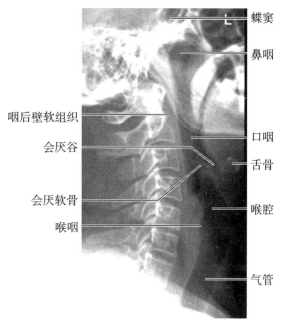

图 2-4-14　鼻咽侧位

蝶窦
鼻咽
咽后壁软组织
口咽
会厌谷
舌骨
喉腔
会厌软骨
喉咽
气管

(五) 颞下颌关节

颞骨下颌关节窝和前方关节结节与下颌骨髁状突共同构成颞下颌关节,位于外耳道前方,下颌头位于关节窝内,闭口时,关节间隙约为 2 mm(图 2-4-15);张口时,髁状突向关节窝的前方移位,但不超过关节结节下方,且两侧对称(图 2-4-16)。

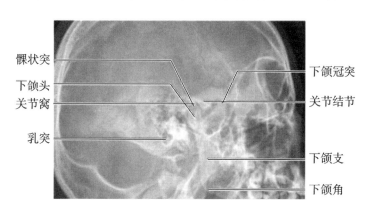

髁状突
下颌冠突
下颌头
关节窝
关节结节
乳突
下颌支
下颌角

图 2-4-15　颞下颌关节闭口位

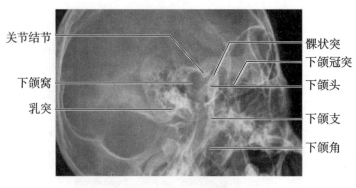

图 2-4-16　颞下颌关节开口位

关节结节　　下颌窝　　乳突　　髁状突　　下颌冠突　　下颌头　　下颌支　　下颌角

三、断层解剖

(一)CT 断面解剖

1. 横断层

(1)经眼球上方横断层　此层面眼眶呈底朝前、尖朝后的锥形。眶内壁主要由筛骨迷路、纸样眶板构成,外壁的前部为颧骨,后部为蝶骨大翼。眼球居眶腔的前半部,或有部分突出眶口。眼球壁(眼环)的前外侧有软组织密度的扁团块影为泪腺。在眼环的内前方与眶内壁之间有一小带状影,为上斜肌腱或滑车结构(图 2-4-17)。

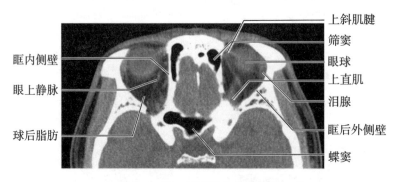

图 2-4-17　经眼球上方横断层

眶内侧壁　　眼上静脉　　球后脂肪　　上斜肌腱　　筛窦　　眼球　　上直肌　　泪腺　　眶后外侧壁　　蝶窦

(2)经眼部视神经横断层　该层面在视神经为中心的横断层上,眼球壁呈均匀高密度的环状影称眼环,厚约 1 mm。玻璃体为低密度,均匀一致,前方可见浓白的梭形高密度晶状体。视神经自球后极中央至眶锥中央,粗细均匀,宽 3～4 mm,轮廓清晰。眼内、外直肌在眶内脂肪的衬托下显示清晰,其球壁附着端较中段细,眼正视前方时,两侧肌索粗细相仿,眼斜视时,则一侧眼外肌收缩增粗,另一侧伸展变细,为眼肌生理现象。视神经管骨壁锐利完整,双侧对称(图 2-4-18)。

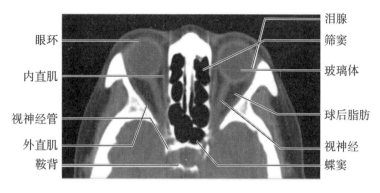

图 2-4-18　经眼部视神经横断层

（3）经眼球中部横断层　此层面以眼球为中心的横断层上，玻璃体为低密度，均匀一致，前方可见浓白的梭形高密度晶状体。可见内、外、下直肌，下斜肌多难以分清（图 2-4-19）。

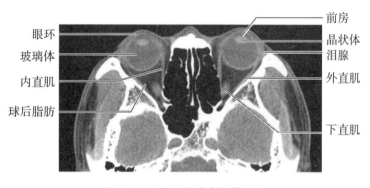

图 2-4-19　经眼球中部横断层

（4）经眼球下部横断层　此层面眼眶仍呈锥形，可见下直肌，下斜肌多难以分清。眶底后内部分常见上颌窦顶部腔影，前部眶底有眶下沟和眶下管，呈裂隙状。在上颌窦顶后方与眶外侧壁后段间为眶下裂。

（5）经上颌窦顶部横断层　此断面上鼻腔呈狭小的气道，鼻中隔显影清晰，鼻甲呈带状影。上颌窦的前、内及外后壁显示清晰，呈三角形。骨性内壁后部可不连续，可显示上颌窦窦口。内壁前部，可见椭圆形低密度小孔，由菲薄的骨壁包绕，为鼻泪管。

两侧颧弓内侧的软组织影为颞下窝，其中的脂肪间隙两侧对称。翼腭窝亦为脂肪间隙，位于上颌窦后壁外侧（图 2-4-20）。

（6）经上颌窦横断层　此层面通过上颌窦中部，前方的鼻部中线上前方有软骨鼻中隔，后方为骨性鼻中隔。鼻中隔两侧为左右下鼻甲。上颌窦前壁为上颌体的前面；内侧壁为鼻腔的外侧壁，上颌窦口开于中鼻道；后壁为上颌体的颞下面；前壁较厚，内侧壁、后壁较薄。上颌窦后壁的外后方为颞下窝，浅层有颞肌。上颌窦后壁内侧部后方为翼突内、外板，后壁与翼突内外板连接处为翼腭窝。内外板间为翼突窝，有翼内肌附着。翼突内板后缘形成鼻后孔的外侧界。翼突内板后方有咽鼓管圆枕,圆枕与翼突内板之间有凹陷的咽鼓管咽口。圆枕后方与咽后壁间形成一弧形外凸,为咽隐窝。咽后壁稍向前隆,中间可有切迹。在此层面,鼻咽腔呈梯形(图2-4-21)。

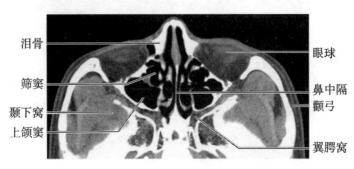

图2-4-20 经上颌窦顶部横断层

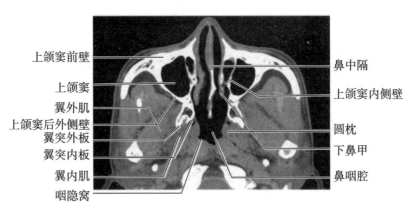

图2-4-21 经上颌窦横断层

(7)经咽鼓管咽口横断层 鼻咽腔两侧解剖结构大致对称,鼻咽腔位于中央,略呈方形,为一含气空腔。正前方为鼻腔,后方为椎前软组织,两侧壁前方为翼突内、外侧板,后外侧方为咽旁软组织。

咽旁软组织由内向外依次为咽旁区、咽旁间隙和颞下窝区。咽旁区由前向后重要的结构有腭帆张肌、咽鼓管咽口、腭帆提肌和咽鼓管圆枕,腭帆张肌较小,位于咽鼓管口前外,呈纤细的梭状软组织影,腭帆提肌稍大,位于咽鼓管口后内,亦呈细梭状。它们共同控制咽鼓管的开放或关闭。咽鼓管与咽隐窝之间的软组织突起为咽鼓管圆枕,其内有软骨,故密度略高于周围的软组织。咽旁区后部的重要结构还有颈深上组淋巴结、下4对颅神经、交感神经干、颈内动、静脉等。CT平扫时,这些结构除颈内动脉、静脉能分辨外,其余结构难以分辨。

咽旁间隙前抵翼板,后达茎突,是介于吞咽肌和咀嚼肌之间的脂肪间隙,其前部呈裂隙状低密度影,由前内斜向后外,其后部略呈底边向外的多边形透亮影。咽旁间隙的大小与年龄有关,老年人因深部组织萎缩常较年轻人宽大。

颞下窝位于咽旁间隙之外,主要为数条咀嚼肌,分别为起于翼窝的翼内肌、起于翼突外板的翼外肌和位于翼外肌外缘的颞肌深头,CT能清楚地显示上述肌束。翼内外肌呈由后外向前内走行的橄榄状肌束,两肌间隙分界清楚,它们的前界为骨性翼外板,后界为翼间筋膜,两者均为颞下窝软组织是否正常的重要解剖标志。颞肌深头为肌束的断面,呈椭圆形软组织影,与翼内、外肌间有低密度脂肪区。

咽后软组织,位于椎前筋膜与颊咽筋膜之间,两侧以薄的筋膜与咽旁区后部相隔,咽后软组织中间的凹陷为咽缝,咽缝两侧有脂肪,CT表现为与中间四相应的低密度线,头长肌或头长肌与颈长肌位于咽后两侧对称纵向走行(图2-4-22)。

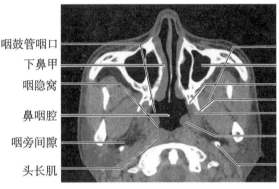

咽鼓管咽口
下鼻甲
咽隐窝
鼻咽腔
咽旁间隙
头长肌

翼外肌
上颌窦
翼突内侧板
翼突外侧板
翼内肌
咽鼓管圆枕
茎突

图2-4-22 经咽隐窝横断层

(8)经舌骨横断层 舌骨呈弓形,舌骨体居中,两则舌骨大角向后延伸,其连接部可见裂隙。两侧颌下腺为椭圆形软组织块影,位于舌骨大角前外侧。舌骨体正中后方可见舌骨会厌正中襞,会厌谷位于正中襞两侧,为含气腔,两者大小可不对称。会厌谷后方的弓形线状影为会厌(图2-4-23)。

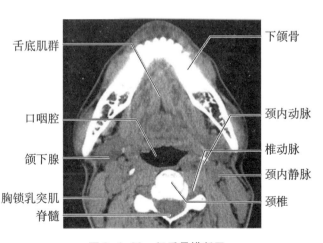

舌底肌群
口咽腔
颌下腺
胸锁乳突肌
脊髓

下颌骨
颈内动脉
椎动脉
颈内静脉
颈椎

图2-4-23 经舌骨横断层

（9）经颞下颌关节横断层　此层面显示完整颞颌关节。下颌头断面呈椭圆形，左右径大于前后径。下颌头的大小与关节窝相适应。关节间隙2～3 mm，后间隙略大于前间隙。下颌关节窝前部为关节结节，内侧为蝶骨嵴，后侧以鳞骨裂与外耳道相隔。关节结节向前延伸为颧弓，颧弓内侧肌肉为颞肌（图2-4-24）。

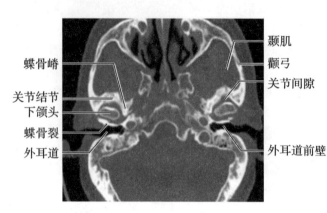

图2-4-24　经颞下颌关节横断层

案例分析

病例摘要：女性患者，20岁，因右眼持续性疼痛伴眼球突出7 d。做CT平扫和增强扫描，显示右侧肌锥内占位性病变，病变边界清楚，形态尚规则，累及视神经并有视神经增粗，CT平扫呈等信号，增强扫描病变呈中度强化，骨窗示病变周围骨质未见破坏。甲基强的松龙治疗后有所好转。

请问：如患者做CT检查应重点观察哪些层面？

链接2-10
第二章第四节
颌面部
案例分析答案

2. 冠状层面

（1）经眶中部冠状层面　此层面对眶上壁、眶下壁、眶尖结构及上直肌、下直肌、上斜肌、下斜肌及泪器结构的显示优于横断层，同时可显示眼眶与相邻鼻窦、颅内结构之间的关系以及眼外肌、视神经的毗邻关系。

眼眶呈圆形，上壁为额骨眶板，内壁为纸样板，下壁为上颌窦上壁，外壁为颧骨。眼球居眼眶的中央，外周为眼环，内部为玻璃体。在眼环周围分别有4条眼外直肌断面，呈扁平状。在上直肌上方、眶下可见上睑提肌影。上直肌、内直肌和眶内上壁间显示上斜肌呈较细薄的断面紧贴眶壁，其稍上方有眼上静脉呈小圆点状。在眼眶外上方可见扁平状泪腺影介于眼球和眶壁之间（图2-4-25）。

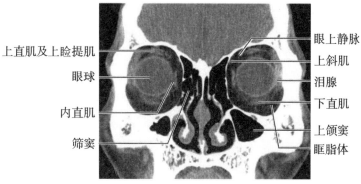

图2-4-25　经眶中部冠状层面

（2）经眼球后缘冠状层面　球后脂肪丰富,除下斜肌不可见外,其余眼外肌断面显示均较清楚,有时可见4条直肌间的细线状肌间筋膜,此筋膜为肌锥内、外之界限。在肌锥中央可见直径约5 mm的圆点状视神经断面影。视神经与上、内直肌间可显示眼上静脉断面影（图2-4-26）。

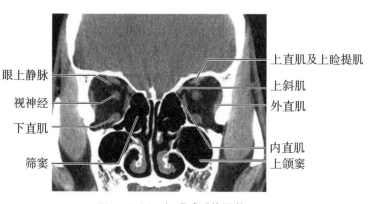

图2-4-26　经眼球后缘冠状层面

（3）经眶尖冠状层面　该层面眼眶明显缩小,呈三角形,上边为颧骨眶板或蝶骨小翼,外边为蝶骨大翼,内下边为后组筛窦外侧壁,眼眶的外上角通眶上裂,外下角通眶下裂,CT骨窗观察较清楚。上直肌和上睑提肌的断面贴近眶上壁或外上角,外直肌的断面贴近外侧壁,内直肌断面接近眶腔的内上角,下直肌的断面贴近眶的内下壁,诸肌趋于靠近,视神经断面偏于肌环内上区（图2-4-27）。

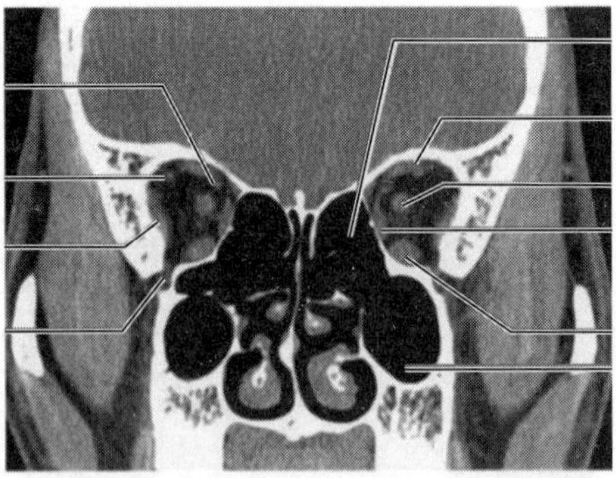

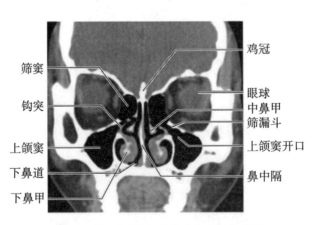

图2-4-27　经眶尖冠状层面

（4）经窦口-鼻道复合体层面　窦口-鼻道复合体（OMC）即前组鼻旁窦在中鼻道开口区域，主要包括钩突、筛漏斗、半月裂、筛泡、中鼻甲以及中鼻道等标志性解剖结构。筛漏斗是一个三维腔隙，其前、内、下界是钩突，外侧壁是眶纸板，后界是筛泡。筛漏斗是额窦、前组筛窦和上颌窦引流的汇合处，筛漏斗向内经半月裂与中鼻道相通。

钩突是筛骨的一块新月状薄骨片，其尾端与下鼻甲筛骨突的上升部相连接，上缘游离并向内倾斜（图2-4-28）。CT冠状断层上，与筛漏斗同层面出现的筛窦是前组筛窦，与筛泡同层面出现位于中鼻甲下方的是中组筛窦，位于中鼻甲上方的是后组筛窦。

半月裂呈窄的裂隙状，在冠状断层上，位于钩突与筛漏斗层面之后，大多数上颌窦开口在半月裂内。

鼻腔顶部以筛板与颅内相隔，鸡冠位于筛板上面正中部，鼻中隔附着于筛板正中部的下方，其两侧为嗅沟。上、中、下鼻道亦显示清楚。

图2-4-28　经窦口-鼻道复合体冠状断层

知识链接

窦口-鼻道复合体，为额窦、上颌窦引流到前组筛窦及前组筛窦引流通道等结构的统称,由额陷窝、筛漏斗、半月裂孔及中鼻道邻近结构组成。此结构的临床意义较重要,先天性解剖变异或后天性因素导致窦口鼻道狭窄阻塞,是引起额窦、上颌窦、筛窦炎症病变的主要原因。术前明确筛骨钩突位置,是避免术中损伤邻近结构如眼眶、鼻泪管的关键。

(5)经颞下颌关节冠状层面 经关节中部冠状断层扫描显示关节结构最为清晰,可见髁状突、关节窝及关节间隙(图2-4-29)。

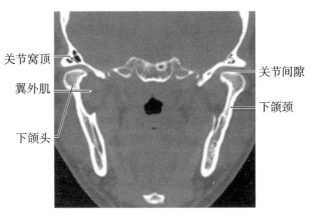

图2-4-29 经颞下颌关节冠状层面

3. CT矢状层面 主要观察颞下颌关节。闭口时,下颌头位于颞下颌关节窝内,关节间隙匀称。关节盘的形态呈双凹透镜状,其前带较厚,中间带较薄,后带最厚,其后方延续为双板区,双板区与后带之间分界较清晰。下颌头上方正对关节盘后带。关节盘前方为翼外肌,其上肌腱绕过关节结节与关节盘前带相连。张口时,下颌头移出关节窝到达关节结节顶端的下方,关节盘随髁状突一起向前下移动至髁状突与关节结节之间。关节盘的后带位于下颌头的后上方(图2-4-30)。

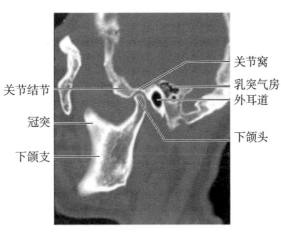

图2-4-30 经颞下颌关节矢状层面

（二）MRI断层解剖

1.横断层

（1）经视神经横断层　此横断层影像可清晰显示眼部基本解剖。眼球壁在T_1WI、T_2WI呈低中信号。玻璃体、房水在T_1WI呈低信号，在T_2WI呈高信号。晶状体在T_1WI中呈中低信号，在T_2WI中呈低信号。视神经在T_1WI、T_2WI均呈中等信号，可显示视神经全程，表现为自眼球后极向后内、上直行或波浪状走行达眶尖部。眼肌在T_1WI呈中等信号，T_2WI呈低信号，眼内、外直肌和上斜肌以横断层显示较好。眶内脂肪在T_1WI和T_2WI均呈高信号。泪腺在眼球上部横断层显示较好，T_1WI、T_2WI均呈低信号。眶上静脉和眼动脉在T_1WI和T_2WI均呈低信号。眼眶骨皮质在T_1WI、T_2WI中均呈低信号，骨髓质均呈高信号（图2-4-31）。

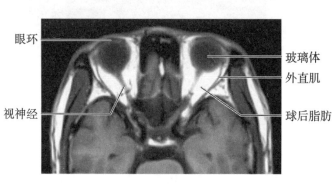

图2-4-31　经视神经横断层

（2）经咽隐窝横断层　鼻咽部上部的形态颇具特征性，鼻咽腔壁左右对称。两侧后壁向腔内突出的小隆起为咽鼓管圆枕，它是咽鼓管的软骨端，在T_1WI图像上呈等或稍高信号，覆盖其上的黏膜信号强度稍低。

咽鼓管咽口在咽鼓管圆枕的前方，稍向侧后壁凹入，咽隐窝在咽鼓管圆枕的后方，稍向后壁内凹入，多呈裂隙状。有时，充气不佳或有黏液附着时咽鼓管咽口或咽隐窝填平，勿误为病变所致。中部鼻咽腔的外方为翼内肌，后方为头长肌，均成较低信号（图2-4-32）。

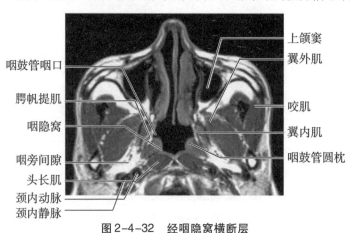

图2-4-32　经咽隐窝横断层

2. 冠状层面

（1）经眼球后部冠状层面 可显示眼部大部分结构。视神经在 T_1WI、T_2WI 中呈中等信号，呈圆形位于眼部中央，显示视神经内部结构此位置最佳，特别是在 T_1WI 图像上可清晰显示视神经及其鞘膜，表现为视神经纤维及其鞘膜低信号，蛛网膜与软脑膜移行到视神经表面，视神经周围的蛛网膜下隙内的脑脊液呈环形高信号。眼球周围肌肉显示较清晰，观察眼外肌形态、大小，以冠状位影像最佳。眼眶骨及额窦显示清晰，在 T_1WI、T_2WI 中均为低信号，窦腔内气体为极低信号（图 2-4-33）。

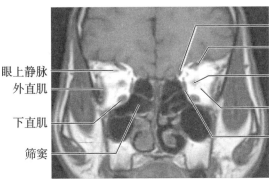

上斜肌
上直肌及上睑提肌
视神经
眶内脂肪
内直肌

眼上静脉
外直肌
下直肌
筛窦

图 2-4-33 经眼球后部冠状层面（T_1WI）

（2）经咽鼓管圆枕冠状层面 鼻咽腔左右对称，鼻咽腔侧壁有光滑、弧形的小突起突入腔内，此为咽鼓管圆枕，在其外下方的较小切凹是咽鼓管咽口。翼突板呈高信号，与高信号的斜坡构成鼻咽腔的顶，其下覆以信号强度较低的黏膜。翼管在翼突板的内上方。构成侧壁的是中缩肌以及扁桃体组织。鼻咽腔下部中央呈软组织信号的是腭垂。咽旁间隙把其外侧的翼内肌及内侧的扁桃体组织分开，后者与咽旁间隙之间还隔着扁桃体包膜与脂肪组织。腮腺呈中等信号强度，贴附在咬肌之上（图 2-4-34）。

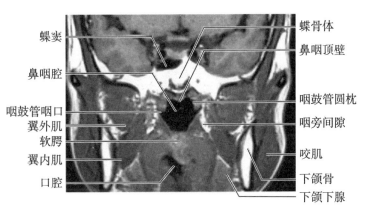

蝶窦
鼻咽腔
咽鼓管咽口
翼外肌
软腭
翼内肌
口腔

蝶骨体
鼻咽顶壁
咽鼓管圆枕
咽旁间隙
咬肌
下颌骨
下颌下腺

图 2-4-34 经咽鼓管圆枕冠状层面（T_1WI）

3. 矢状层面

（1）经视神经矢状层面 眼眶呈锥形，其最前方为眼睑、眼裂。前半部有圆形的眼环,眼环前部为角膜,角膜的后方有梭形的晶状体,其后方为玻璃体。视神经自眼球后极向后伸向眶尖的稍上方,呈浅"S"形,眼环后方为眶脂体。眶上壁的下方有长条形的上直肌和上睑提肌,眶下壁上方有条形的下直肌影。有时在上直肌前端与视神经之间可显示眼上静脉斜断面影(图2-4-35)。

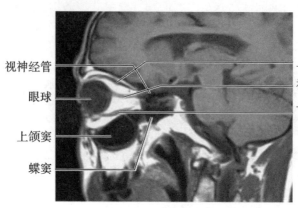

图2-4-35 经视神经矢状层面(T₁WI)

(2)经鼻咽部矢状层面 T₁加权图像可细致地显示鼻咽部顶壁、后壁以及外侧壁的形态与厚度,是 MRI 检查鼻咽部的重要断层图像。在正中矢状位影像上,可见中脑导水管,由于鼻咽顶壁介于枕骨斜坡骨皮质线状低信号与由空气充填的无信号鼻咽腔之间,所以,顶壁黏膜被清晰显示,厚2~3 mm,较正常的中脑导水管稍宽,呈比肌肉高的信号。在顶壁之下,由于咽缩肌的缘故,咽后壁厚度稍稍增加,为3~4 mm。不论顶壁还是咽后壁,弧度自然,线条连续柔和。成人腺样体已退化,顶壁呈平直状态或向斜坡方向微凹,若向鼻咽腔突出属异常。若扫描层厚为5 mm,则在正中矢状位邻近的层面如旁正中矢状位层面显示鼻咽部的后外侧壁,该层面往往同时显示动眼神经。后外侧壁由黏膜与淋巴组织组成,附着在头长肌上。鼻咽部后外侧壁的 MRI 厚度是比较性的,即比较右侧旁正中矢状断层与左侧旁正中矢状断层上的厚度是否一致(图2-4-36)。

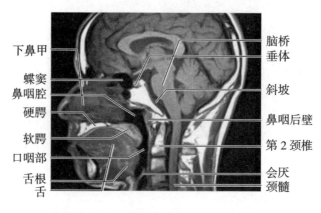

图2-4-36 经鼻咽部矢状层面(T₁WI)

课后思考

病例摘要:患者,女,65 岁,左眼眼突、视物不清 6 个月,加重伴左面部红肿疼痛、左侧鼻塞 1 月余。

请问:如患者做 CT 检查应重点观察哪些层面?

链接 2-11
第二章第四节
颌面部
课后思考案例解析

链接 2-12
第二章第四节
颌面部
自测题参考答案

（张　影）

第五节　颈　部

◆ 学习目标

掌握:喉、甲状腺断层解剖;能阅读颈部 CT 及 MRI 典型层面的断层解剖。
熟悉:颈部淋巴结分布及其引流。
了解:颈部筋膜及其间隙。

◆ 课程思政

通过学习本节内容,培养医学生良好的医德医风和行为准则,培养科学严谨、实事求是的工作态度,基于案例的教学方法培养学生在解决问题时学会做人、做事,增强学生服务医疗事业的社会责任感、勇于探索的创新精神、善于解决问题的实践能力。

◆ 课前预习

1. 学生在线自主学习　使用数字化教学资源服务云平台,教师将课程制作成 PPT(链接 2-1)、微课视频上传至在线平台,让学生自主学习、讨论交流,激发学生主动学习的积极性。根据章节内容设立临床案例讨论,加强师生之间的对话与交流,实现线上线下授课相结合,使学生掌握医学影像解剖学的基本知识,不断提高学生自主学习能力,为临床打下基本功。

链接 2-13
第二章第五节
颈部自测题

2. 学生在线自我检测　结合授课内容给出单选题 5 ~ 10 道,学生扫码完成自测(链接 2-13),考核学生对理论知识掌握情况。

一、应用解剖

颈部前方有喉、气管、咽、食管,还有甲状腺、甲状旁腺;两侧有纵向走行的大血管(如颈总动脉,颈内、外动脉,颈内静脉)和神经(如迷走神经、膈神经);颈后部正中有骨性脊柱颈段,内有脊髓颈段;颈根部有斜行于颈和上肢之间的血管神经束,还有胸膜顶和肺尖由胸腔突入颈根部。

颈部各结构之间,有结缔组织填充。颈部浅、深筋膜形成筋膜鞘和诸多筋膜间隙。颈部肌肉分为颈浅肌群、舌骨上、下肌群和颈深肌群。颈部淋巴结丰富,多沿血管和神经排列,肿瘤转移时易受累。

(一)喉

喉位于喉咽前方(图2-5-1),上界为会厌上缘(约平对第2~3颈椎之间),下界为环状软骨下缘(平第6颈椎下缘)。成年男性的喉上下径约5 cm,左右径约4 cm,女性较男性约小25%;喉的位置女性略高于男性、小儿较成人高、老年人较低,随着年龄的增长,喉的位置则逐渐下降。喉上方借韧带连于舌骨,下方借肌肉固定于胸骨。故当吞咽或发音时,喉可上下移动,也可随头转动向左右移动。喉的前方被覆皮肤、浅筋膜、深筋膜和舌骨下肌群,后壁毗邻喉咽部,两侧有颈部血管、神经及甲状腺侧叶等结构。喉的结构复杂,以软骨为支架,借关节、韧带和弹性纤维膜连接在一起,并配布有喉肌。

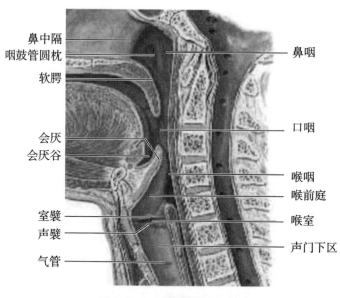

图2-5-1 喉腔结构及分区

1.喉软骨 包括不成对的甲状软骨、环状软骨、会厌软骨和成对的杓状软骨、小角软骨、麦粒软骨、楔状软骨(图2-5-2)。

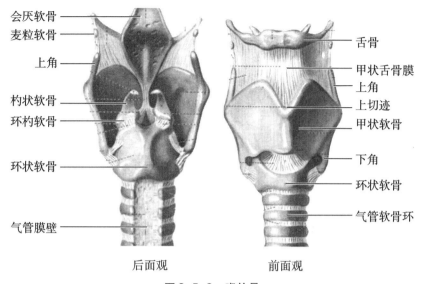

会厌软骨
麦粒软骨
上角
杓状软骨
环杓软骨
环状软骨
气管膜壁

舌骨
甲状舌骨膜
上角
上切迹
甲状软骨
下角
环状软骨
气管软骨环

后面观　　　　　　前面观

图 2-5-2　喉软骨

（1）甲状软骨　组成喉的前外侧壁，由左、右两个近似四边形的软骨板构成，两板的前缘约以直角互相愈着形成前角，前角上端向前突出。在成年男性特别明显称为喉结。板的后缘游离向上、下方各形成一突起，分别称为上角和下角；上角较长，借韧带与舌骨大角相连；下角较短粗，尖端内侧面有小关节面，与环状软骨构成关节。

（2）环状软骨　位于甲状软骨下方，是呼吸道唯一完整的软骨环，对支撑呼吸道的开张有重要作用。环状软骨的前部为环状软骨弓，后部为环状软骨板；弓平对第 6 颈椎椎体，是颈部重要的标志性结构；板的上缘有一对小关节面，与杓状软骨形成关节。

（3）杓状软骨　位于环状软骨板上方，左、右各一，是一对略呈三角锥体形的软骨。有一尖（向上）、一底（朝下）和两突，底的关节面与环状软骨板上缘构成环杓关节；底向前方的突起称为声带突，有声韧带附着；底向外侧较钝的突起称为肌突，是喉肌的附着处。

（4）会厌软骨　是上宽下窄呈树叶状的软骨。以下端狭细的茎附于甲状软骨前角内面，前面稍凸，对向舌根；后面略凹，构成喉前庭前壁。会厌软骨下部与甲状舌骨膜之间借脂肪组织分隔，中线处微向后方隆凸，称为会厌结节。

（5）小角软骨　位于杓状软骨尖的上方。

（6）麦粒软骨　位于甲状舌骨外侧韧带内。

（7）楔状软骨　藏于杓状会厌襞后端。

会厌软骨为弹性软骨，基本不骨化。甲状软骨、环状软骨和成对的杓状软骨大部为透明软骨，20 岁后开始骨化，而以甲状软骨板后缘出现最早；环状软骨在女性 17 岁便开始骨化，在男性 21 岁开始骨化，25 岁以后无不骨化者。其中甲状软骨和环状软骨骨化后内有骨髓腔。喉软骨在 MRI 和 CT 图像上均呈较高信号或密度，是喉影像检查时的重要标志。

2.喉腔　喉腔是由喉软骨作为支架围成的腔隙,向上经喉口与喉咽相通,向下以环状软骨下缘与气管相续。喉腔黏膜亦与咽和气管黏膜相延续。

(1)前庭襞和声襞　喉腔的侧壁上有两对突入腔内的黏膜皱襞;上方的一对称为前庭襞,自甲状软骨前角中部连至杓状软骨声带突上方,两侧前庭襞之间的裂隙称为前庭裂;下方一对称为声襞,自甲状软骨前角中部连至杓状软骨的声带突,较前庭襞更为突出,两侧声襞及杓状软骨基底部之间的裂隙,称为声门裂,是喉腔最狭窄的部位。

(2)喉口　即喉腔的入口,朝向后上方,由会厌软骨上缘、杓状会厌襞和杓间切迹围成。

(3)喉腔分部　喉腔可借前庭裂和声门裂分为3个部分。

1)喉前庭:为喉口至前庭裂平面之间的喉腔,呈上宽下窄的漏斗状。

2)喉中间腔:为前庭裂平面至声门裂平面之间的喉腔,是喉腔中容积最小的部分;其两侧向喉侧壁延伸的梭形隐窝,称为喉室。

3)声门下腔:为自声襞游离缘至环状软骨下缘的部分,上窄下宽,略呈圆锥形。此区黏膜下组织比较疏松,炎症时易引起水肿。

(4)喉腔的影像学分区　影像学上常将喉腔分为声门上区、声门区、声门下区,分区依据是该3个区域的深层淋巴管彼此无交通。

1)声门上区:为声门裂平面以上的区域,包括会厌舌面(含会厌游离缘)、杓状会厌襞、杓间区、会厌喉面、前庭襞及喉室。

2)声门区:声门裂(包括声带)向下5~10 mm区域以及其前、后组成。

3)声门下区:指声门区以下至环状软骨下缘的内腔,为弹性圆锥和环状软骨共同围成的上窄下宽圆锥形结构。

3.喉内间隙　在甲状舌骨膜、甲状软骨与会厌软骨之间有充满疏松结缔组织的潜在性间隙,以方形膜将该间隙分为两部分。

(1)声门旁间隙　又称为喉旁间隙,位于喉室和喉小囊的外侧。间隙前方及外侧为甲状软骨。内侧为方形膜和弹性圆锥。后方为梨状隐窝的前面。前内侧借方形膜与会厌前间隙相邻,向后深入至杓状会厌襞,并与梨状隐窝相邻;两侧喉旁间隙经喉后部相通。

(2)会厌前间隙　位于会厌前方与甲状舌骨膜之间,上方正中为舌骨会厌韧带,前方为甲状舌骨膜,侧面为方形膜,后方为会厌前面;呈楔形,由脂肪组织充填,便于会厌运动。吞咽时,甲状软骨上举,会厌前间隙内组织缩短,脂肪体变厚,会厌被压向后方,至喉口关闭。两侧间隙由弹性纤维组织相分隔,彼此不通,但可与同侧的声门旁间隙相通。

上述两间隙有出入喉的血管、神经、淋巴管等结构,且组织疏松,发生喉癌时,癌细胞可沿这些间隙扩散。

(二)甲状腺

甲状腺呈"H"形,可分为两个侧叶和峡部。侧叶紧贴甲状软骨板、环状软骨和第1~6气管软骨环的前外侧面;峡部位于第2~4气管软骨环的前方(图2-5-3)。

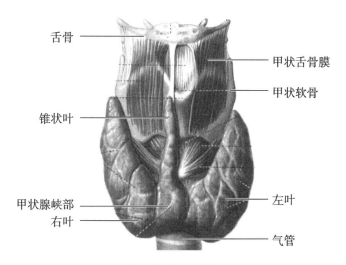

图 2-5-3 甲状腺

甲状腺侧叶的横切面近似呈三角形,前面为舌骨下肌群和胸锁乳突肌所覆盖,内侧面与两个管道(气管、食管)、两条神经(喉上神经喉外支、喉返神经)和两块肌(咽下缩肌、环甲肌)毗邻,后面与甲状旁腺、颈总动脉和甲状腺下动脉等结构毗邻。

甲状腺有真、假两个被囊。真囊位于内层,由腺体周围结缔组织增厚形成;甲状腺假囊(甲状腺鞘)位于外层,来自颈深筋膜中层。甲状腺假囊在甲状腺侧叶和峡部后面与甲状软骨、环状软骨、气管软骨之间增厚形成甲状腺悬韧带,将甲状腺固定于喉和气管上,因此吞咽时甲状腺可随喉上、下移动。

甲状腺的血供极为丰富,动脉与静脉不完全伴行。分布于甲状腺的动脉主要有5条,即成对的甲状腺上动脉、甲状腺下动脉和不成对的甲状腺最下动脉。甲状腺的静脉在真囊下形成静脉丛,然后汇成甲状腺上、中、下3对静脉。甲状腺周围的神经与甲状腺关系密切的主要有喉上神经和喉返神经。

(三)颈部淋巴结

颈部淋巴结数目较多,大致分布于颈上部、颈前区和颈外侧三大区域(图2-5-4),最后汇入头颈干。颈上部淋巴结主要沿头、颈交界处排列。颈前区淋巴结沿颈前的静脉和颈部器官(喉、气管、甲状腺)前方及两侧排列。颈外侧淋巴结分浅、深两组,浅组沿颈外静脉排列,深组沿颈内静脉和颈横动静脉血管排列,沿颈横血管排列的淋巴结为锁骨上淋巴结,是头颈部淋巴结的总集合处。

颈部淋巴结是淋巴病变最早和最常累及的部位之一,是头颈部恶性肿瘤(通常为鳞状上皮癌)的主要转移部位,也是胸腹部呼吸道和消化道肿瘤的终末转移站,应引起重视。

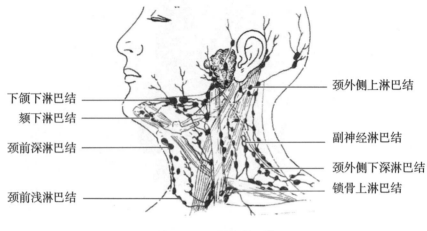

图 2-5-4　颈部淋巴结

下颌下淋巴结
颏下淋巴结
颈前深淋巴结
颈前浅淋巴结

颈外侧上淋巴结
副神经淋巴结
颈外侧下深淋巴结
锁骨上淋巴结

二、X 射线解剖

（一）颈部正位

颈部正位像上，喉与颈椎阴影重叠，在中线上显示为宽带状透明的喉腔轮廓，喉腔下方为气管，两者以第 6 颈椎下缘为界。喉软骨可因钙化而显示（图 2-5-5）。

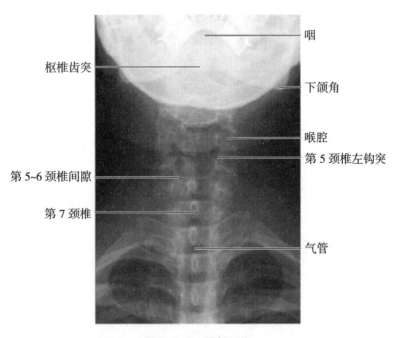

枢椎齿突
第 5~6 颈椎间隙
第 7 颈椎

咽
下颌角
喉腔
第 5 颈椎左钩突
气管

图 2-5-5　颈部正位

（二）颈部侧位

颈椎前方长条形透亮影为咽腔,上达颅底,下续食管,前面与鼻腔、口腔、喉腔相通。以软腭和会厌上端为界,软腭以上为鼻咽腔,会厌上端以下为喉腔,两者之间为口咽。咽后壁平坦,与颈椎椎体前缘之间夹有软组织,上部较厚,向下很快变薄。鼻咽前方与鼻腔相通;顶壁以颅底为界,与蝶窦、蝶鞍相邻。口咽腔前壁有软腭和腭垂,呈舌形向后下弯曲的阴影。在舌根下方可见舌骨影。喉上部有会厌软骨,呈叶片状伸向后上方,远端游离。在会厌软骨下端的前下方有时可见甲状软骨前缘的阴影。在甲状软骨阴影内可见一横置的双凸透镜样的透明裂隙为喉室,其上缘为室带(即假声带),室带上方是喉前庭。在喉前庭阴影内可见自后下向前上走行连接杓状软骨和会厌软骨的杓会厌皱襞。喉下腔为声带以下到环状软骨下缘的部分,在颈椎体下缘水平与气管连接(图 2-5-6)。

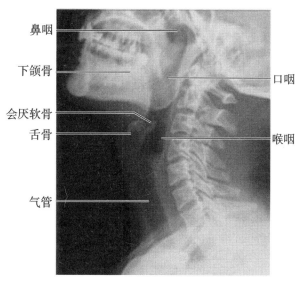

图 2-5-6 颈部侧位

三、断层解剖

（一）横断层

1. CT 横断层解剖

（1）经舌骨横断层 舌骨呈弓形,舌骨体居中,两则舌骨大角向后延伸,其连接部可见裂隙。两侧颌下腺为椭圆形软组织块影,位于舌骨大角前外侧。舌骨体正中后方可见舌骨会厌正中襞,会厌谷位于正中襞两侧,为含气腔,两者大小可不对称。会厌谷后方的弓形线状影为会厌(图 2-5-7)。

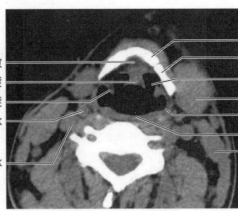

会厌前间隙　　　　　　　　　舌骨体
舌会厌正中襞　　　　　　　　舌骨大角
咽会厌皱襞　　　　　　　　　会厌谷
颈内动脉　　　　　　　　　　下颌下腺
　　　　　　　　　　　　　　梨状隐窝
颈内静脉　　　　　　　　　　喉前庭
　　　　　　　　　　　　　　胸锁乳突肌

图 2-5-7　经舌骨横断层

（2）经会厌体横断层　会厌体部以及两侧杓会厌皱襞起始部呈"Ω"形,环绕喉腔前部及两侧外前方。会厌前间隙位于会厌体前方,呈密度较低的透亮带。后方正中的气腔为喉前庭,两侧与梨状窝上部相通(图 2-5-8)。

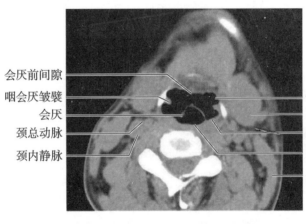

会厌前间隙　　　　　　　　　会厌谷
咽会厌皱襞　　　　　　　　　下颌下腺
会厌　　　　　　　　　　　　梨状隐窝
颈总动脉　　　　　　　　　　喉前庭
颈内静脉　　　　　　　　　　胸锁乳突肌

图 2-5-8　经会厌体横断层

（3）经梨状窝与杓会厌皱襞横断层　甲状软骨板呈"八"字形,居喉前部,为高密度影。因钙化与未钙化的透明软骨相混杂,密度不均匀。两侧板前端可见甲状软骨上切迹。会厌前间隙与喉旁间隙相通,显示清楚。杓会厌皱襞呈由前外向后内斜行的条带状影,前段构成喉前庭下部的外侧壁,后段构成梨状窝的内侧壁,将梨状窝与喉前庭分隔开。杓会厌皱襞上部较薄,两侧对称。梨状窝呈类圆形气腔,位于杓会厌皱襞外后方和甲状软骨板后部的内侧,两侧多不对称(图 2-5-9)。

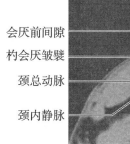
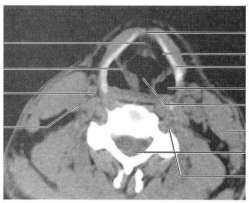

会厌前间隙　　　　　　　　　　　　　　　　甲状软骨切迹
杓会厌皱襞　　　　　　　　　　　　　　　　咽旁间隙
颈总动脉　　　　　　　　　　　　　　　　　甲状软骨
　　　　　　　　　　　　　　　　　　　　　梨状隐窝
颈内静脉　　　　　　　　　　　　　　　　　喉前庭
　　　　　　　　　　　　　　　　　　　　　胸锁乳突肌
　　　　　　　　　　　　　　　　　　　　　脊髓
　　　　　　　　　　　　　　　　　　　　　椎动脉

图2-5-9　经梨状窝与杓会厌皱襞横断层

(4)经声带横断层　前方中线处三角形含气腔隙为喉室,边缘光滑整齐,尖端在前,指向甲状软骨角,基底部在后,止于杓状软骨。两侧声带前端靠拢并指向甲状软骨角,后端止于杓状软骨声带突,后者骨化,呈三角形高密度影(图2-5-10)。平静吸气状态下声带表现为菲薄的长三角形软组织影,前端很窄,后端较宽。内侧缘光滑整齐,外侧缘与声韧带和声带肌混为一体,紧贴甲状软骨板内缘。声门气腔的大小和形状,因呼吸动作强度而异。发音时,呈一前后走行的裂隙;缓慢吸气时,声门裂开大,呈等腰三角形;呼气或做闭气试验时,声门关闭。

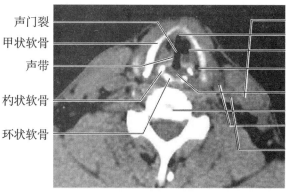

声门裂　　　　　　　　　　　　　　　　　胸锁乳突肌
甲状软骨　　　　　　　　　　　　　　　　前联合
声带　　　　　　　　　　　　　　　　　　喉室
　　　　　　　　　　　　　　　　　　　　梨状隐窝
杓状软骨　　　　　　　　　　　　　　　　后联合
　　　　　　　　　　　　　　　　　　　　颈椎
环状软骨　　　　　　　　　　　　　　　　颈总动脉
　　　　　　　　　　　　　　　　　　　　颈内静脉

图2-5-10　经声带横断层

(5)经环状软骨横断层　该层面甲状软骨位于喉前方,声门下腔居后方,呈椭圆形,边缘光滑整齐,后方及两侧有环状软骨包绕。环状软骨板后外侧为甲状软骨下角,为对称的小圆形高密度影。甲状腺呈高密度,位于喉腔两侧。环状软骨环包绕声门下腔(图2-5-11)。

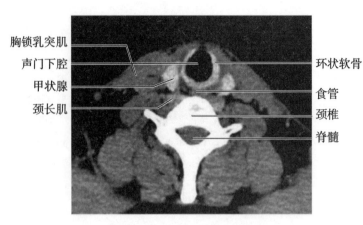

胸锁乳突肌
声门下腔
甲状腺
颈长肌

环状软骨
食管
颈椎
脊髓

图2-5-11　经环状软骨横断层

（6）经甲状腺横断层　环状软骨位于喉的下部，呈印戒状，由高 2～3 cm 的后软骨板与高 5～7 mm 的前弓构成。此层面上，环状软骨所围绕的圆形透亮影为喉下腔（声门下腔），环状软骨弓的前方软组织为舌骨下肌群，外后方是甲状腺两侧叶。环状软骨板后方可见咽与食管移行部。甲状腺的后外侧为颈总动脉和颈内静脉，胸锁乳突肌位于它们的外侧。颈长肌位于颈椎体前方，颈椎体的两侧是前、中、后斜角肌（图2-5-12）。

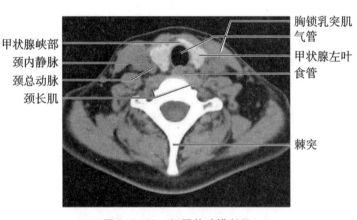

甲状腺峡部
颈内静脉
颈总动脉
颈长肌

胸锁乳突肌
气管
甲状腺左叶
食管

棘突

图2-5-12　经甲状腺横断层

2. MRI 横断层解剖

（1）喉部横断层　喉内肌和颈部肌束，T_1WI 和 T_2WI 皆为中等信号，肌间脂肪为高信号。喉前庭、喉室、声门下腔、会厌谷和梨状窝等含气腔，均呈极低信号（图2-5-13）。甲状软骨、环状软骨、杓状软骨，因年龄、黄骨髓含量和骨化程度不同，信号有差异（图2-5-14）。30 岁以前，上述软骨在 T_1WI 和 T_2WI 一般呈均匀的中等信号；30 岁以后，黄骨髓部分呈高信号，骨化部呈低信号。杓状软骨常规扫描很难显示，若能显示表现为中等信号强度。会厌软骨 T_1WI 呈稍低信号，T_2WI 和质子密度加权为稍高信号。被覆于喉腔各部的黏膜，如杓会厌皱襞、室带、声带和其他喉腔表面的黏膜，其 T_1WI 信号强度在中等至较高信号之间,黏膜中含黏液腺越多,信号越强。

会厌前间隙和喉旁间隙因含有脂肪和弹性纤维组织,T₁WI 为不均匀的高信号,T₂WI 为稍高信号。位于甲状软骨与舌骨之间的甲状舌骨膜、位于会厌与舌骨之间的舌骨会厌韧带及位于甲状软骨下缘与环状软骨弓上缘之间的环甲膜,均为弹性纤维组织结构,在邻近脂肪托衬下有时可以辨认,T₁WI 为略低信号。血管 T₁WI、T₂WI 因流空效应多为低信号;淋巴结 T₁WI 为中等信号,T₂WI 为稍高信号。

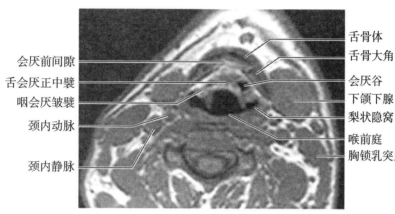

会厌前间隙
舌会厌正中襞
咽会厌皱襞
颈内动脉
颈内静脉

舌骨体
舌骨大角
会厌谷
下颌下腺
梨状隐窝
喉前庭
胸锁乳突肌

图 2-5-13 经舌骨横断层(MRI)

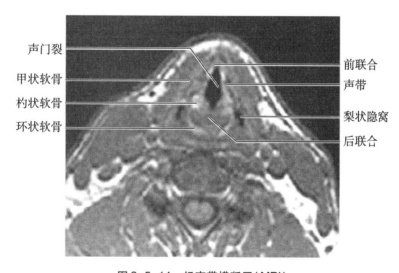

声门裂
甲状软骨
杓状软骨
环状软骨

前联合
声带
梨状隐窝
后联合

图 2-5-14 经声带横断层(MRI)

(2)经甲状腺横断层 可显示甲状腺在气管两侧,气管软骨呈低信号,还可显示舌骨下肌群呈中等信号。气管后可见食管呈中等信号(图 2-5-15)。气管食管外侧间隙脂肪呈高信号,颈动脉鞘内的动脉因流空效应呈低信号,鞘内静脉应与颈深部淋巴结区别。

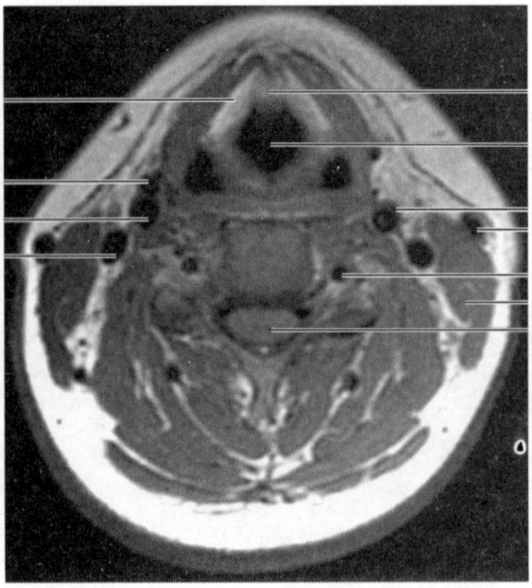

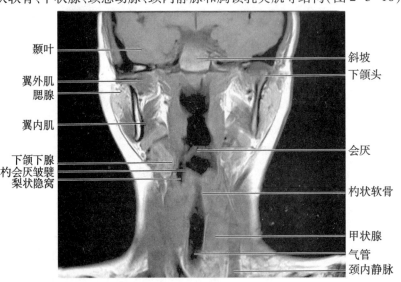

图2-5-15 经甲状腺横断层(MRI)

(二)冠状层面

1. 经喉室冠状层面 该层面可显示喉的全貌。会厌软骨在黑色的气腔内,呈"八"字拱形突入口咽,其下是喉咽。会厌软骨外侧与口咽侧壁间的腔隙为会厌谷。与会厌软骨下部相连的条形软组织影是杓会厌皱襞,皱襞外与喉咽壁间的三角形腔隙称梨状隐窝。隐窝外下壁的斜形高密度影是甲状软骨板。杓会厌皱襞下部可见向腔内突出的前庭襞(室带的组成部分),其下方的另一个突起是声襞(声带的组成部分),两个突起之间的小腔隙就是喉室。前庭襞、杓会厌皱襞和会厌软骨所围成的腔隙是喉前庭。在声门下腔与气管壁的外侧分别可见环状软骨、甲状腺、颈总动脉、颈内静脉和胸锁乳突肌等结构(图2-5-16)。

图2-5-16 经喉室冠状层面(MRI)

2. 经甲状腺峡部冠状层面 主要显示前庭襞、声襞、喉室、气管、甲状腺峡部、胸骨舌骨肌和锁骨等(图 2-5-17)。

甲状腺(峡部)的断面位于声门下腔下方。上邻第 1 气管软骨、声门下腔和环状软骨,在环状软骨断面外侧可见甲状腺上血管的断面;甲状腺两侧有胸骨甲状肌、胸骨舌骨肌和胸锁乳突肌的断面;下方和下外侧毗邻胸骨甲状肌、锁骨。

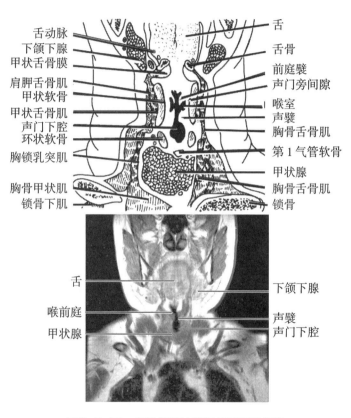

图 2-5-17 经甲状腺峡部冠状层面(MRI)

(三) 矢状层面

颈部正中矢状位可清晰显示口咽、喉咽内的结构及其和周围结构的毗邻关系。上部前方是舌根等口腔底壁结构,口咽位于其后,下界是会厌上部。会厌位于舌根后下方,呈叶片状由前下伸向后上方,其与舌根间间隙为会厌谷。会厌以下至环状软骨下缘(平第 6 颈椎下缘)为喉咽,下与气管相连。喉内以室带(假声带)和声带分隔,室带以上部分称喉前庭,声带以下称声门下腔,两者之间狭长的间隙称为喉室(图 2-5-18)。

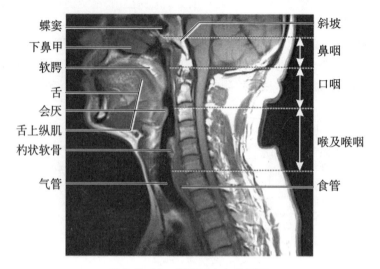

图2-5-18　颈部正中矢状层面

课后思考

病例摘要:患者,男,58岁,发现颈部包块20 d。

请问:如患者做CT检查应重点观察哪些层面?

链接2-14
第二章第五节
颈部
课后思考案例解析

链接2-15
第二章第五节
颈部
自测题参考答案

（张　影）

第三章

胸　部

◆ 学习目标

掌握:胸内 DR 正位、CT 解剖,并能阅读心脏大血管 MRI 重要层面的断层解剖。

熟悉:胸内 DR 侧位。

了解:胸内常用体表标志及基准线。

◆ 课程思政

通过学习本章内容,培养学生善于探究、精益求精的精神,培养学生敬佑生命、以人为本的观念和意识,同时培养学生团结协作精神。

◆ 课前预习

1. 学生在线自主学习　使用数字化教学资源服务云平台,将授课PPT(链接3-1)、微课视频上传至在线平台,让学生自主学习、讨论交流,激发学生主动学习的积极性。根据章节内容设立临床案例讨论,加强师生之间的对话与交流,采用线上线下相结合的教学方式,使学生掌握医学影像解剖学的基本知识,不断提高学生自主学习能力,为临床打下基本功。

2. 学生在线自我检测　结合授课内容给出单选题5～10道(链接3-2),学生扫码完成自测,考核学生对理论知识掌握情况。

链接 3-1
第三章
胸内 PPT

链接 3-2
第三章第二节
胸内自测题

第一节　胸内概述

一、境界与分区

胸内上方以颈静脉切迹、胸锁关节、锁骨上缘、肩峰至第7颈椎棘突的连线与颈、项部分界,下方以膈与腹部分界,两侧上部通过三角肌前、后缘上份和腋前、后襞下缘与胸壁相交处的连线与上肢分界。在横断层解剖中,胸内与颈、腹部结构有重叠,通常以第1胸椎上缘平面为胸内上界,以心尖平面为胸内下界。

胸内分为胸壁和胸腔脏器两部分,胸腔脏器分为中部的纵隔和两侧的肺及胸膜。

二、标志性结构及常用基准线

(一)标志性结构

1. 颈静脉切迹　位于胸骨上缘的凹陷处,平对第2、3胸椎之间,左、右头臂静脉常在此平面内汇合成上腔静脉。

2. 胸骨角　胸骨柄与胸骨体的连接处,凸向前,是胸内重要的标志性结构(图3-1-1),其标志性意义如下。

(1)为上、下纵隔的分界平面。

(2)胸骨角两侧与第2肋骨前端连接,为计数肋的标志性平面。

(3)平对气管分叉处,左主支气管在此平面跨食管前方,形成食管的第2个狭窄。

(4)平对主动脉弓的起端和止端。

(5)后方平对第4胸椎体下缘。

(6)奇静脉弓在此平面跨右主支气管,向前汇入上腔静脉。

(7)胸导管由右转向左上行的平面。

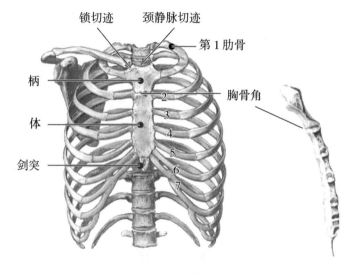

图3-1-1　胸骨角

3. 肋和肋间隙　自第2～5肋间隙,取6个断面,即可显示心脏的结构,可据此任意选取相应结构的最佳显示断面。

(1)平第2肋间隙断面　可见2腔(右心房、右心室)、1口(肺动脉口)。

(2)平第3肋断面　可见3腔(左心房、右心房、右心室)、2口(主动脉口、肺动脉口)。

(3)平第3肋间隙断面　可见4腔(左心房、右心房、左心室、右心室)、1口(主动脉口)。

(4)平第4肋至第4肋间隙断面　可见4腔(左心房、右心房、左心室、右心室)、2口

(左房室口、右房室口)。

(5)平第 5 肋断面　可见 3 腔(右心房、左心室、右心室)。

(6)平第 5 肋间隙断面　可见 2 腔(左心室、右心室)。

4.乳头　男性乳头一般在锁骨中线与第 4 肋间隙交界处,平第 6 胸椎体高度。女性乳头位置变化较大,略低并偏外。

5.剑突　剑突两侧与第 7 肋相接,剑突末端平第 11 胸椎高度。

6.肋弓　由第 8~10 肋软骨前端相连形成,构成胸廓下口的前部,肋弓最低点平对第 3 腰椎高度。

(二)常用基准线

用于表示胸内器官的位置关系和临床诊疗定位的胸内基准线如下。

1.前正中线　经胸骨正中所做的垂线。

2.胸骨线　沿胸骨外侧缘最凸处所做的垂线。

3.锁骨中线　经锁骨中点所做的垂线。

4.胸骨旁线　经胸骨线和锁骨中线之间中点所做的垂线。

5.腋前线和腋后线　分别经腋前襞和腋后襞与胸壁相交处所做的垂线。

6.腋中线　经腋前线和腋后线之间中点所做的垂线。

7.肩胛线　经肩胛下角所做的垂线。

8.后正中线　经身体后面正中的垂线,相当于经过各棘突尖的连线。髂嵴最高点连线为左、右髂嵴的最高点的横断层,称为嵴间平面,后方平对第 4 腰椎棘突,是腹主动脉分叉的标志平面。

第二节　肺与纵隔

一、应用解剖

呼吸系统由呼吸道和肺组成。呼吸道包括鼻、咽、喉、气管和支气管等。一般把鼻、咽、喉称为上呼吸道,气管和各级支气管为下呼吸道。肺由肺实质和肺间质组成,肺实质包括支气管树和肺泡,肺间质包括结缔组织、血管、淋巴管、淋巴结和神经等。呼吸系统最主要的功能是进行气体交换,即吸入氧气、呼出二氧化碳。

(一)肺

肺位于胸腔内,纵隔两侧,膈上方,分为左肺和右肺。生活状态下的正常肺组织呈浅红色,质柔软呈海绵状,富有弹性。两肺外形不同,因右膈穹隆较高及心脏偏左,故左肺狭长,由斜裂分为上、下 2 叶,右肺宽短,由水平裂和斜裂分为上、中、下 3 叶。

肺呈圆锥形,分为一尖(肺尖)、一底(肺底)、两面(肋面和纵隔面)、三缘(前、后、下缘)。肺尖即肺的上部,圆钝,经胸廓上口突入颈根部,高出锁骨内侧 1/3 上方 2~3 cm。肺底即肺的下面,邻接膈,受膈压迫肺底呈半月形凹陷。肋面即肺的外侧面,与胸廓的侧壁和前、后壁相邻。纵隔面即内侧面,朝向纵隔,其中央椭圆形凹陷称肺门或第一肺门,是主支气管、肺动脉、肺静脉、神经、淋巴管等出入的部位。膈面即肺底,与膈相邻。肺前缘是肋面与纵隔面在前方的移行处,较锐利,左肺前缘下部有心切迹,切迹下方的舌状凸起称左肺小舌。后缘是肋面与纵隔面在后方的移行处,位于脊柱两侧的肺沟内。下缘是肋面、膈面及膈面与纵隔面的移行处,位置可随呼吸上下移动(图3-2-1)。

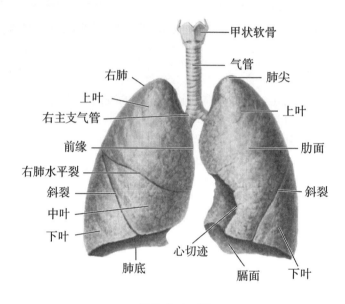

图3-2-1　肺

肺的表面可见邻近结构的压迹,在肋面有肋压迹,两侧肺门前下方均有心压迹,左肺门后方和上方分别有胸主动脉压迹和主动脉弓,右肺门后方有食管压迹等。

出入肺门的结构被结缔组织包绕构成肺根。两侧肺根内的结构由前向后不同,右侧位肺静脉、肺动脉和主支气管。左侧位肺静脉、主支气管和肺动脉。自上而下,两侧顺序不同,左肺根内依次为左肺动脉、左主支气管和左下肺静脉。右肺根则为右肺上叶支气管、右肺动脉、右主支气管和右下肺静脉。

(二)气管与支气管

1. 气管　胸内最上部的气道结构,起于喉部环状软骨下缘,约平第6颈椎水平,位于上纵隔中部,由于其左侧有主动脉,气管可轻度右偏,向下至胸骨角平面(约平第4胸椎下缘),分叉形成左、右主支气管,分叉处称为气管杈。在气管杈的内面,有一矢状位向上凸出的半月状嵴称为气管隆嵴,稍偏向左侧,是气管镜检查时辨认左、右主支气管起始的标志。

2. 支气管及其分支　支气管是气管分出的各级分支,其中一级分支是左、右主支气管。左主支气管是气管杈与左肺门之间的通气管道,男性平均长约为4.8 cm,女性平均长约4.5 cm,其外径在男性约1.4 cm,女性约1.3 cm。右主支气管是气管杈与右肺门之间的通气管道,男性平均长约为2.1 cm,女性平均长约1.4 cm,其外径在男性约1.5 cm,女性约1.4 cm。气管中线与主支气管下缘间夹角称为嵴下角。左主支气管细而长,嵴下角大,斜行;右主支气管粗而短,嵴下角小,走行较陡直,故从气管进入的异物容易坠入右主支气管。

两侧主支气管分别分出肺叶支气管,上叶支气管为两侧主支气管的第一个分支,上叶支气管送入和运出肺上叶的空气,右肺上叶支气管起始部较左侧高。中间支气管是右主支气管的另一个主要分支,分支为中叶、下叶支气管。中叶支气管起自中间支气管,送入和运出右肺中叶的空气。肺下叶的空气运输通过两侧的下叶支气管。肺叶支气管又分出肺段支气管,经多次分支,最后分支为终末细支气管。各叶段支气管的名称与相应肺段一致(图3-2-2)。

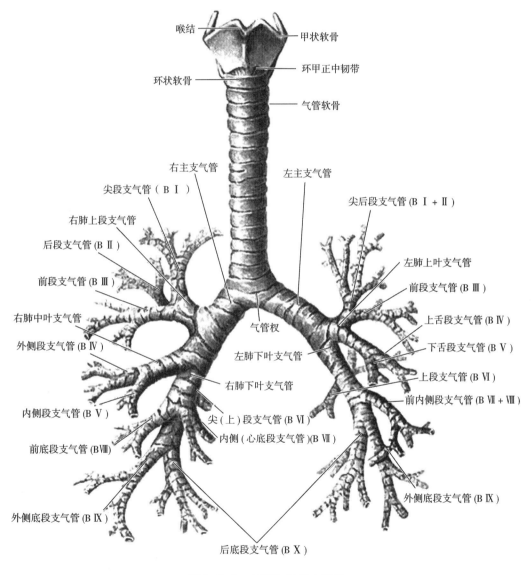

图3-2-2　气管和肺段支气管

3.气管、支气管的毗邻　气管前方有胸骨柄、胸腺、左头臂静脉、主动脉弓、头臂干、左颈总动脉和心丛,后方有食管,左后方有左喉返神经,左侧有左迷走神经和左锁骨下动脉,右侧有奇静脉弓和右迷走神经,右前方有右头臂静脉和上腔静脉。左主支气管前方有左肺静脉,后方胸主动脉,中段上方有主动脉弓跨过。右主支气管前方有升主动脉、右肺动脉和上腔静脉,上方有奇静脉弓。

4.肺内支气管和支气管肺段　左、右主支气管在肺门附近分出肺叶支气管,肺叶支气管在相应的肺叶内再分支出肺段支气管,继续延续分为亚肺段支气管、小支气管、细支气管、呼吸性细支气管、肺泡管和肺泡囊。每个肺段支气管的分支及其所属肺组织构成一个支气管肺段,简称肺段。肺段大体呈圆锥形,尖端朝向肺门,底朝向肺表面。肺段之间借结缔组织和肺静脉段间支分隔,偶尔有小动脉及小支气管跨过界限,但肺段从形态和功能上都可作为一个独立单位。

按肺段支气管的分布,肺段通常各有10段,因左肺上叶的尖段和后段支气管、下叶的内侧底段和前底段支气管常共干,此时左肺有8个支气管肺段。支气管肺段具有结构和功能的相对独立性,因此临床上可以支气管肺段为单位进行手术切除(图3-2-2,表3-2-1)。

表3-2-1　两肺各肺叶段支气管的分支及名称

右肺		左肺	
上叶支气管	1　尖段支	上叶支气管	上部
	2　后段支		1+2 尖后段支
	3　前段支		3　前段支
中间支气管			舌部
中叶支气管	4　外侧段支		4　上舌段支
	5　内侧段支		5　下舌段支
下叶支气管	6　背段支	下叶支气管	6　背段支
	7　内侧基底段支		7+8 前内侧基底段支
	8　前基底段支		9　外侧基底段支
	9　外侧基底段支		10　后基底段支
	10　后基底段支		

5.肺动脉和肺静脉

(1)肺动脉　肺动脉由右心室肺动脉圆锥发出后至主动脉弓下方,约在第5胸椎高度分为左、右肺动脉。左肺动脉较短、陡、高,长2.1～5 cm,平均3.3 cm,横行向左,经左主支气管前方至左肺门,分两支进入左肺的上、下叶。右肺动脉较长、平、低,长2.7～5.5 cm,平均4.1 cm,横行向右,经主动脉升部和上腔静脉的后方达右肺门,分3支进入右肺上、中、下叶。左、右肺动脉的各分支在肺实质内又反复分支,与支气管的分支伴行,最后达肺泡壁,形成稠密的毛细血管网。

(2)肺静脉　两肺的静脉一般最终汇集成4条肺静脉,经肺根前下部从两侧汇入左心房。左上肺静脉由左肺上叶静脉和舌静脉干汇合而成;左肺下叶静脉由上、下基底静脉和尖(上)段静脉汇合而成,左上肺静脉干和左肺下叶静脉一起汇于左心房。右肺静脉尖前支、下支、后支与右中叶内、外支汇合成右上肺静脉干;右下叶前、外基底支汇合成上基底静脉;右下叶内、后、背支汇合成下基底静脉;上基底静脉与下基底静脉汇合成右下肺静脉干,与右上肺静脉干汇于左心房。

肺动脉和支气管在分支和数目上与支气管一致的较少,但肺动脉总是伴随同名支气管走行,而肺静脉则离开支气管在肺段之间走形,因而肺静脉不与支气管伴行。

(三)肺的体表投影

肺的体表投影前界与壁胸膜大致相同,仅左肺前界在第4胸肋关节处,沿第4肋软骨转向外侧,至左胸骨旁线稍内侧转向下至第6肋软骨中点处移行为下界,与壁胸膜前界间形成肋纵隔隐窝。肺的下界比壁胸膜下界在各标志线上约高两个肋骨,即在锁骨中线与第6肋相交,在腋中线与第8肋相交,在后正中线与第10胸椎棘突平齐。

(四)胸膜

1.胸膜　被覆于胸壁内面、膈上面、纵隔两侧面和肺表面等部位的一层浆膜。根据衬覆部位不同,分为脏胸膜和壁胸膜。覆盖于肺表面的称为脏胸膜,不仅覆于肺表面,还伸入肺内,因与肺实质连接紧密,故又称肺胸膜。贴附于胸壁内面、纵隔两侧面、膈上面及突至颈根部胸廓上口平面以上的胸膜为壁胸膜。壁胸膜根据衬贴部位不同,分为胸膜顶、肋胸膜、膈胸膜和纵隔胸膜4部分。胸膜顶周围毗邻关系复杂并缺乏胸廓的保护,易受损伤引起气胸(图3-2-3)。

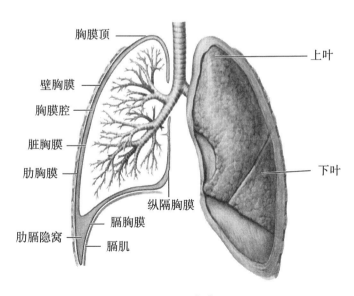

图3-2-3　胸膜

2.肺韧带　位于肺根的下方,由连于纵隔外侧面与肺内侧面之间的脏、壁胸膜移行而成的双层胸膜皱襞,呈冠状位,连于肺下叶内侧面和后纵隔之间。左侧肺韧带沿左肺的主动脉沟前方下降,其下缘止于膈中心腱的后方。右侧肺韧带位于右肺的食管沟前方,向下抵达膈中心腱的后方,并与纵隔胸膜延续。肺韧带内有肺韧带淋巴结,肺下叶癌可转移至此。

3. 胸膜腔　指脏、壁胸膜在肺根处相互移行,两者之间形成一个封闭、潜在、呈负压的腔隙,左、右各一,两侧胸膜腔互不相通,内部含有少量的浆液,总厚度 0.2～0.4 mm,可以减少呼吸时的摩擦。壁层胸膜厚 0.15 mm,腔内含液体 1～1.5 mL,在心包、纵隔和肋膈角形成隐窝(窦)。在一些病理状态下,肺外的液体或血液会聚集到此腔隙内从而限制呼吸。

4. 胸膜隐窝　是不同部分的壁胸膜返折并相互移行处的胸膜腔,即使在深吸气时,肺缘也达不到其内,称为胸膜隐窝。在肋胸膜与膈胸膜转折处,称为肋膈隐窝,位置在胸膜腔的最低处,胸膜腔积液时,首先汇集于此。纵隔胸膜与肋胸膜转折移行处形成肋纵隔隐窝,左侧较为明显;奇静脉弓下方,食管与脐静脉之间的纵隔胸膜反折为脐静脉食管隐窝。

(五)膈

膈是向上隆突的穹窿形扁肌,分隔胸腔和腹腔。其边缘有广阔且平坦的肌纤维,向中央汇聚形成致密的中心腱。膈穹窿右高左低,最高点分别位于右第 4、左第 5 肋间隙。膈上覆膈胸膜,膈胸膜腔与肺底相邻,中央部与心包愈着。膈下面右半与右半肝和部分肝左叶相邻,左半与肝左外叶、胃和脾相邻。

膈周围肌部起自胸廓下口周缘和第 2、3 腰椎前面,肌束向中央集中移行为中心腱。膈的肌部可根据其起点分为胸骨部、肋部和腰部 3 部分。有时膈的各部起点间缺乏肌纤维,形成两个薄弱的三角形的肌间裂隙:①Mogagni 区。位于胸骨两旁的胸肋三角,该区内侧前方为膈的胸骨缘,外侧为第 7 肋软骨,内有乳内静脉通过。②Bochdalek 区。胸腔后方腰肋三角处。以上 3 个裂孔和两个薄弱区为膈疝的好发部位。

膈的胸腹腔通道有 3 个裂孔由前向后、由上向下为:①腔静脉裂孔。位于纤维中心腱(平第 8 胸椎),食管裂孔右侧。穿行结构有下腔静脉。②食管裂孔。在膈的肌部,平第 10 胸椎,穿行结构有食管、迷走神经和小血管。③主动脉裂孔。最靠后,平第 12 胸椎。前方是膈角、后方为脊柱,穿行结构有主动脉、奇静脉与半奇静脉、胸导管、肋间动脉和迷走神经。

(六)胸廓

胸壁由皮肤、浅筋膜、深筋膜、胸廓外层肌、胸廓、肋间肌和胸内筋膜等构成。胸廓是胸内的支架,除保护和支持胸腹腔脏器外,主要参与呼吸运动。胸廓由 12 块胸椎、12 对肋及肋软骨和 1 块胸骨及之间的骨连结构成,肋与肋间隙中有肋间肌、肋间血管、神经等软组织填充。肋的后端与胸椎之间构成肋椎关节,前端借第 2～7 肋软骨与胸骨的肋切迹构成胸肋关节,第 1 肋借肋软骨与胸骨柄之间构成胸肋结合,第 8～10 肋借肋软骨与上位肋软骨相连形成肋弓。胸廓表面有连接上肢、腹壁和背部的肌辅佐,内面覆有胸内筋膜和壁胸膜。

成人胸廓呈前后略扁的圆锥形,胸内或全身疾病,可致各种胸廓畸形。胸廓上口由第1胸椎体、第1对肋和胸骨柄上缘围成向前倾斜,下口由第12胸椎、第12对肋、第11对肋前端、肋弓和剑突围成并被膈封闭。剑突将两侧肋弓之间形成的向下开放的胸骨下角分成左、右剑肋角,左剑肋角是心包穿刺常选的部位。

(七)纵隔

纵隔是两侧纵隔胸膜间全部器官、结构和结缔组织的总称。纵隔呈矢状位,位于胸腔正中偏左,上窄下宽,前短后长。纵隔的前界为胸骨,后界为脊柱,两侧为纵隔胸膜,上界为胸廓上口,下界为膈。正常情况下,纵隔位置较固定。一侧发生气胸时,纵隔向对侧移位。

1.纵隔的分区　解剖学常采用的四分法:即以胸骨角和第4胸椎体下缘的平面,将纵隔分为上纵隔和下纵隔,下纵隔又以心包的前、后壁为界划分为前纵隔、中纵隔和后纵隔(图3-2-4)。

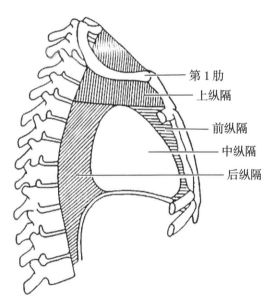

图3-2-4　纵隔分区

2.纵隔的结构及其相互毗邻关系

(1)上纵隔　由前向后,第1层为胸腺;第2层为左、右头臂静脉和上腔静脉的上部分;第3层为主动脉弓及其三大分支、膈神经和迷走神经;第4层为气管、气管旁淋巴结及气管支气管淋巴结;第5层为食管及其左侧的胸导管和位于气管与食管之间的左喉返神经,最后是左、右交感干。

(2)前纵隔　极为狭窄,仅含胸腺、2~3个淋巴结及少量疏松结缔组织。胸腺位于上纵隔血管前间隙,分左右两叶,形似三角形。10岁以下胸腺外缘多隆起,10岁以上外缘常凹陷,20~30岁外缘平直,密度低于肌肉,30岁以上胸腺密度明显降低。

(3)中纵隔　为下纵隔最大的一部分,包括气管与支气管、大血管及其分支、膈神经及喉返神经、迷走神经、淋巴结及心脏等。心脏内血液与心肌密度相等,所以不能区分。

中纵隔淋巴结多数沿气管、支气管分布,主要有气管旁淋巴结、气管支气管淋巴结、奇静脉淋巴结、支气管肺淋巴结、隆突下淋巴结等。CT 可显示正常淋巴结,直径多小于10 mm。一般前纵隔淋巴结较多,隆突下淋巴结较大。CT 不能显示走行于纵隔内的神经。

(4)后纵隔 为食管前缘之后,胸椎前及椎旁沟的范围。由前向后,第 1 层为气管权及左、右主支气管,占据后纵隔上份;第 2 层为食管及包绕周围的食管神经丛和食管周围淋巴结,位于气管权以下,食管位于后纵隔最前部;第 3 层为胸主动脉及其周围淋巴结、奇静脉与半奇静脉、胸导管;第 4 层为交感干胸段及穿经交感节的内脏大神经和内脏小神经。

3. 纵隔间隙 纵隔间隙为纵隔器官间的窄隙,其内填充疏松结缔组织,适应器官活动和胸腔容积的变化。间隙内的结缔组织与颈部器官周围和腹膜后隙的结缔组织相延续,因此颈部血肿或炎症积液可向下蔓延至纵隔,胸内创伤时空气可向上扩散至颈部,炎症积液也可向下蔓延至腹膜后隙。主要间隙有:①胸骨后间隙;②气管前间隙;③气管后间隙;④食管后间隙;⑤血管前间隙;⑥主-肺动脉窗;⑦隆突下间隙。

知识链接

气管支气管异物

异物进入、停留或嵌顿于气管或支气管内的状态。多发生于 5 岁以下的儿童。常因儿童牙齿发育不完善、进食时哭闹或嬉笑,或因全身麻醉、昏迷患者将呕吐物或假牙等吸入所致。异物停留部位主要取决于异物的大小形状及性质,并与解剖因素有关。大而不规则的异物多见于气管,小而光滑的异物多见于支气管,主支气管及叶支气管多见。右侧支气管多于左侧支气管。气管支气管异物的影像学表现与异物的性质、大小、形状、是否引起阻塞或感染等因素有关。

气管支气管异物能咳出的概率为 2% ~4% ,死亡率为 1.6% ~7% ,危害性极大。当怀疑有气管支气管异物时,应立即将患者送至有条件取出异物的医院就诊,取出异物,预防及治疗并发症。如患者已发生窒息,可用海姆立克急救法进行抢救。

二、X 射线解剖

正常胸内 X 射线正位片可显示透亮的肺和致密的纵隔等影像,还包括胸壁结构、胸膜、气管、支气管、膈肌等影像(图 3-2-5)。

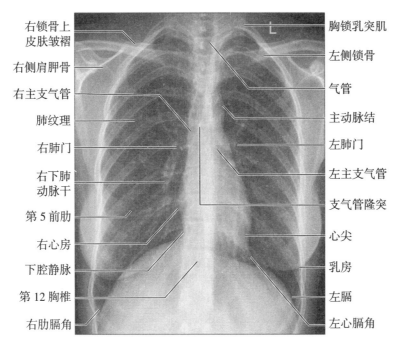

右锁骨上皮肤皱褶
右侧肩胛骨
右主支气管
肺纹理
右肺门
右下肺动脉干
第5前肋
右心房
下腔静脉
第12胸椎
右肋膈角

胸锁乳突肌
左侧锁骨
气管
主动脉结
左肺门
左主支气管
支气管隆突
心尖
乳房
左膈
左心膈角

图 3-2-5　胸内正位片

（一）胸壁

胸壁包括胸壁软组织和胸廓,正常胸廓两侧对称。

1.胸壁软组织　包括皮肤、皮下脂肪、肌肉等。皮肤在胸内正位片上表现为致密线条影,下方为皮下脂肪层,呈较为透亮的灰黑色,其内不应有钙化或金属影,也不应有低密度气体影,肌肉等软组织一般呈灰白色。当 X 射线束方向与被摄体面成切线位时,被摄体有清晰的边缘。软组织阴影主要包括锁骨上皮肤皱褶、胸锁乳突肌、胸大肌、乳房及乳头,还有伴随阴影。

（1）锁骨上皮肤皱褶　为锁骨上皮肤和皮下组织的投影。表现为锁骨上缘厚度 3～5 mm 窄条状软组织密度影,与锁骨平行。若锁骨上窝不凹陷,则此影不显示。

（2）胸锁乳突肌　胸锁乳突肌起自锁骨胸骨端及胸骨柄,从外向后上止于乳突。胸锁乳突肌与颈根部软组织在两肺尖内侧形成外缘锐利、均匀致密的阴影。当颈部向一侧偏斜时,两侧影像可不对称,不可认为肺尖部病变(图 3-2-6)。

（3）胸大肌　多见于肌肉发达的男性,胸大肌在两肺野中外带可形成扇形均匀致密影,下缘锐利,呈一斜线延伸至胸外与腋前皱襞相延续,右侧常较明显,不可认为肺内病变(图 3-2-7)。

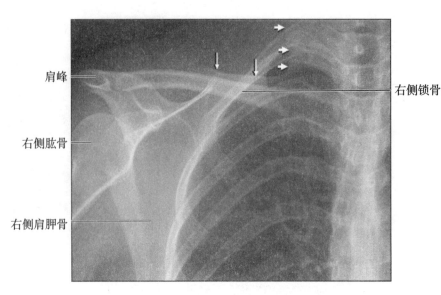

图 3-2-6　锁骨上皮肤皱褶和胸锁乳突肌

（长箭头所示为锁骨上皮肤皱褶；短箭头所示为胸锁乳突肌）

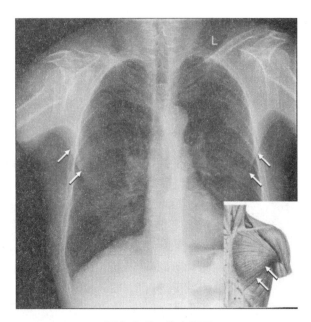

图 3-2-7　胸大肌影

（箭头所示为胸大肌外侧缘）

（4）女性乳房及乳头　女性乳房可重叠于两下肺野，形成下缘清楚、上缘不清且密度逐渐变淡的半圆形致密影，其下缘向外与腋部皮肤连续。两侧乳房影可不对称。

乳头影在两肺下野相当于第5通常位于两肺下野相当于第4～5前肋间处，呈双侧对称的小圆形致密影,一般左右对称,多见于年龄较大的妇女,亦见于男性,不可认为肺内结节性病变(图3-2-8)。

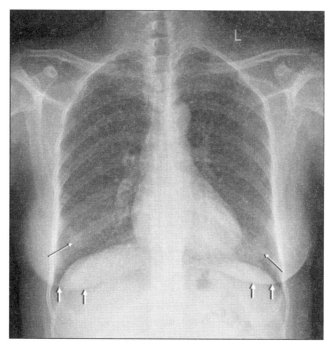

图3-2-8　乳房和乳头影

(短箭头所示为乳房影;长箭头所示为乳头影)

(5)伴随阴影　在肺尖部,沿第1、2后肋下缘可见1~2 mm宽的线条状影,称为伴随阴影,为胸膜在肺尖反折及胸膜外肋骨下的软组织所形成。

2.胸廓　胸廓是胸内的支架,除保护和支持胸腹脏器外,主要参与呼吸运动,由后方的胸椎、两侧的肩胛骨、前上方的锁骨、前方的胸骨和周围的肋骨共同围成的上小下大、前低后高的圆锥形结构。

(1)胸椎　在标准胸内正位片上,胸椎重叠于纵隔影内,第1~4胸椎清楚可见,其余在心脏大血管后方的椎体仅隐约可见。胸椎横突可突出于纵隔之外,与肺门重叠处不可认为肿大淋巴结。

(2)肩胛骨　位于胸廓后外上方,呈内缘较为平直的倒三角形影,外上部的肩峰与锁骨形成肩锁关节。肩胛骨在标准胸内X射线正位片上,应投影于肺野之外,投照时若上肢内旋不够,肩胛骨的内侧缘可与肺野的上外侧重叠,呈与胸壁平行的带状高密度影(图3-2-9)。肩胛骨阴影从肺内向肺外延伸,可与肺部或胸膜病变区别。肩胛骨在发育过程中可出现二次骨化中心,不可认为是骨折。

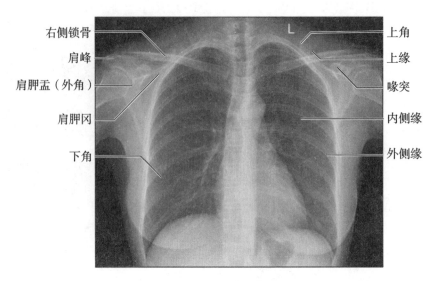

右侧锁骨
肩峰
肩胛盂（外角）
肩胛冈
下角

L
上角
上缘
喙突
内侧缘
外侧缘

图 3-2-9　肩胛骨

（3）锁骨　两侧锁骨位于胸廓的前上方，与第 1 肋骨前端相交。锁骨内侧端与胸骨柄构成胸锁关节，外侧端与肩胛骨肩峰形成肩锁关节。在标准胸内 X 射线正位片上，两侧锁骨呈横"S"形，以减少与肺尖重叠，两侧锁骨内端应与中线等距，此点为判断胸片正位位置是否正确的标志。锁骨内段下缘有半月形凹陷，为菱形韧带附着处，有时表现边缘不规则，不可认为骨质破坏。

（4）胸骨　由胸骨柄、胸骨体和剑突构成。胸骨柄外缘与锁骨构成胸锁关节，胸骨侧缘与肋软骨构成胸肋关节。在标准胸内 X 射线正位片上，胸骨大部分与纵隔影重叠，仅有胸骨柄两侧突出于纵隔影之外，若摄影位置略有偏斜，某一侧突出可能更为明显，有时会误认为肺内或纵隔内病变。在胸内侧位片上胸骨位于正前方，心影呈椭圆形，分前、后两缘。心前缘与胸骨间的倒三角形透亮区称为心前间隙或胸骨后间隙，胸椎位于正后方，心后缘与脊柱影之间也有狭长的心后间隙。

（5）肋骨　肋骨影共 12 对，起于胸椎两侧，后肋呈水平向外走行，前肋自外上向内下倾斜走行形成肋弓，一般第 6 肋骨前端相当于第 10 肋骨后端水平，后肋轮廓清晰，密度较高，前肋轮廓相对模糊，密度较低（图 3-2-10）。第 1～10 肋骨前端的肋软骨与胸骨相连，第 11、12 肋的前端游离，称为浮肋。相邻两肋骨间的间隙称为肋间隙。肋骨和肋间隙常为胸内病变的定位标志。

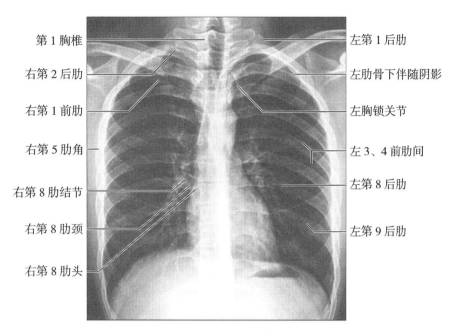

第1胸椎 — 左第1后肋
右第2后肋 — 左肋骨下伴随阴影
右第1前肋 — 左胸锁关节
右第5肋角 — 左3、4前肋间
右第8肋结节 — 左第8后肋
右第8肋颈 — 左第9后肋
右第8肋头

图3-2-10 肋骨

肋软骨未钙化时,在胸片上不显影,表现为肋骨前端游离,肋软骨钙化于25~30岁开始出现,钙化常始于第1肋,以后由下向上依次发生,第2肋软骨最后钙化。钙化的肋软骨显示为在肋骨与胸骨间连续的片状、条状或块状高密度影,沿肋骨走向分布。肋软骨钙化有时表现为肋软骨内部的斑点状高密度影,不可认为肺内病变(图3-2-11)。

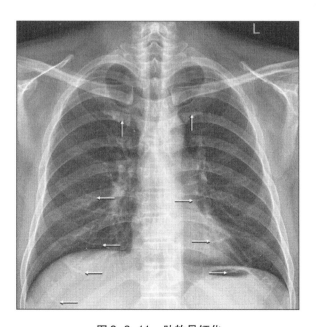

图3-2-11 肋软骨钙化

肋骨有很多种先天性变异,常见的有:①颈肋。位于第7颈椎旁,常为双侧,但不对称,也可发生于单侧,较第1对肋骨短而小(图3-2-12);②叉状肋。肋骨前端增宽呈叉状,或仅表现为肋骨上的突起(图3-2-13);③肋骨融合。多发生于肋骨后段近脊椎旁处,以右侧第5、6肋骨常见,表现为相邻的两条肋骨呈骨性融合,局部肋间隙消失,不可认为肺内病变。

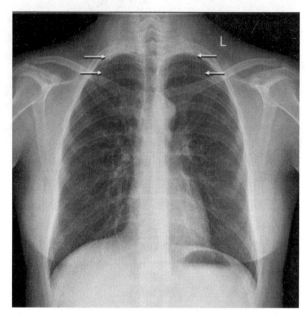

图3-2-12 颈肋

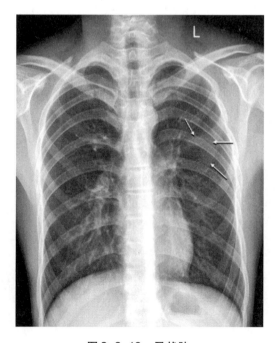

图3-2-13 叉状肋

案例分析

患者,女,26 岁,摔伤致胸痛 3 d,到医院进行胸内 X 射线检查,显示如图 3-2-14 所示,请问患者可能的影像诊断是什么?

链接 3-3
第三章第二节
案例分析答案

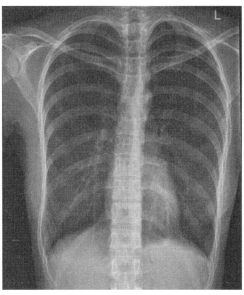

图 3-2-14　患者胸片

（二）气管和支气管

在标准胸内 X 射线正位片上,气管和肺门区的主、叶支气管均显示为管状透亮影,肺段以下支气管因与周围含气肺组织缺乏对比,无法清晰显示(图 3-2-15)。熟悉两侧肺叶及肺段支气管的名称及分支,有利于根据正侧位胸片判断肺内病变位于哪一肺叶或肺段。

（三）肺

肺的各解剖结构投影在 X 射线片上表现为肺野、肺门和肺纹理。

1.肺野　含有空气的两肺在胸片上表现为均匀一致透明的区域称为肺野。两肺野的透亮度随呼吸而有所不同。为了便于标记病变部位,将两侧肺野分别划分为上、中、下野和内、中、外带。

肺野横向划分分别在第 2、4 肋骨前端下缘画一水平线,将肺野分为上、中、下 3 个野。肺野纵向划分分别将两侧肺野纵行分为三等份,从而分为内、中、外 3 个带(图 3-2-16)。

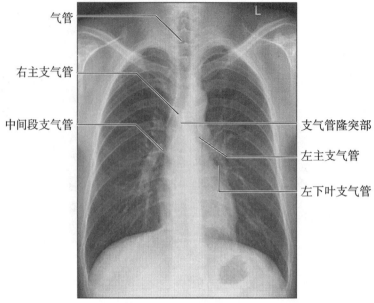

图 3-2-15　气管和支气管

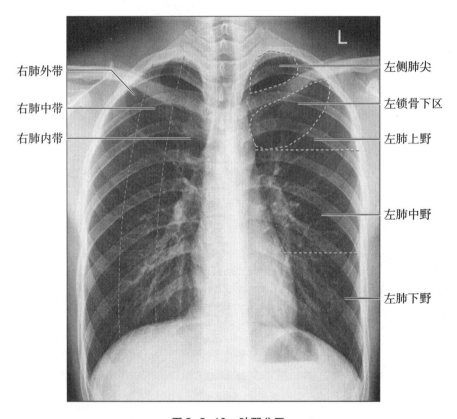

图 3-2-16　肺野分区

两侧肺野透亮度基本相同,肺野透亮度与肺含气量成正比,与肺的血流量成反比。深吸气时肺内含气量增多,透亮度增高,呼气时则透亮度降低。肺野透亮度还与胸壁软组织厚度有关,肥胖者肺野透亮度低,瘦弱者肺野透亮度高。

此外,习惯上将第1肋骨圈外缘以内部分称肺尖区,锁骨以下至第2肋骨圈外缘以内的部分称为锁骨下区。

2. 肺门　医学影像学上,肺门指肺动脉、肺静脉、支气管、淋巴组织、神经及其周围的结缔组织在X射线片上的总合投影,位于纵隔两边。肺动脉和肺静脉的大分支为主要组成部分,尤以肺动脉为主,正常淋巴组织、神经及结缔组织不显示。CT片上所显示肺门范围、结构比胸片的肺门更广更清楚。

正位胸片上,肺门位于两肺中野的内带,第2~4前肋之间,一般左侧肺门较右侧高1~2 cm。

右肺门分上、下两部分,上部由右上肺静脉、右上肺动脉及右下肺动脉干后回归支构成,其最外侧由上叶后肺静脉构成,偶由上肺静脉后下干形成;下部由右下肺动脉干构成,正常成人其宽度不超过15 mm。上、下部的夹角称肺门角(图3-2-17)。

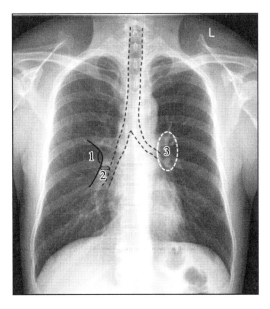

1:肺门角;2:右下肺动脉干;3:左肺门。

图 3-2-17　肺门和肺门角

左肺门以左主支气管上壁为界分为上、下两部,上部由左肺动脉弓构成,呈边缘光滑的半圆形影,不要认为肺内肿块;下部由左下肺动脉构成,大部分被心影遮盖。

侧位胸片上两侧肺门大部分重叠,呈逗号形,右肺门稍偏前,左侧偏上偏后,前缘为上肺静脉干,后上缘为左肺动脉弓,逗号拖长的尾巴由两下肺动脉干构成。

由于肺门大小的正常差异较大,缺乏正常标准,一般相当自己拇指大小,因而除非明显增大,多较难判断。多种肺部疾病可引起肺门大小、位置、形状和密度的改变。肺门增大可见于淋巴结肿大、肿瘤等;肺门角外凸,往往是由肺门肿块或淋巴结肿大引起;肺不张或肺纤维化时可使肺门移位;肺门血管病变可致肺门密度增高。

3.肺纹理　是从肺门向肺野呈放射分布的树枝状影。肺纹理由肺动脉、肺静脉、支气管、淋巴组织和神经等组成,主要是由肺动脉和肺静脉组成。区分组成肺纹理的肺动脉和肺静脉比较困难,肺动脉影一般密度较高,分支自肺门处向肺野走行逐渐变细,分支呈锐角,呈放射状走行,且与支气管伴行;肺静脉影较动脉密度较淡,分支不甚均匀,分支角较大,略呈水平状走行,不与支气管伴行。

肺纹理自肺门向肺野中、外带延伸,且逐渐变细,至肺野外围几乎不能辨认。正常时下肺野肺纹理较上肺野多而粗,因为胸内正位片通常都是站立位进行拍片,因为重力的作用,下肺野血流量较上肺野多。右下肺野纹理比左下肺野多而粗,与其解剖结构相关。

对肺纹理分析应注意其数量、分布及有无扭曲、变形、移位等改变。目前,正常肺纹理在数量上和粗细程度上尚无统一标准,但变化明显时不难判断。肺纹理增粗模糊常见于血管性、支气管性和淋巴管性病理变化所致,密切结合临床进行分析,对疾病的诊断具有重要意义。

4.肺叶　肺叶由叶间胸膜分隔而成,右肺分为上、中、下3个肺叶,左肺分为上、下2个肺叶。肺叶是解剖单位,与肺野为2种不同的概念。在胸内X射线片上,除非叶间胸膜显影,借以分辨肺叶外,大多数情况下均不能完全显示肺叶的界限,但可结合正、侧位胸片推断各肺叶的大致位置,来判断病变位置。

(1)右肺上叶　右肺上叶位于右肺前上部,正位片上占据右肺上部,在水平裂以上,后缘以斜裂与下叶为界,下缘以水平裂与中叶为界。

(2)右肺中叶　右肺中叶位于右肺前下部,上缘以水平裂与上叶为界,下缘以斜裂与下叶分界。中叶呈三角形,在正位片上,中叶所占据的肺野上界以水平裂与上叶交界,内界达右心缘,下界呈斜行线,自水平裂的最外端向内、向下达横膈的内侧部,不参与内侧的肋膈角区,前后与下叶投影重叠。侧位,中叶位置靠前,为水平裂、斜裂及前胸壁围成的三角形,尖端指向肺门。

(3)右肺下叶　右肺下叶位于右肺后下部,以斜裂与上叶及中叶为界,正位上位于右肺下野,上缘起自第5胸椎水平,向外下斜行,沿第5肋下行至肺野外侧部,此线以下均为下叶所占据,因而下叶的上部与上叶的下部重叠,下叶的下部与中叶重叠,而肋膈角区为下叶所占。

(4)左肺上叶　左侧斜裂把左肺分为上、下两叶,左肺上叶相当于右肺上叶及中叶所占据的肺野。正位上除肺尖和肺底外,上、下两叶大部分重叠。侧位上,左肺上叶位于斜裂的前方,下叶位于斜裂的后下方。

(5)左肺下叶　左肺下叶位于左侧斜裂的后下方,相当于右肺下叶所占据的肺野(图3-2-18)。

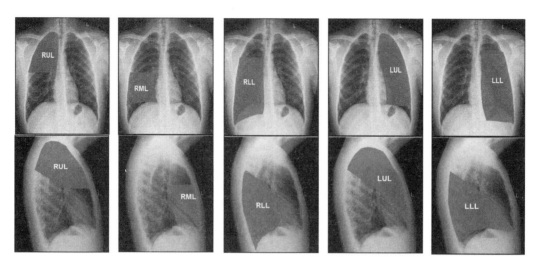

RUL:右上叶;RML:右中叶;RLL:右下叶;LUL:左上叶;LLL:左下叶。

图 3-2-18 肺叶在正侧位胸片的投影

5.肺段 肺叶由 2~5 个肺段组成,每个肺段支气管的分支及其所属肺组织构成一个支气管肺段,简称肺段。肺段之间没有胸膜分隔,但每个肺段有其单独的肺段支气管和血管供应。肺段通常呈圆锥形,尖端指向肺门,底部朝向肺的外围。正常时,X 射线片不能显示肺段的界限,只有在病理情况下,单独肺段受累,才能看到肺段的轮廓。

肺段的名称与其相应的支气管名称一致,左肺两叶共 8 段,右肺共 10 段(图 3-2-19、表 3-2-2)。

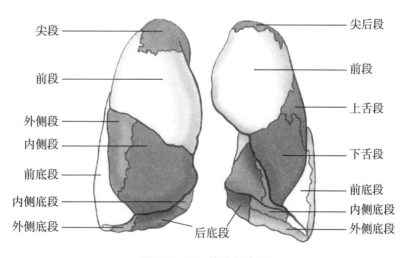

图 3-2-19 肺叶和肺段

表3-2-2　两肺各肺段名称

右肺		左肺	
上叶	1 尖段	上叶	上部
	2 后段		1+2 尖后段
	3 前段		3 前段
中叶	4 外段		舌部
	5 内段		4 上段
下叶	6 背段		5 下段
	7 内基底段	下叶	6 背段
	8 前基底段		7+8 前内基底段
	9 外基底段		9 外基底段
	10 后基底段		10 后基底段

6.肺实质和肺间质　肺组织由肺实质和肺间质组成。肺实质为肺部具有气体交换功能的含气结构及间隙。正常胸片上透亮的肺野代表肺实质。肺间质指是由结缔组织所组成的肺的支架组织,分布于支气管、血管周围、肺泡间隔及脏层胸膜下。正常胸片上,肺间质不能显示,当间质间隙内有病理组织积聚、肿瘤浸润或纤维组织增生时,方可显示其异常影像。

（四）胸膜

胸膜分为2层,包裹肺和叶间的部分为脏胸膜,与胸壁、纵隔及横膈相贴的为壁胸膜,两侧胸膜之间为潜在的胸膜腔,其内为负压。由于正常胸膜菲薄,一般不显影,只有胸膜反折处或叶间胸膜走行与X射线平行时方可显示为薄层状或线状致密影。

1.肺尖部胸膜转折(第1、2肋骨伴随阴影)　在后前位胸片上,于肺尖部沿第1、2肋骨的下缘,与肋骨下缘平行的1~2 mm的线条状阴影,边缘光滑。

2.叶间胸膜转折(叶间裂)

（1）斜裂　一般在正位片不能显示,在侧位片表现为自后上斜向前下的线条状阴影,右侧斜裂的后端起始于第5后肋端水平,斜向前下方走行,止于距膈面前缘2~3 cm处,与膈顶平面约呈50°角。左侧斜裂后端起始点较右侧稍高,在第3~4后肋端水平,故倾斜角度较大,其前下端达肺的前下缘,与膈顶平面约呈60°角。叶间胸膜面通常略有弯曲,斜裂上半部稍斜向外,下半部稍斜向内,故在侧位片上可呈"S"形。

（2）横裂　又称水平裂,约70%的人正、侧位胸片均可显影。正位片表现为右肺中野横行细线状阴影,从第6肋腋部水平自外向内延伸,并止于肺门外1 cm处。侧位片,横裂起自斜裂中部,向前呈水平方向走行达到前壁(图3-2-20)。

（五）膈

膈是分隔胸、腹腔的腱膜性隔膜,由中心腱和周围的肌性部分组成。两侧均有肌束附着于肋骨、胸骨及腰椎。膈上有主动脉裂孔、食管裂孔、腔静脉裂孔等供连结胸腹腔的结构通过。主动脉裂孔有主动脉、奇静脉、胸导管和内脏神经通过；食管裂孔有食管和迷走神经通过；腔静脉裂孔有腔静脉通过。

正位片上两侧膈均呈圆顶状，内高外低，前高后低，膈内侧与心脏形成心膈角，外侧与胸壁间形成尖锐的肋膈角。侧位片上，膈前面高后面低，前端与前胸壁形成前肋膈角，后部明显向后、下倾斜，与后胸壁形成后肋膈角，位置低而深。正常前肋膈角为钝角，后肋膈角位置最低为锐角（图3-2-21）。

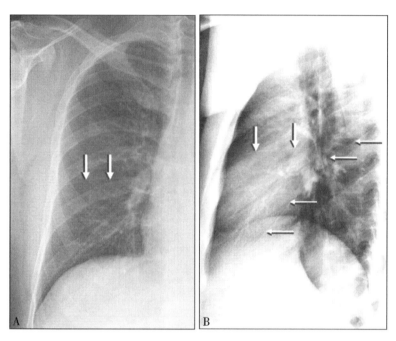

图 3-2-20 胸片叶间裂

（粗箭头所示为水平裂；细箭头所示为斜裂）

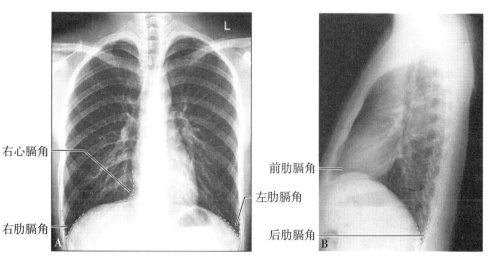

图 3-2-21 肋膈角和心膈角

膈一般位于第9、10后肋水平,相当于第6前肋间隙,通常右膈比左膈高1~2 cm。平静呼吸时,两膈上下对称运动,运动幅度为1~2.5 cm,深呼吸时可达3~6 cm。

膈的形态、位置及运动,可因膈的发育及胸腹腔的病变而改变。例如膈的局部发育较薄弱或张力不均时,向上呈一半圆形凸起,称为局限性膈膨升,多发生于前内侧,右侧较常见,深吸气时明显,为正常变异。有时在深吸气状态下,膈可呈波浪状,称为波浪膈,因膈肌附着于不同的肋骨前端,在深吸气时受肋骨的牵引所致(图3-2-22)。胸腔及腹腔压力的改变,可影响膈的位置。胸腔压力降低,如肺不张、肺纤维化;腹腔压力升高,如妊娠、腹水、腹部巨大肿块,都可使膈升高。

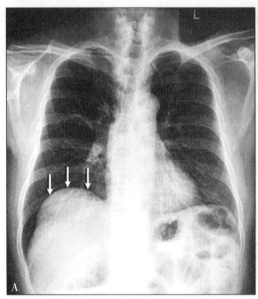
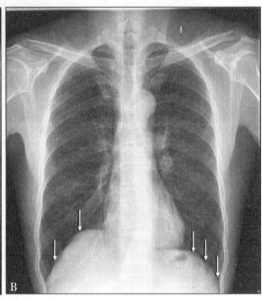

A.局限性膈膨升;B.波浪膈。

图3-2-22　膈变异

(六)纵隔

1.纵隔定义　纵隔是循环、呼吸、消化等器官的主要通道。纵隔位于胸骨之后,胸椎之前,两肺之间,上为胸廓入口,下为横膈,两侧为纵隔胸膜和肺门,自上至下、自前至后把胸腔分为左右两半。其中包含心脏、大血管、气管、主支气管、食管、淋巴组织、胸腺、神经及脂肪等。

2.正常纵隔 X 射线表现　在胸内正位片上,纵隔为中部透光度最低的阴影,除气管和主支气管可以分辨外,其余结构因缺乏对比,只能观察其与肺部邻接的轮廓。在投照位置准确的正位胸片上,右心房以上右上纵隔的边缘由上腔静脉和右头臂静脉所组成。右上肺尖部内缘,相当于第2、3后肋间隙处可由此锁骨下动脉所形成。左上纵隔主动脉弓处以上的边界,主要由锁骨下动脉所形成。老年人主动脉弓伸长弯曲后,升主动脉部分组成右侧纵隔边缘的阴影。在正常情况下,两侧心膈角区可有脂肪组织堆积,形成所谓心包脂肪垫,使心膈角变钝,往往左侧较右侧明显,密度较心脏阴影为淡。脂肪垫在肥胖人中尤为明显。

　　胸腺位于前纵隔上部,胸骨之后,气管、心脏及大血管之前。在不同年龄,正常胸腺的大小和形态都有很大的差别。新生儿胸腺相对较大,可显示为僧帽征,胸腺向下过水平裂,右侧形成弧形边缘;也可显示为船帆征,为船帆状致密阴影,胸腺从上纵隔沿水平裂突入右肺上叶,勿误认为是纵隔肿瘤或淋巴结肿大(图 3-2-23)。至青春期,胸腺的重量达最大程度,以后就逐渐萎缩。正常成人胸腺体积甚小,完全位于纵隔轮廓之内,于胸内 DR 正位及侧位片上均不能显示。

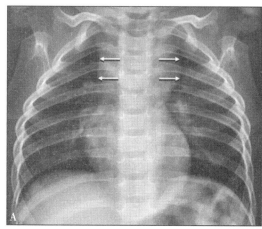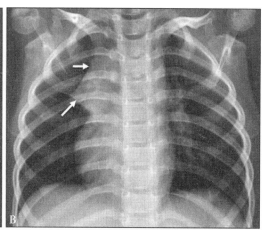

A. 僧帽征;B. 船帆征。

图 3-2-23　小儿胸腺

　　由于纵隔纯属软组织所组成,正常纵隔的宽度受体位和呼吸的影响,在卧位或呼气时,纵隔变宽变短,立位或吸气时变窄变长,尤其以小儿变化明显。于病理情况下,一侧胸腔压力增高,可使纵隔向对侧移位,压力减低,可使纵隔移向同侧,总之胸片上纵隔结构因密度对比差有时而难以分辨。

　　3.纵隔分区　纵隔分区在纵隔病变的 X 射线诊断中具有重要意义。纵隔肿瘤及肿瘤样病变多有特定的好发部位,胸内 X 射线片诊断纵隔病变的主要依据是病变部位。

　　纵隔的分区方法有多种,九分区法以胸骨角至第 4 胸椎体下缘作连线分为上、中纵隔,自胸骨体下部及第 4 前肋部水平,经肺门下缘至第 8 胸椎下缘作一水平线作为中、下纵隔的分界线(图 3-2-24)。六分区法以胸骨柄、体交界处至第 4 胸椎画一水平线,将其分为上纵隔、下纵隔;以气管、升主动脉及心脏前缘的连线作为前、中纵隔的分界线,再以食管前壁及心脏后缘连线作中、后纵隔的分界。从而将上、下纵隔各分为前、中、后 3 区。

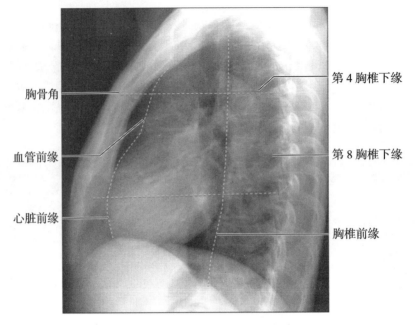

图3-2-24　纵隔九分区法

三、断层解剖

由于构成胸内的组织复杂,包括低密度的含气的肺组织、脂肪组织,中等密度的肌肉组织及高密度的骨组织等。CT图像上肺组织及纵隔有较大的密度差别,在一幅图像上不可能同时清晰显示肺野及纵隔内结构,所以在观察胸内CT时,至少需采用两种不同的窗宽和窗位,分别观察肺野与纵隔。观察肺实质采用肺窗,窗宽为600~850 HU,窗位为-600~-800 HU;两肺显示为对称性低密度阴影。胸段气管呈圆形或椭圆形,与周围结构界限清楚。40岁以上者气管软骨可发生钙化。部分气管的右侧后壁直接与肺相邻。右主支气管短而粗,左主支气管细而长。CT影像中与扫描线垂直走行的支气管显示为低密度圆形影;斜向走行的支气管显示为低密度椭圆形影;平行走行的显示为低密度管状影。

胸内CT图像是胸内不同层面的断层图像,常规CT只能进行胸内横断层成像,多层螺旋CT除横断层成像外,还可行冠状断层及矢状断层的重组成像。

(一)CT横断层

两侧肺组织在CT横断层上表现为对称性低密度阴影,叶间裂在CT图像上表现为线状稍高密度影、灰色条带状影或相对无血管区3种不同影像,是划分肺叶的依据。可根据叶间裂的密度、形态及走行划分肺叶。

在右肺,斜裂以前、水平裂以上为右上肺,斜裂以前、水平裂以下为右中叶,斜裂以后为右下叶;在左肺,斜裂以前为左上肺,斜裂以后为左下肺。其内可见由中心向外围走行的高密度肺血管分支影,由粗变细,即肺纹理影;肺动脉与同级别的支气管相伴走行,两者的断面直径相近。肺段的基本形态为尖端指向肺门的锥状体形,CT 图像不能显示肺段间的界限,但根据肺段支气管及血管的走行可大致定位(图 3-2-25)。

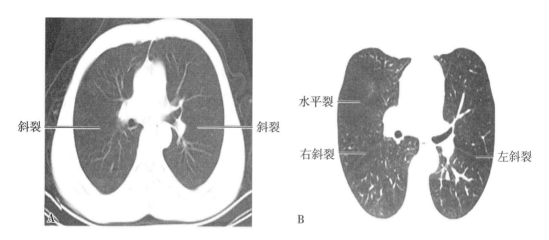

A. 单螺旋 CT 平扫,两侧斜裂表现为无肺纹理的透明带;B. 高分辨率 CT 平扫,右侧水平裂为椭圆形无肺纹理透明区,两侧斜裂为线状稍高密度影。

图 3-2-25　叶间裂 CT 表现

1. 肺叶、肺段 CT 横断层

(1)经胸廓入口横断层　此层面可显示气管、食管的右肺上叶尖段,左肺上叶前段(图 3-2-26)。

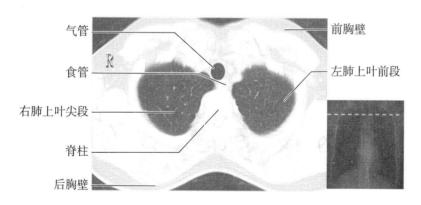

图 3-2-26　经胸廓入口横断层

(2)经主动脉弓横断层　此层面可显示右肺上叶尖段位于中部、前段及后段分别位于右肺野前后部;左肺上叶前段位于左肺野前部,尖后段在中部,下叶背段在后部。还可显示主动脉弓和气管等影像(图 3-2-27)。

(3)经气管分叉横断层　此层面可显示右肺上叶前段在右肺前部,右肺后段在中部,下叶背段在后部,尖段已消失;左肺前部为前段,中部为尖后段,后部为背段。还可见左、右主支气管等影像(图 3-2-28)。

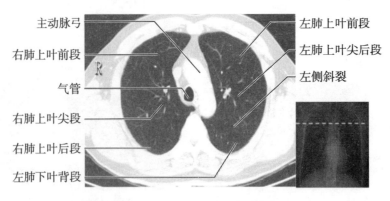

图 3-2-27　经主动脉弓横断层

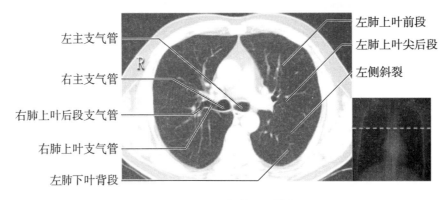

图 3-2-28　经气管分叉横断层

（4）经中间段支气管横断层　此层面可显示右肺中间段支气管和左肺上叶支气管横断层。右肺野后方背段范围扩大,前部右肺中叶开始出现。左肺野的中部为上舌段,前方为前段,后方为下叶背段(图 3-2-29)。

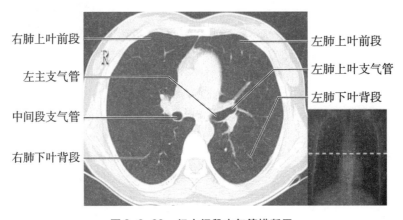

图 3-2-29　经中间段支气管横断层

（5）经中叶支气管横断层 此层面可见右肺中叶内侧段支气管自右中叶支气管分出，向前走行；还可见右肺下叶支气管、左肺下叶支气管。左肺下叶支气管断面呈圆形透亮影，邻近有相应的肺动脉分支伴行。右肺野后方大部为背段，中部为中叶外侧段，前内部为中叶内侧段。左肺后部为背段，前外侧为上舌段，靠近肺门前方的为下舌段（图3-2-30）。

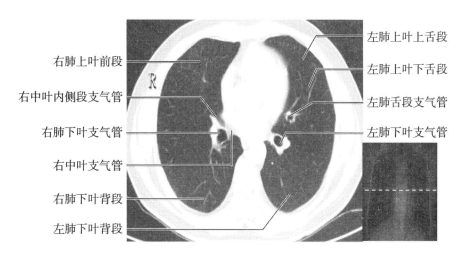

右肺上叶前段
右中叶内侧段支气管
右肺下叶支气管
右中叶支气管
右肺下叶背段
左肺下叶背段

左肺上叶上舌段
左肺上叶下舌段
左肺舌段支气管
左肺下叶支气管

图3-2-30 经中叶支气管横断层

（6）经左心房横断层 此层面可显示的肺段包括右肺中叶内侧段、外侧段及右肺下叶前、外、后基底段；左肺上叶上舌段、下舌段及左肺下叶前基底段、外侧基底段及后基底段。同时还可见左、右肺下叶前、外支气管断面呈椭圆形透亮影，邻近有相应的肺动脉分支伴行（图3-2-31）。

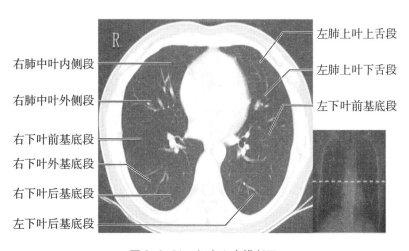

右肺中叶内侧段
右肺中叶外侧段
右下叶前基底段
右下叶外基底段
右下叶后基底段
左下叶后基底段

左肺上叶上舌段
左肺上叶下舌段
左下叶前基底段

图3-2-31 经左心房横断层

（7）经四心腔横断层 此层面显示的右肺野前半部为右肺中叶，中叶前内部分为内侧段，中叶的后外部分为外侧段。右肺中部可见右肺下叶的前、外基底段，前基底段位于中叶外段后方,右肺野肺门旁为内基底段。左肺野前半部为左肺上叶下舌段,向后依次为左肺下叶前基底段、外基底段、后基底段(图3-2-32)。

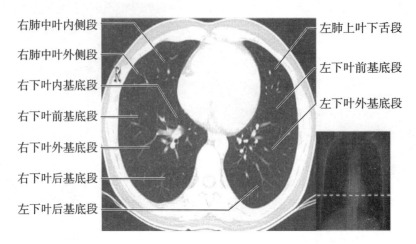

图3-2-32　经四心腔横断层

2.气管和支气管CT横断层　胸段气管在CT横断层上显示为圆形或椭圆形低密度影,与周围结构分界清楚。40岁以上人群气管软骨可钙化。右主支气管短而粗,左主支气管细而长。由于支气管走行方位不同,与扫描线垂直走行的支气管显示为圆形,斜行走行为椭圆形,平行走行为管形。现在选取4个较为典型的横断层进行介绍。

(1)经气管分叉上部横断层　该层面位于两侧肺门上部,紧靠中线的是气管,呈卵圆形低密度影。气管右侧为右肺上叶尖段支气管横断层,呈小圆形低密度影。右上叶肺动脉尖支位于上叶尖段支气管断面的前内侧,上叶肺静脉后支位于外后侧。左侧可见左肺上叶尖后段肺动脉及尖亚段、后亚段肺动脉分支断面,上叶肺动脉位居前方,上叶肺静脉断面则更靠前和内侧,气管左前方为左肺上叶前段支气管断面,气管左侧为左肺上叶尖后段支气管断面(图3-2-33)。

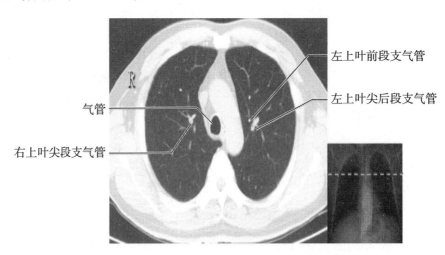

图3-2-33　经气管分叉上部横断层

（2）经右上叶支气管横断层　一般可见右上叶支气管从右主支气管侧面分出,向外走行1～2 cm分为后段和前段,右上叶支气管的后壁邻接肺野,前面为右肺动脉的前干支,外侧是右上肺静脉后支,位于右上叶前段与后段支气管的夹角处。左侧可见到左上叶尖后段支气管或尖亚段或后亚段支气管断面,其前方为左上肺静脉,其后是左上肺动脉(图3-2-34)。

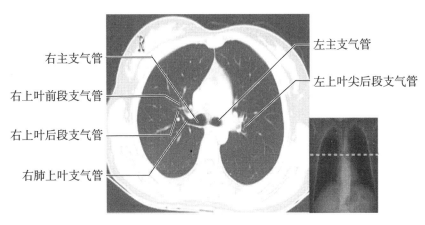

图3-2-34　经右上叶支气管横断层

（3）经中间段支气管横断层　右侧的中间段支气管呈圆形,其后壁及内侧壁邻肺组织。中间段支气管的前外侧为右下肺动脉干。左主支气管接近水平方向走行,切面呈卵圆形或条形,其后为左下肺动脉(图3-2-35)。

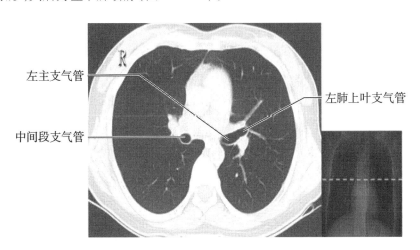

图3-2-35　经中间段支气管横断层

（4）经中叶支气管横断层　在此层面上可见中叶支气管从中间段支气管右前方分出,向前外走行,通常下叶背段支气管与中叶支气管在相同的高度从中间段支气管后外侧分出。右下肺动脉位于中叶和下叶支气管分叉的夹角内。在左侧,左下叶支气管呈环形,其后外方为左下肺动脉(图3-2-36)。

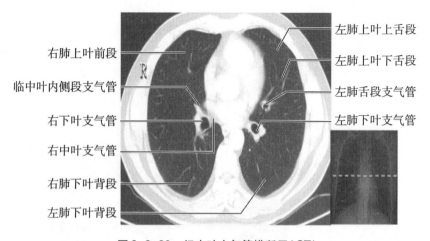

右肺上叶前段
临中叶内侧段支气管
右下叶支气管
右中叶支气管
右肺下叶背段
左肺下叶背段

左肺上叶上舌段
左肺上叶下舌段
左肺舌段支气管
左肺下叶支气管

图 3-2-36　经中叶支气管横断层（CT）

3. 纵隔横断层　观察纵隔内结构主要通过纵隔窗,窗宽为 250～400 HU,窗位为30～40 HU,CT 显示纵隔内结构明显优于 X 射线平片。

（1）经主动脉弓上部横断层　此层面可见靠近前胸壁,最前方为左头臂静脉,右后方为右头臂静脉,由右颈总动脉与右锁骨下动脉共干的头臂干,与左颈总动脉、左锁骨下动脉,形成"五个血管断面"。3 个动脉的排列与主动脉弓的走行一致;左头臂静脉呈水平走行,横过左颈总动脉和头臂干的前方;气管显示为椭圆形低密度影,位于血管后方;食管断面显示于气管与胸椎之间（图 3-2-37）。

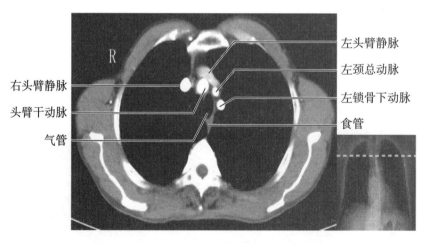

右头臂静脉
头臂干动脉
气管

左头臂静脉
左颈总动脉
左锁骨下动脉
食管

图 3-2-37　经主动脉弓上部横断层（CT 增强）

（2）经主动脉弓横断层　此层面可见气管位于纵隔中央,上腔静脉位于气管的右前方;气管左前方为主动脉弓,显示为自右前向左后斜行的管状影像。主动脉的前方呈尖朝胸骨的三角形间隙为血管前间隙。30 岁以下青年人和儿童在血管前间隙内能见到胸腺,呈软组织密度,常呈簇状或双叶形,边缘光滑。成人胸腺组织逐渐萎缩,并被脂肪组织取代。气管正后方可见奇静脉,奇静脉内侧可见气管前腔静脉后间隙,由脂肪组织充填,其内可见淋巴结。食管位于气管、主动脉弓及胸椎之间(图3-2-38)。

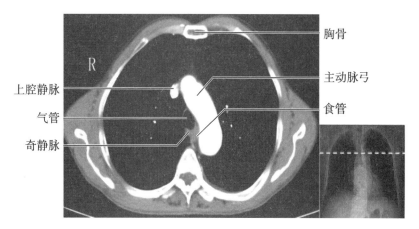

图 3-2-38 经主动脉弓横断层(CT 增强)

(3)经主-肺动脉窗横断层 此层面可见主-肺动脉窗,其上界为主动脉弓下缘,下界为左肺动脉,其内亦包含有数个淋巴结、脂肪和一些结缔组织。升主动脉在气管左前方,上腔静脉位于升主动脉右后方。上腔静脉的后方、气管右侧可显示奇静脉汇入上腔静脉。降主动脉位于胸椎左上方,食管位于气管和降主动脉之间(图3-2-39)。

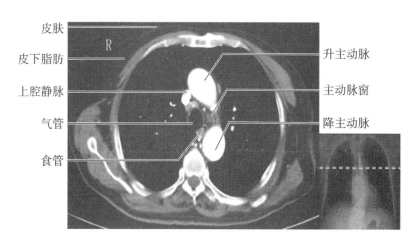

图 3-2-39 经主-肺动脉窗横断层(CT 增强)

(4)经肺动脉干及左右肺动脉横断层 此层面可见升主动脉位于胸骨后方,显示为圆形高密度影,上腔静脉位于升主动脉右后方。升主动脉左后方可见肺动脉干,向左向后延伸为左肺动脉;肺动脉干向右后延伸为右肺动脉,在上腔静脉和右主支气管之间行走。此层面肺动脉干与两侧肺动脉呈"人"字形排列。降主动脉位于纵隔左后方,此层面还可显示左、右主支气管和食管等(图3-2-40)。

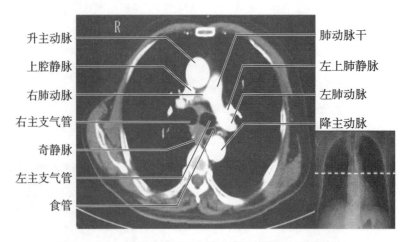

图 3-2-40 经主动脉及左右肺动脉的横断层(CT 增强)

（5）经左心房横断层 此层面可见升主动脉根部位于心脏中央,升主动脉前方为右心室,构成纵隔左前缘。右心房构成纵隔右缘前部。主动脉根部的后方是左心房,还可见左上肺静脉及左下肺静脉,食管紧贴左心房后部,食管右后侧方为奇静脉。降主动脉位于椎体左缘、食管的左后方。此平面常同时显示冠状动脉主干及其主要分支的近段（图 3-2-41）。

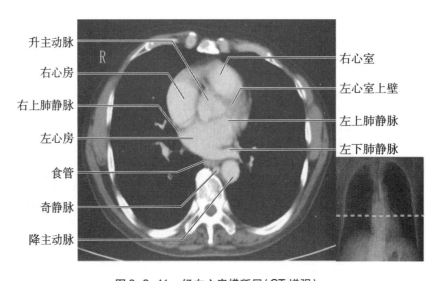

图 3-2-41 经左心房横断层(CT 增强)

（6）经四心腔横断层 此层面可见左、右心房及心室。脊柱前方为左心房,左心房两侧为两侧下肺静脉,左心房左前为左心室,左心室与左心房之间为二尖瓣。右心室的右后方为右心房,左、右心房之间可见房间隔,左、右心室之间为室间隔（图 3-2-42）。

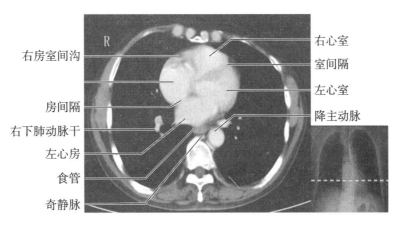

右房室间沟　　右心室
室间隔
左心室
房间隔　　降主动脉
右下肺动脉干
左心房
食管
奇静脉

图 3-2-42　经四心腔的横断层(CT 增强)

（7）经双心室横断层　此层面可见左、右心室，及两心室之间的室间隔，左心室位于左后方，断面呈半圆形，右心室位于右前方，断面呈三角形，下腔静脉位于右心缘的后外侧。还可见食管、降主动脉、奇静脉等（图 3-2-43）。

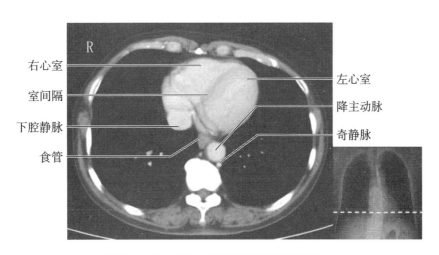

右心室
室间隔　　左心室
下腔静脉　　降主动脉
食管　　奇静脉

图 3-2-43　经双心室的横断层(CT 增强)

（二）纵隔 MRI 横断层

不同组织结构在 MRI 的 T_1WI、T_2WI 上表现为不同信号。胸壁各组织结构信号特点为胸壁肌肉在 T_1WI、T_2WI 上均为较低信号，肌腱、韧带、筋膜在 T_1WI、T_2WI 上均为低信号，脂肪组织在 T_1WI 上呈高信号，在 T_2WI 上呈较高信号。胸内骨骼的骨皮质在 T_1WI、T_2WI 上均显示为低信号，而骨松质因含有脂肪，显示为较高信号。肋软骨的信号高于骨皮质而低于骨松质。纵隔内心脏大血管的流空效应及脂肪组织特有的高信号，使 MRI 在显示纵隔结构和病变方面具有明显优势，大血管结构均呈明显低信号影。食管壁信号与胸壁肌肉相似，上段食管多能显示，中段与下段不易观察。胸腺在儿童期 T_1WI 上信号强度低于脂肪,成年期信号与脂肪相似;T_2WI 上信号与脂肪相似,不随年龄变化。

1.经主动脉弓上部横断层　此层面可见气管位于胸椎前方,因含气体显示为圆形低信号影。头臂干位于胸骨柄后方、气管的左前方,呈流空低信号影。右头臂静脉位于头臂干右侧,也呈圆形低信号区。左颈总动脉位于头臂干的左后方,左锁骨下动脉居左颈总动脉的左后方。头臂干的左前方可见条带状的低信号区为左头臂静脉。气管左后方可见灰色影为食管,含气的食管在 T_1WI、T_2WI 上均显示为类圆形的低信号区。脊髓位于椎管内,在 T_1WI、T_2WI 上均呈灰色影,而脑脊液在 T_1WI 上呈低信号,显示为黑色,在 T_2WI 上则呈高信号,显示为白色(图3-2-44)。

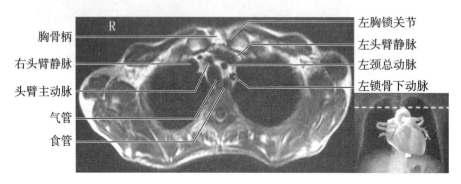

左胸锁关节　左头臂静脉　左颈总动脉　左锁骨下动脉

胸骨柄　右头臂静脉　头臂主动脉　气管　食管

图3-2-44　经主动脉弓上部横断层(MRI T_1WI)

2.经主动脉弓横断层　此层面可见气管位于脊柱的前方,脊柱左前方为食管影。上腔静脉位于气管的右前方,显示为低信号影,主动脉弓自上腔静脉左侧斜向左后方,位于气管、胸椎的左侧。胸大肌、胸小肌位于前胸壁,在 T_1WI、T_2WI 上呈中等信号,显示为灰色影,胸小肌位于胸大肌的深面,肌纤维斜向下方,止于前胸壁肋骨(图3-2-45)。

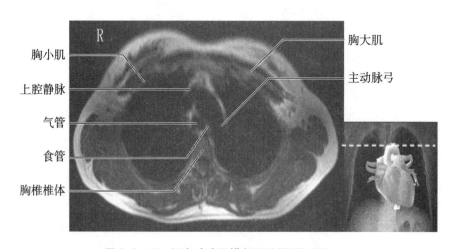

胸大肌　主动脉弓

胸小肌　上腔静脉　气管　食管　胸椎椎体

图3-2-45　经主动脉弓横断层(MRI T_1WI)

3.经主-肺动脉窗横断层　此层面可见升主动脉位于上腔静脉左侧,降主动脉位于胸椎左侧。左、右主支气管位于胸椎前方,上腔静脉后方,显示为低信号区。胸大肌覆盖前胸壁大部分,胸小肌位于胸大肌的深面,胸小肌的肌束在此层面上与胸大肌平行,二者之间以肌间隔及脂肪相分隔(图 3-2-46)。

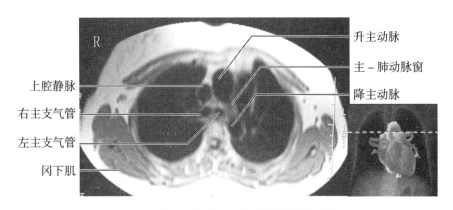

图 3-2-46 经主-肺动脉窗横断层(MRI T$_1$WI)

4. 经肺动脉干及左右肺动脉横断层 此层面可见升主动脉呈圆形低信号影位于纵隔中间,左侧为肺动脉干,肺动脉向后分为左肺动脉和右肺动脉,右肺动脉较长,呈条带状流空信号影,斜向右肺门走行,左肺动脉向左后方走行。上腔静脉居升主动脉右后方,降主动脉位于胸椎左侧呈低信号,显示为黑色影(图 3-2-47)。

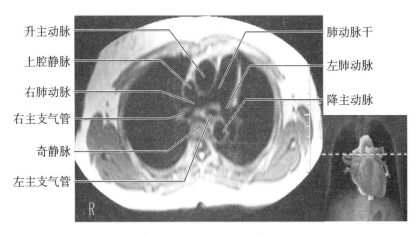

图 3-2-47 经肺动脉干及左右肺动脉横断层(MRI T$_1$WI)

5. 经左心房横断层 此层面可见右心室位于心影前部、心房位于后部。左心房前方为主动脉根部和右心房,右心房左前方为右心室,右心室左侧有左心室。脊柱正前方可见奇静脉,左侧可见食管。心腔在 T$_1$WI、T$_2$WI 上均为流空信号,显示为黑色影,心壁为肌肉信号,在 T$_1$WI、T$_2$WI 上均为灰色(图 3-2-48)。

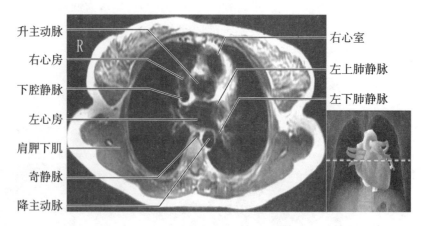

升主动脉
右心房
下腔静脉
左心房
肩胛下肌
奇静脉
降主动脉

右心室
左上肺静脉
左下肺静脉

图 3-2-48　经左心房横断层（MRI T₁WI）

6. 经四腔心横断层　此层面可显示四腔心，即左、右心房，左、右心室。右心室靠近前胸壁，位于胸骨的后下方，为心影的前份。右心房位于右心室的右后方，为心腔最靠右部分，接收上、下腔静脉的血液。左心室位于右心室的左后方，为心腔最靠左的部分。左心房位于左心室的后方、右心房的左后方，为心腔最靠后的部分，接收肺静脉的血液（图 3-2-49）。

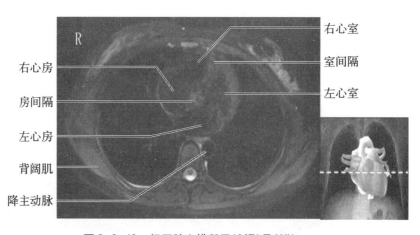

右心房
房间隔
左心房
背阔肌
降主动脉

右心室
室间隔
左心室

图 3-2-49　经四腔心横断层（MRI T₁WI）

7. 经双心室横断层　此层面可显示左、右心室，两心室之间为室间隔。右心室位于胸骨后方。左心室位于右心室左后方，大部分为心肌。该层面还可以显示部分肝脏及左膈肌（图 3-2-50）。

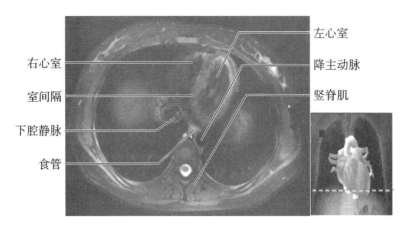

图 3-2-50 经双心室横断层(MRI T₁WI)

左心室
降主动脉
竖脊肌

右心室
室间隔
下腔静脉
食管

(三)纵隔 MRI 冠状层面

纵隔 MRI 冠状断层与胸内正位片显示方位一致,有利于显示气管、气管分叉、支气管的走行、肺门和纵隔结构,以及病变与周围结构的毗邻关系,有助于胸腔入口、主-肺动脉窗、肺尖及肺底结构和病变的观察。

1.经升主动脉冠状层面 此层面可显示右心房居于心脏右下方,左室居中,左室流出道斜向右上方与升主动脉相连。升主动脉左侧可见肺动脉干(图 3-2-51)。

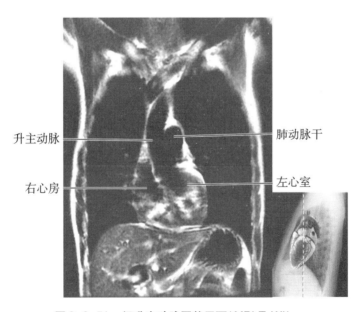

升主动脉
右心房

肺动脉干
左心室

图 3-2-51 经升主动脉冠状层面(MRI T₁WI)

2.经上腔静脉冠状层面 此层面显示上腔静脉位于纵隔右缘,向下与右心房相连。升主动脉位于上腔静脉左侧,起自左心室,在主动脉弓上方可见头臂干及左颈总动脉,升主动脉左侧可见肺动脉干(图 3-2-52)。

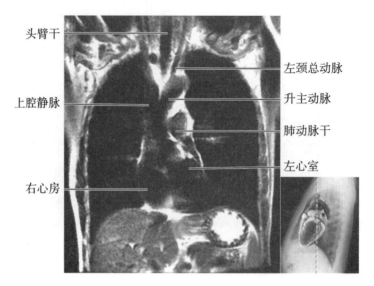

图 3-2-52　经上腔静脉冠状层面(MRI T$_2$WI)

3. 经右肺动脉冠状层面　此层面自上而下可见气管及气管分叉,其左侧为主动脉弓。右肺动脉横行于隆突下方。在主动脉弓上缘可见由此发出的左锁骨下动脉(图3-2-53)。

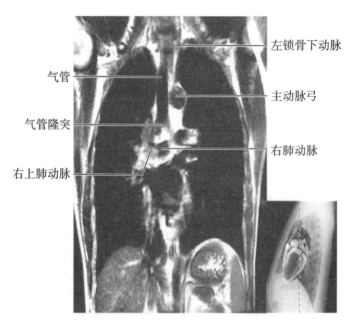

图 3-2-53　经右肺动脉冠状层面(MRI T$_2$WI)

4. 经气管分叉冠状层面　此层面显示两侧主支气管自气管分出,呈"人"形,居纵隔中部,其下方为隆突下间隙,充以高信号脂肪组织。左主支气管左上方可见主动脉弓。此层面还可显示左心房、主动脉弓以及右下肺静脉、左下肺动脉(图3-2-54)。

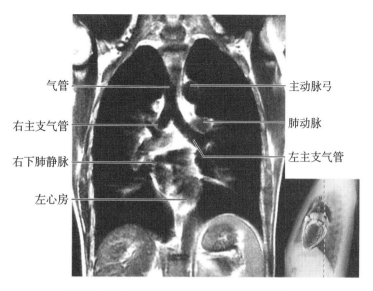

图 3-2-54　经左心房冠状层面（MRI T$_2$WI）

气管　　主动脉弓

右主支气管　　肺动脉

右下肺静脉　　左主支气管

左心房

（四）纵隔 MRI 矢状层面

矢状层面类似于胸内侧位 X 射线片,此方位有助于了解气管、支气管的走行、肺门和纵隔结构,以及病变与周围结构的毗邻关系,和冠状断层相同,能更好地观察肺尖、胸廓入口及肺底结构及病变。

1.经上腔静脉矢状层面　此层面可显示上腔静脉,向下与右心房相连,右心房向下与下腔静脉相连。上腔静脉后方可见右肺动脉,右肺动脉后上方可见右主支气管(图3-2-55)。

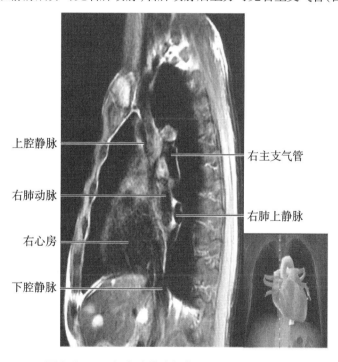

上腔静脉　　右主支气管

右肺动脉　　右肺上静脉

右心房

下腔静脉

图 3-2-55　经上腔静脉矢状层面（MRI T$_1$WI）

2.经肺动脉干矢状层面 此层面可显示肺动脉干位于前方,上方可见主动脉弓,向下延续为降主动脉,降主动脉前方可见左肺上静脉、右心室等(图 3-2-56)。

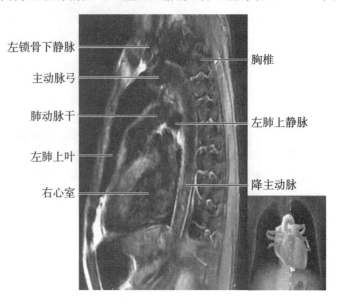

左锁骨下静脉
胸椎
主动脉弓
肺动脉干
左肺上静脉
左肺上叶
右心室
降主动脉

图 3-2-56　经肺动脉干矢状层面(MRI T₁WI)

(五)纵隔间隙

纵间隙指的是纵隔区域内无筋膜脂肪、淋巴结等结构,向上、向下分别与颈部间隙、腹膜后间隙相连。临床上常用的纵隔间隙主要包括以下几个层面。

1.经胸骨后间隙层面 此间隙位于胸骨及胸骨肋骨连接处的后方,两侧为纵隔胸膜,其后方为血管前间隙,但两者之间并无分解标志,其大小因人而异,其中含有脂肪及结缔组织。胸骨后间隙内含脂肪、结缔组织、胸廓内动静脉及前纵隔淋巴结。正常情况下 CT 扫描难以发现沿胸廓内血管束的小淋巴结,发现淋巴结转移时,可以显示(图 3-2-57)。

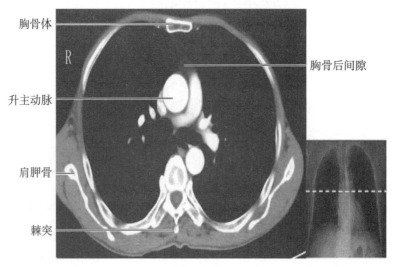

胸骨体
胸骨后间隙
升主动脉
肩胛骨
棘突

图 3-2-57　胸骨后间隙层面(CT 横断层增强)

2.经血管前间隙层面　此间隙为前纵隔的潜在间隙,其前方为胸骨后间隙,两侧为肺组织,后界为上腔静脉、心脏、主肺动脉、升主动脉、主动脉弓及其分支血管,向左与主-肺动脉窗相连。间隙内有脂肪组织、淋巴结及头臂静脉,在婴幼儿及儿童期,胸腺占据此间隙的大部分,在青春期胸腺缩小呈三角形或两叶状,胸腺在成年后退化萎缩。血管前间隙内有左头臂静脉和胸腺(图3-2-58)。

3.经气管前间隙层面　也称气管前腔静脉后间隙,居气管前壁与大血管之间,上界胸廓入口,下界气管隆嵴。此间隙可因人而异,并随年龄增长、脂肪增多和主动脉迂曲而增大,此区包含引流两肺和纵隔器官的淋巴结、纤维结缔组织、奇静脉等。气管前间隙在主动脉弓以上位于气管前壁和大血管之间,右侧为头臂静脉和上腔静脉,左侧为左颈总动脉和左锁骨下动脉,前方为头臂静脉。气管前间隙经胸廓入口与颈深筋膜通连。气管前间隙的下部由气管前缘、奇静脉左缘、上腔静脉后缘及升主动脉后缘共同围成。左侧因主动脉所限,仅有少数人的气管前间隙与主-肺动脉窗相通(图3-2-58)。

4.经气管后间隙层面　位于气管和脊柱之间,向下与心包后方的后纵隔相通。此间隙变异较大,其范围与食管和主动脉的位置以及右肺和纵隔邻接范围有关。气管后间隙仅充填脂肪和结缔组织,食管及奇静脉走行其中(图3-2-58)。

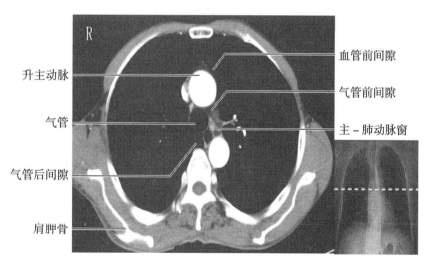

图3-2-58　常见纵隔间隙层面(CT横断层增强)

升主动脉

气管

气管后间隙

肩胛骨

血管前间隙

气管前间隙

主-肺动脉窗

R

5.经隆突下间隙层面　也称气管杈下间隙,位于气管隆嵴下方,前方为肺动脉,后方为食管及奇静脉,上方为气管隆嵴,下方为左心房,两侧为左、右主支气管。此间隙向上与气管前间隙延续,内含脂肪、淋巴结。

6.经主-肺动脉窗层面　为主动脉弓与左肺动脉间的间隙,位于主动脉弓下方、左肺动脉上方、下段气管和食管的左侧。内侧与气管前间隙的下部相通,外侧与升主动脉前外方的血管前间隙相通。此区包含动脉韧带、喉返神经及动脉韧带组淋巴结。

7.经食管后间隙层面　该间隙位于上纵隔内,食管与胸内筋膜间,内有奇静脉、胸导管和副半奇静脉等器官。向上通咽后间隙,向下与心包、食管间的疏松结缔组织相连,并通过膈的裂隙与腹膜后隙相通。

课后思考

病例摘要:张某,女,48 岁,因胸痛、胸闷、咳嗽及前胸内不适就诊,拍摄胸内 X 射线片初步判断为纵隔病变,为进一步明确诊断,应做什么影像学检查?

链接 3-4　　　　　　　　　　链接 3-5
第三章第二节　　　　　　　　第三章第二节
课后思考案例解析　　　　　　自测题参考答案

（杨丽华）

第三节　心与大血管

学习目标

掌握:心与大血管的 X 射线解剖、CT 断层解剖及 US 解剖。
熟悉:心血管造影、心腔结构、心间隔及胸内大血管。
了解:心的位置、外形和心的血管。

课程思政

通过学习本节内容,培养学生良好的医德医风和行为准则,通过患有心脏或大血管疾病的真实临床案例,培养学生的爱伤精神及正确的临床思维,提高学生针对突发事件的应急处理能力,树立学生"以患者为中心"思想理念,从而使学生具备良好的职业道德、医患沟通能力和团队协作精神。

课前预习

1. 学生在线自主学习　使用数字化教学资源服务云平台,教师将课程制作成 PPT (链接 3-1)、微课视频上传至在线平台,让学生自主学习、讨论交流,激发学生主动学习的积极性。根据章节内容设立临床案例讨论,加强师生之间的对话与交流,实现线上线下授课相结合,使学生掌握医学影像解剖学的基本知识,不断提高学生自主学习能力,为临床打下基本功。

链接 3-6
第三章第三节
自测题

2. 学生在线自我检测　结合授课内容给出单选题 5 道,学生扫码完成自测(链接 3-6),考核学生对理论知识掌握情况。

一、应用解剖

(一)心的位置、外形和心的血管

1. 心的位置　心位于两肺之间,膈肌之上。向前平对胸骨体和第 2～6 肋软骨,向后平对第 5～8 胸椎。心约 2/3 位于身体正中线的左侧,1/3 位于右侧(图 3-3-1)。

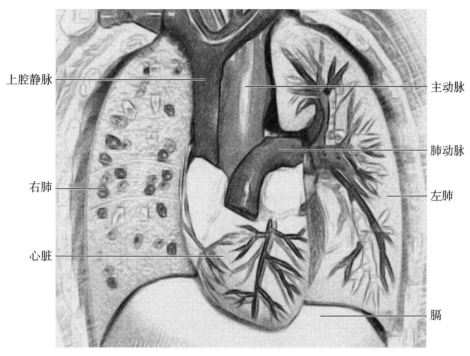

上腔静脉　　　　　　　　　　　　　　　　　　　主动脉

　　　　　　　　　　　　　　　　　　　　　　　肺动脉

右肺　　　　　　　　　　　　　　　　　　　　　左肺

心脏

　　　　　　　　　　　　　　　　　　　　　　　膈

图 3-3-1　心的位置

2. 心的外形　心呈倒置圆锥形,外裹心包。心尖朝向左前下方,由左心室构成,体表投影在左侧第 5 肋间隙锁骨中线内侧 1～2 cm 处。心底朝向右后上方,大部分由左心房构成,朝向前方,小部分由右心房构成,左、右肺静脉汇入左心房,上、下腔静脉开口于右心房(图 3-3-2)。

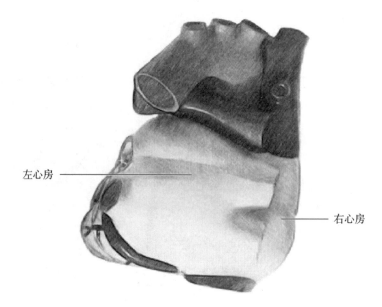

图 3-3-2　心底面观

　　心脏前面,朝向前上方,大部分由右心房和右心室构成,小部分由左心耳和左心室构成。肺动脉干起于右心室行于左心耳右侧,上腔静脉注入右心房,升主动脉位于上腔静脉左侧和肺动脉干后方向上行逐渐移行为主动脉弓,主动脉弓向上由右前至左后依次分出头臂干、左颈总动脉及左锁骨下动脉(图 3-3-3)。

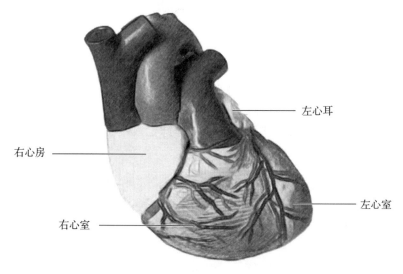

图 3-3-3　心前面观

　　心脏下面,朝向后下,隔心包与膈紧贴,大部分由左心室、小部分由右心室构成(图3-3-4)。

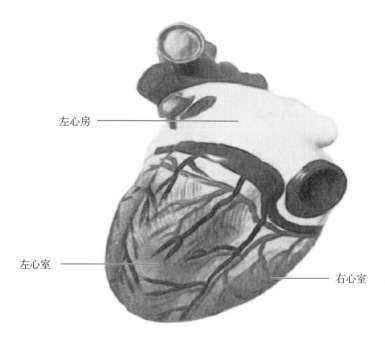

左心房

左心室

右心室

图3-3-4 心下面观

有4条沟可以作为心腔在表面的分界。冠状沟可作为分割后方心房与前方心室的分界标志;前室间沟和后室间沟,是左、右心室在心表面的分界标志;后房间沟,是左、右心房在心表面的分界标志。

3. 心的血管 心的动脉主要为左冠状动脉及右冠状动脉。左冠状动脉起自主动脉左窦,主干5~10 mm,向左走行于左心耳和肺动脉干之间,分支为前室间支和旋支,两支之间可发出对角支前室间支。前室间支又叫前降支,为左冠状动脉主干的延续,沿前室间沟下行。旋支在冠状沟内继续走行,绕过左心缘至膈面。

右冠状动脉起自主动脉右窦,其主干经右心耳与肺动脉干之间入冠状沟斜向右下,绕心缘至膈面,至房室交点处分为后室间支和左室后支。

(二)心腔结构

1. 右心房 右心房是心腔中最靠右侧的部分,壁厚约2 mm。右心房分为前、后两部,前部为固有心房,后部为腔静脉窦。前壁向前内侧突出为右心耳,内面有许多平行的隆起,称为梳状肌。后壁内面光滑,后上部有上腔静脉的入口,下方有下腔静脉的入口。下腔静脉口的左前方为右房室口,两口之间有冠状静脉窦的入口。右心房的内侧壁为房中隔右侧面,其下部有一卵圆形的浅窝,称为卵圆窝。

2. 左心房 位于右心房的左后方与左心室的后上方,构成心底的大部分。前壁向前突出于肺动脉左侧的部分叫左心耳。左心房内面除心耳处,有许多梳状肌外,其余部分光滑,左心房后部两侧各有两个肺静脉的入口,在肺内经过气体交换后含有较多氧气的动脉血则经肺静脉流入左心房。肺静脉口无瓣膜,但左心房壁的肌肉可伸展到肺静脉根部1~2 cm,有括约肌的作用,以减少心房收缩时,血液向肺静脉逆流。左心房的前下部有左房室口与左心室相通。

3. **右心室** 位于右心房的左前下方,为心腔最靠前的部分,壁厚3~4 mm,形似锥体形。在室腔内从右房室口至肺动脉口之间有1条肌性隆起,称为室上嵴。此嵴将右心室分为流入道和流出道两部分。

流入道是右心室的主要部分,室壁内面有许多相互交错的肌性隆起称为肉柱。其中有几个粗大而呈锥状的肉柱,叫乳头肌,一般为前、后、内侧3个。流入道的入口即右房室口,在口的前、后、内侧缘有3个近似三角形的瓣膜,称为三尖瓣。每个瓣膜的底附着于右房室口周缘的纤维环上(心骨骼),其尖或称游离缘,借腱索连于相邻的两个乳头肌上。当心室收缩时,血液推压瓣膜而封闭房室口,由于乳头肌的收缩和腱索的牵拉,使瓣膜不致翻入右心房,防止血液向心房逆流,保证血液的定向流动。如瓣膜、腱索、乳头肌和纤维环等其中任何一个功能失常,都将对血液动力产生严重影响。

流出道是右心室向左上方的突出部分,称为动脉圆锥或称漏斗部,其壁内面光滑无肉柱。流出道的出口即肺动脉口。口的周缘有3个半月形的瓣膜,称为肺动脉瓣。瓣的游离缘与血流方向一致,朝向肺动脉。当心室舒张时,由于已被压入肺动脉的血液逆流推压瓣膜,使3个瓣膜游离缘合拢而封闭肺动脉口,以防止血液逆流回右心室。

4. **左心室** 位于右心室的左后方与左心房的前下方,室壁最厚,为9~12 mm,是右心室的2~3倍,以适应左心室功能的需要,室腔呈底向上、尖向左前下方的圆锥形。左心室腔内被二尖瓣的前瓣分为流入道和流出道两部分。

流入道是左心室的主要部分,其内面也有肉柱和乳头肌,一般多为前、后两个,比右心室的粗大。流入道的入口即左房室口,在口的前、后缘附有两个近似三角形的瓣膜,称为二尖瓣。每个瓣膜的底附着于左房室口周缘的纤维环上,其尖或游离缘也借腱索连于两个乳头肌上。其作用与三尖瓣相同。

流出道是左心室的前内侧部分,称为主动脉前庭,其内面光滑无肉柱。流出道的出口即主动脉口,口的周缘也附有3个半月形的瓣膜,称为主动脉瓣,其结构和功能与肺动脉瓣相同。瓣膜相对应的主动脉壁向外膨出,在主动脉瓣与主动脉壁之间的腔,称为主动脉窦(图3-3-5)。

(三)心间隔

心的间隔把心分隔为容纳动脉的左半心和容纳静脉血的右半心。左、右心房之间为房间隔,左、右心室之间为室间隔,右心房与左心室之间为房室隔。

1. **房间隔** 位于左、右心房之间,其位置与正中矢状断层约呈45°,由两层心内膜夹少量心肌和结缔组织构成,厚1~4 mm,卵圆窝处最薄,厚约1 mm。

2. **室间隔** 左右心室的共同内侧壁,大部分由心肌构成,称室间隔肌部。室间隔两侧由心内膜覆盖。室间隔厚2~8 mm,愈近心尖部愈厚。但在上部中份有一小卵圆形区域,非常薄,缺乏肌质,称室间隔膜部。膜部的上部分隔右心房和左心室,称房室部;下部分隔左、右心室,称室间部(图3-3-6)。

3. **房室隔** 其上界是间隔上的二尖瓣环,下界为三尖瓣隔侧尖附着缘,前界右侧为室上嵴,左侧为主动脉右后瓣环,后界为冠状窦口前缘至隔侧尖的垂线。

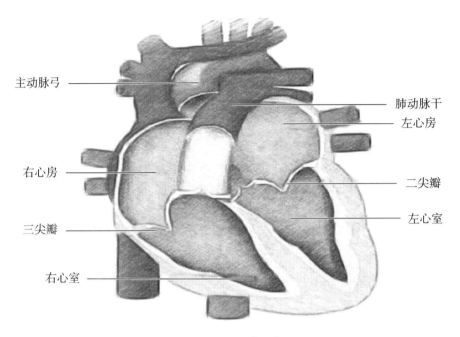

图 3-3-5　心脏四腔

主动脉弓

肺动脉干

左心房

右心房

二尖瓣

左心室

三尖瓣

右心室

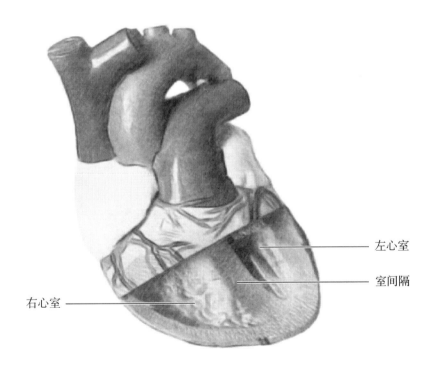

图 3-3-6　室间隔

左心室

室间隔

右心室

医学影像解剖学

（四）心包

心包为覆盖在心脏表面包裹心和出入心的大血管根部的锥体形纤维浆膜囊。心包分纤维层和浆膜层，纤维层较坚韧，与浆膜层的壁层紧密相贴，伸缩性很小，向上与大血管的外膜相连续，下方与膈的中心腱相连。浆膜层很薄，表现光滑湿润，分壁层和脏层，壁层紧贴附于纤维层的内面，脏层贴附于心脏的表面（即心外膜）。脏、壁两层间有一腔隙，称心包腔。心包对心脏具有保护作用，能防止心腔过度扩大，以保持血容量恒定。

（五）胸内大血管

1. 主动脉　是体循环的动脉主干，自左心室发出，先斜向右上，再弯曲向左后，沿脊柱左前方下行，穿膈主动脉裂孔入腹腔。主动脉在胸内走行，包括升主动脉、主动脉弓及胸主动脉3部分。升主动脉起自左心室的主动脉口，位于肺动脉干与上腔静脉之间，向右前上方斜行至右侧第2胸肋关节后方移行为主动脉弓。升主动脉起始处发出左、右冠状动脉。主动脉弓向上由右向左发出头臂干、左颈总动脉和左锁骨下动脉，在主动脉弓上部及其三大分支根部的前面有左头臂静脉横过；下方为肺动脉干、左主支气管等结构；右侧为上腔静脉的末段。

降主动脉是主动脉在胸、腹腔内的下行段，上端平第4胸椎体下缘，接主动脉弓，下端平第4腰椎水平，分为左、右髂总动脉，降主动脉以膈为界，分为胸主动脉和腹主动脉。

2. 肺动脉　肺动脉干短而粗，起自右心室，经升主动脉根部的前方向左后上行，至主动脉弓的下方分为左、右肺动脉。左肺动脉较短，经食管、左主支气管及降主动脉前方至左肺门，分上、下两支进入左肺上、下叶。右肺动脉较长，经升主动脉、上腔静脉的后方至右肺门，分3支进入右肺的上、中、下叶。

3. 上腔静脉　左头臂静脉跨越主动脉弓三大分支根部之前，在右侧第1胸肋关节的后方，与右头臂静脉汇合成上腔静脉。上腔静脉在升主动脉及主动脉弓起始部的右侧垂直向下，至右侧第3胸肋关节下缘后方注入右心房，上腔静脉的后方有气管和奇静脉弓，左侧为升主动脉和头臂干起始部。

4. 肺静脉　左、右各1对，分别为左上、左下肺静脉和右上、右下肺静脉，注入左心房。

5. 奇静脉　起于右腰升静脉，向上穿右膈脚入后纵隔，与胸主动脉和食管的右后方沿脊柱右前方上行，收集右肋间后静脉、半奇静脉、副半奇静脉以及食管、主支气管的静脉，至第4胸椎高度续奇静脉弓跨右侧肺根上方注入上腔静脉。

二、X 射线解剖

（一）胸内后前位

胸内后前位是心与大血管的基本摄片体位，后前位片上心脏与大血管、气管、食管等与胸骨、胸椎等结构重叠，主要观察心与大血管影的左、右两缘。

心左缘分为上、中、下3段。上段向外突起的部分为主动脉结，向左下延续为降主动脉。中段由主肺动脉干左缘构成，称为肺动脉段，此处向内凹入，称为心腰。肺动脉段与左心室缘之间为左心耳。下段由左心室构成，左心室缘向外下方延伸然后向内，转弯处为心尖部。

心右缘分为上、下 2 段。上段主要为上腔静脉影,其向下进入右心房。心右缘下段圆隆,主要由右心房构成。心缘与膈之间的交角为心膈角,分为左、右两侧(图 3-3-7)。

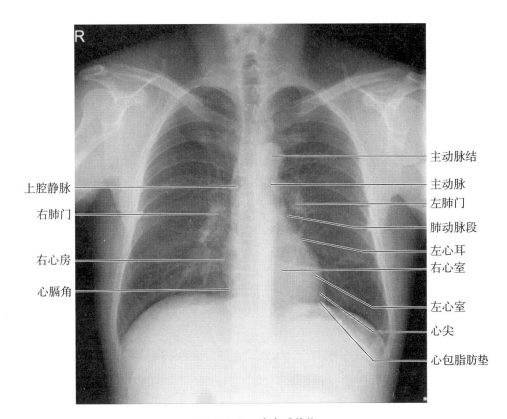

上腔静脉
右肺门
右心房
心膈角

主动脉结
主动脉
左肺门
肺动脉段
左心耳
右心室
左心室
心尖
心包脂肪垫

图 3-3-7　胸内后前位

(二)胸内右前斜位

右前斜位片上心与大血管影位于脊柱影的左侧,类似三角形,心影的近管柱侧为心后缘,近胸肋骨侧为心前缘。

心前缘分为 3 段,上段为升主动脉,其向上并向后形成主动脉弓,主动脉弓延续为降主动脉,中段为肺动脉干,肺动脉干弧形向后弯,下段为右心室。心前缘与胸壁之间的三角形透亮区称为心前间隙或胸骨后区。

心后缘分为两段,上段为主动脉弓部、气管及上腔静脉的重叠影组成。下段主要由右心房构成,左、右心房呈上、下排列,难以分清其界限,最下端有时可见下腔静脉影。心后缘与脊柱之间的透亮区称为心后间隙(图 3-3-8)。

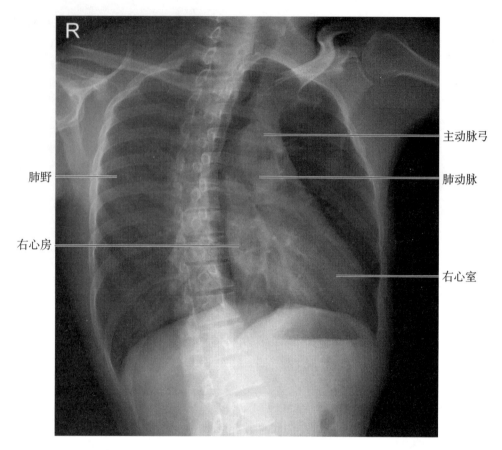

图 3-3-8　胸内右前斜位

（三）胸内左前斜位

左前斜位片上心与大血管影位于脊柱影的右侧，部分结构与脊柱重叠。

心前缘分为两段，上段为升主动脉，其边缘略向前隆，升主动脉逐渐向后形成主动脉弓，主动脉弓下方可见肺动脉，围成主-肺动脉窗，其内有气管分叉及左、右主支气管，主动脉弓向后向下续为降主动脉，与脊柱相重叠，心前缘与胸壁之间有一斜行长方形间隙，即心前间隙，下段主要为右心室，其边缘向前隆起。

心后缘分为两段，心后缘上段为左心房，下段为左心室（图3-3-9）。

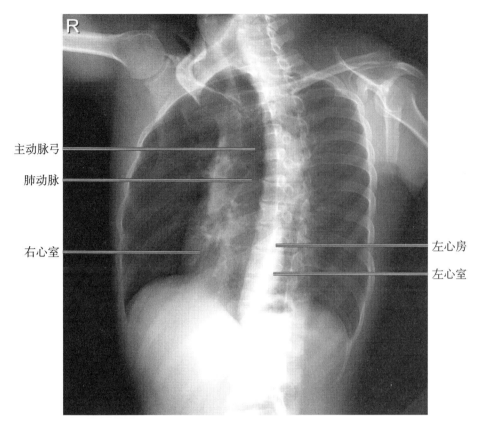

主动脉弓

肺动脉

右心室

左心房

左心室

图 3-3-9　胸内左前斜位

（四）胸内侧位

　　胸骨位于正前方，心前缘与胸骨间的倒三角形透亮区称为心前间隙，胸椎位于图像正后方。

　　心前缘分 3 段，升主动脉在肺动脉干上方构成心前缘上段，几乎呈垂直走行，其上端向后延续为主动脉弓。中段为右室流出道与肺动脉干，肺动脉干向后与主动脉相重叠。下段为右心室。

　　心后缘分为上下 2 段，上段为左心房，下段为左心室，一般两者之间无明确分界。左心室与膈接触面处有时可见下腔静脉影。降主动脉走行在心后间隙内，并与脊柱相重叠（图 3-3-10）。

（五）心血管造影

　　1. 左冠状动脉　自左后窦发出向左走行于肺动脉与左心房之间，当到达左冠状沟部时，分成左前降支和左旋支。

　　左冠状动脉右前斜位中图像的右侧较长一支为左前降支，且最长直达心尖，前降支旁为对角支，它较前降支小，图像左侧为左旋支（图 3-3-11）。

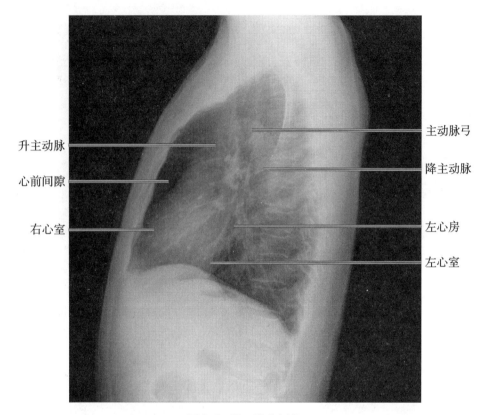

升主动脉

心前间隙

右心室

主动脉弓

降主动脉

左心房

左心室

图 3-3-10　胸内侧位

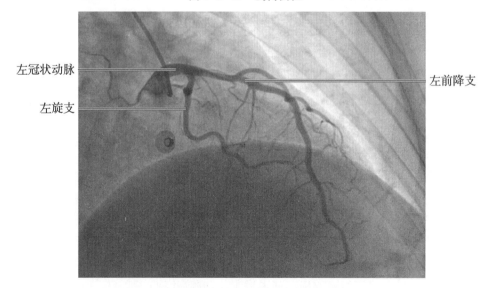

左冠状动脉

左旋支

左前降支

图 3-3-11　左冠状动脉右前斜位

　　左冠状动脉左前斜位中主干末端分出左前降支和左旋支。图像的左侧为左前降支，自主干分出后向左下走行，第一对角支则自左前降支右侧发出，而后向右下走行。左旋支在图像的右侧，自左主干分出后向右下走行（图3-3-12）。

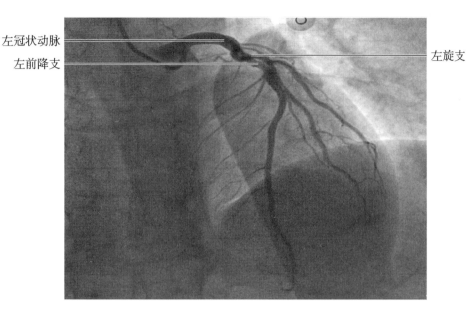

左冠状动脉　　　　　　　　　　　　　　　　　　　　　　左旋支
左前降支

图3-3-12　左冠状动脉左前斜位

左前降支主要分支有对角支、右室前支及前室间隔支。左旋支主要分支有左室前支、钝缘支、左室后支、左房支等。

2. 右冠状动脉　右冠状动脉自右冠状窦外侧壁发出,沿右侧冠状沟内走行,至房室交界区发出后降支,至左心膈内面发出左室后支。

右冠状动脉右前斜位中右冠状动脉似字母"L",右冠状动脉主干显影后下行至心后弯向左,可显示后降支中段和远段(图3-3-13)。

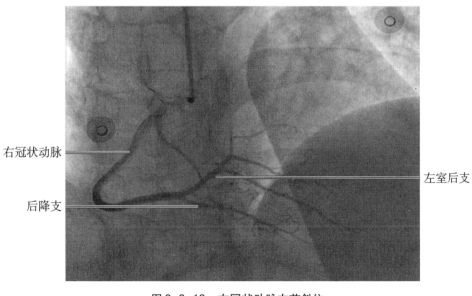

右冠状动脉　　　　　　　　　　　　　　　　　　　　　　左室后支

后降支

图3-3-13　右冠状动脉右前斜位

右冠状动脉左前斜位中右冠状动脉似字母"C",右冠主干自图像的左上伸至左下,然后延续成后降支,后降支继续向右上方延伸,发出左室后支(图3-3-14)。

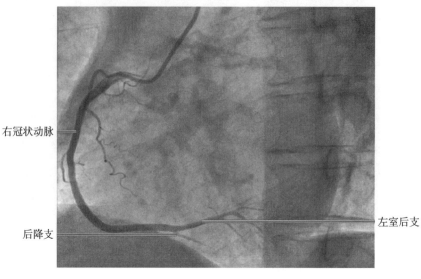

图 3-3-14　右冠状动脉左前斜位

右冠状动脉主要分支有右圆锥支、右室前支、右室后支、左室后支、后降支、窦房结支、右缘支、房室结动脉及右旋支。

三、断层解剖

(一)CT 横断层解剖

1. 经主动脉弓横断层　该层面前方为胸骨体,后方为胸椎椎体,周围有肋骨围绕。气管位于中间,右前方可见左头臂静脉汇入上腔静脉,左侧为主动脉弓(图3-3-15)。

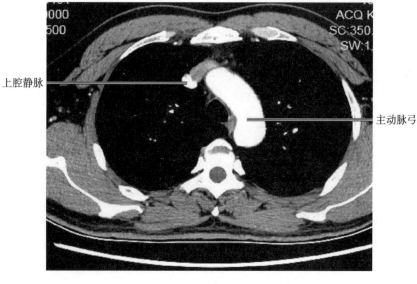

图 3-3-15　经主动脉弓横断层

2. 经主-肺动脉窗横断层 该层面主动脉分为两部分,前方类圆形截面为升主动脉,后方椎体左侧类圆形截面为降主动脉。升主动脉与降主动脉之间低密度区域为主-肺动脉窗。升主动脉右侧为上腔静脉(图3-3-16)。

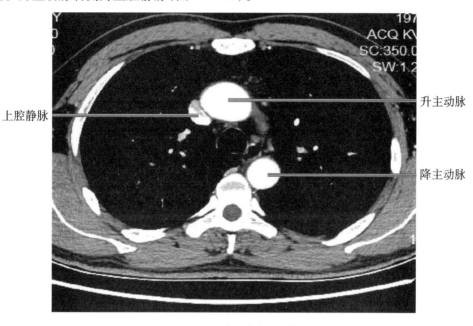

图3-3-16 经主-肺动脉窗横断层

3. 经左右肺动脉横断层 该层面可见"人"字形左右肺动脉分叉。升主动脉位于前侧,右后方为上腔静脉,左侧为肺动脉干,肺动脉干向左右分出左肺动脉和右肺动脉。胸椎前可见奇静脉和降主动脉(图3-3-17)。

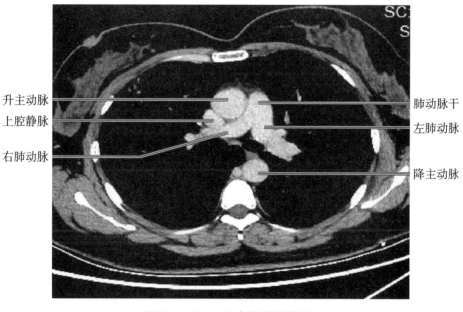

图3-3-17 经左右肺动脉横断层

4.经左心房横断层　该层面心右前部为右心室,左前部为右心房,后部为左心房。左心房与右心房及右心室之间为升主动脉,左心房后方为降主动脉,并可见左心房发出肺静脉(图3-3-18)。

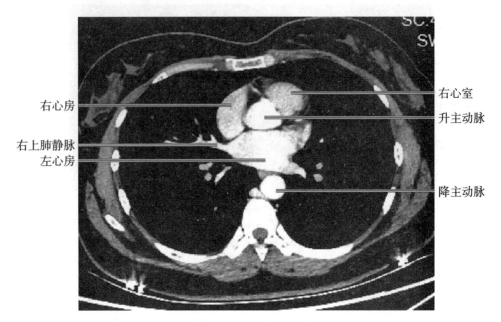

图 3-3-18　经左心房横断层

5.经四腔心横断层　该层面可见心脏四腔,胸骨后方为右心室位于最前侧,右心室右后方为右心房,右心室左后方为左心室,心后方为左心房。心房间可见房间隔,心室间可见室间隔。胸椎左前方为降主动脉(图3-3-19)。

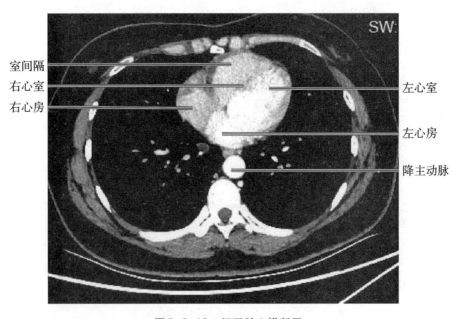

图 3-3-19　经四腔心横断层

（二）CT冠状层面解剖

1. 经升主动脉冠状层面 左头臂静脉由胸廓入口行向右下逐渐汇入上腔静脉。右心房位于心的右下方。左心室位于心的左下方，其通过左心室流出道，与主动脉口相续。升主动脉由主动脉口上行，然后偏向左上。肺动脉干位于升主动脉左侧（图3-3-20）。

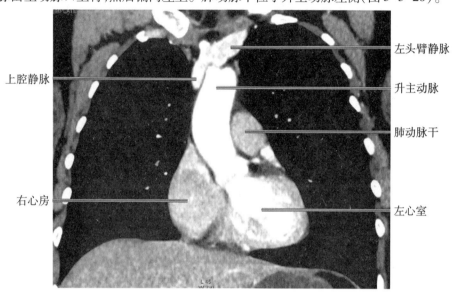

图3-3-20 经升主动脉冠状层面

2. 经左心房冠状层面 主动脉弓位于气管的左下方，呈圆形断面。肺动脉干分出左、右肺动脉，右肺动脉呈一长椭圆形，左肺动脉呈圆形，左侧较右侧高。上腔静脉位于右肺动脉的右侧，部分下腔静脉位于心脏右下方。左心房形似"心"形，左右分别发出左上肺静脉及右上肺静脉，左心室显著缩小，位于左心房的左下方（图3-3-21）。

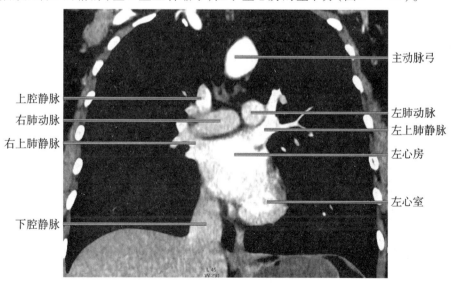

图3-3-21 经左心房冠状层面

3. 经气管分叉冠状层面 气管末端分出左、右主支气管,整个形态呈"人"字形。气管旁可见圆形主动脉弓,主动脉弓向上分出左锁骨下动脉。左主支气管左上方见左肺动脉。左心房位于气管分叉下方(图3-3-22)。

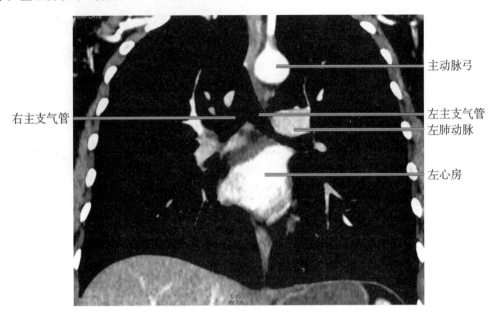

图 3-3-22 经气管分叉冠状层面

4. 经降主动脉冠状层面 该层面可见主动脉弓自中线偏左逐渐延续为降主动脉,降主动脉向右下走行逐渐位于中线处(图3-3-23)。

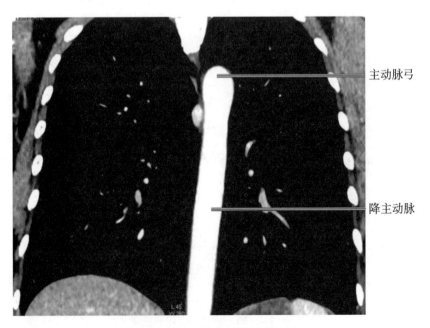

图 3-3-23 经降主动脉冠状层面

（三）CT 矢状层面解剖

1.经左右心室矢状层面 心位于中纵隔内,右心室位于心的前下方,左心室位于右心室左上方。图像中间位置可见左肺动脉断面呈圆形(图3-3-24)。

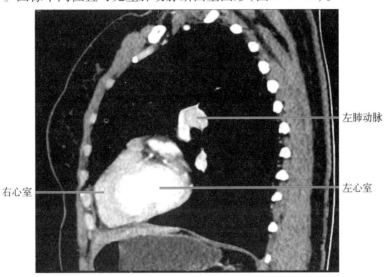

图 3-3-24 经左右心室矢状层面

2.经肺动脉干矢状层面 右心室位于心的前下方,左心室位于右心室左上方。升主动脉位于肺动脉干后下方,由左心室发出。左心房位于左心室后上方。主动脉弓位于胸骨柄后方,向上发出左锁骨下动脉。左头臂静脉行于左侧胸锁关节后方(图3-3-25)。

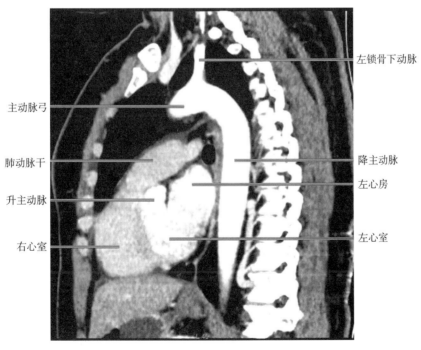

图 3-3-25 经肺动脉干矢状层面

3.经升主动脉矢状层面　升主动脉位于主动脉口与主动脉弓之间,右肺动脉位于升主动脉后方,右心室位于心的前下方。左心房位于心的后上方。主动脉弓上部发出左颈总动脉,左颈总动脉前方为左头臂静脉(图3-3-26)。

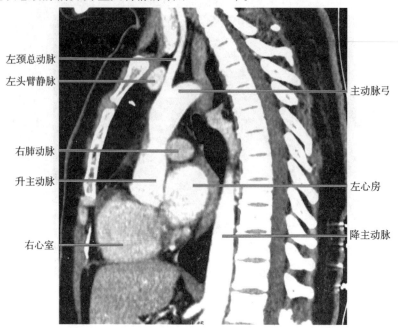

图3-3-26　经升主动脉矢状层面

4.经上腔静脉矢状层面　上腔静脉下行汇入右心房,下腔静脉位于右心房后下方。右心室位于心脏前下方,右心房位于右心室后方。上腔静脉的后方可见右肺动脉、右上肺静脉及右下肺静脉(图3-3-27)。

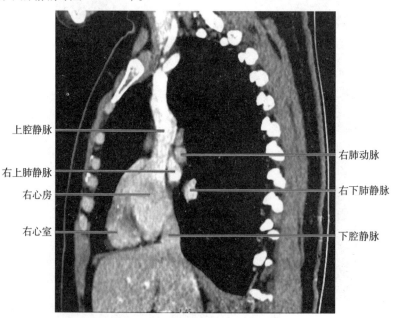

图3-3-27　经上腔静脉矢状层面

（四）CT 长轴层面解剖

经垂直于室间隔的心脏长轴层面:该层面可同时显示心脏 4 个心腔,分别为右心房、右心室、左心房及左心室,并能看到房间隔、室间隔、二尖瓣及三尖瓣的情况(图 3-3-28)。

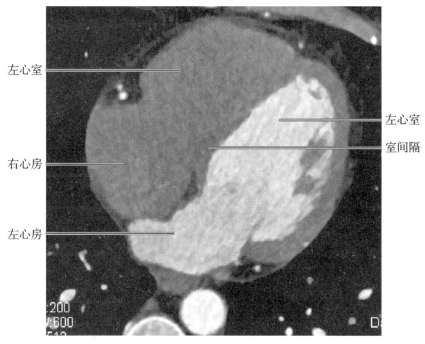

图 3-3-28　心脏 CT 长轴层面

（五）CT 短轴层面解剖

经垂直与室间隔的心脏短轴层面:可见室间隔将右心室和左心室分隔开及左心室内乳头肌情况(图 3-3-29)。

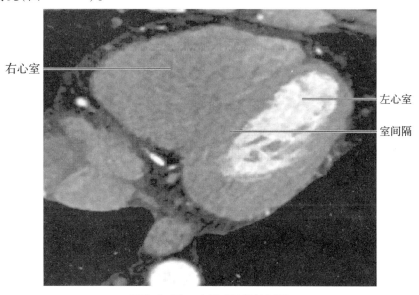

图 3-3-29　心脏 CT 短轴层面

（六）冠状动脉 CTA

冠状动脉 CTA 可见左冠状动脉自左后窦发出,当到达左冠状沟部时,分成左前降支和左旋支。右冠状动脉自右冠状窦外侧壁发出,沿右侧冠状沟内走行(图 3-3-30,图 3-3-31)。

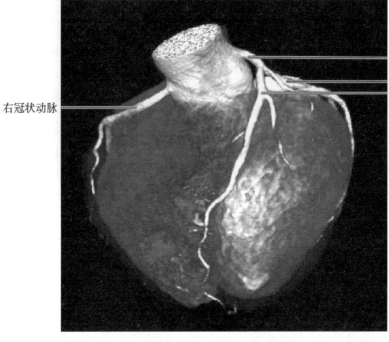

右冠状动脉

左冠状动脉
左旋支
左前降支

图 3-3-30　冠状动脉 CTA

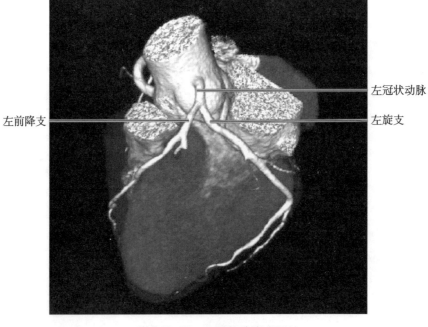

左前降支

左冠状动脉

左旋支

图 3-3-31　左冠状动脉 CTA

案例分析

患者,男,65 岁,反复胸闷、头晕、气短 4 年,近 5 d 加重入院。入院前伴有心悸,疲劳时可加剧,经休息可缓解,曾多次求诊我院门诊,测血压发现血压高,最高可达 210/110 mmHg,查心电图提示"心肌供血不足"。入院后进行相应体格检查,体温 36.5 ℃,心率 72 次/min,血压150/95 mmHg,结合心电图及影像学检查诊断为冠状动脉粥样硬化性心脏病。

请问:建议患者进行哪些影像学检查? 所做影像学检查哪些结构会有异常?

链接 3-7
第三章第三节
案例分析答案

四、US 解剖

(一)M 型超声心动图

1. 二尖瓣波群　正常人二尖瓣前叶呈双峰样,似呈 M 型,后叶运动幅度较低,运动方向与前叶相反,似呈"W"形,从上到下依次为右室前壁、右心室、室间隔(图 3-3-32)。

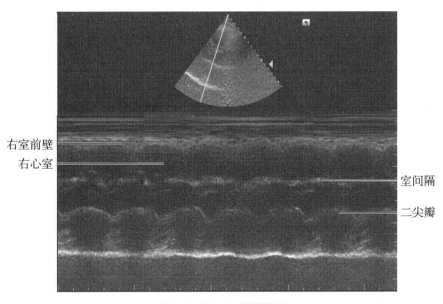

图 3-3-32　二尖瓣波群

2. 主动脉瓣波群　正常主动脉瓣回声位于主动脉根部前后两线之间,有时呈一六边形盒样运动曲线,收缩期两线分离,分别靠近主动脉前后壁,舒张期迅速闭合成直线,上方曲线代表右冠状动脉瓣,下方曲线代表无冠动脉瓣。图像由上至下依次为右室流出道、主动脉前壁、主动脉、主动脉后壁及左心房(图 3-3-33)。

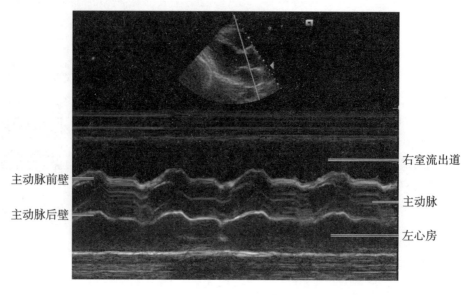

图 3-3-33 主动脉瓣波群

3. 心室波群　由前至后,解剖结构依次为胸壁、右室前壁、右心室、室间隔、左心室、左室后壁。由于心腔大小与室壁厚度等均在此测量,故称为心室波群(图 3-3-34)。

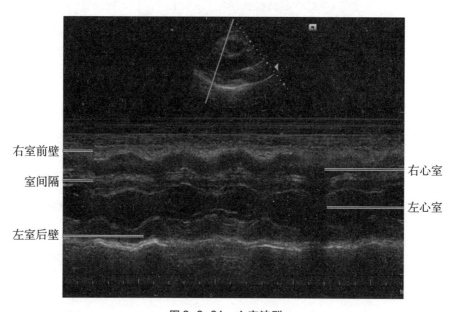

图 3-3-34 心室波群

（二）二维超声心动图

1. 左心室长轴切面　此图可清晰显示右心室、室间隔、左心室、主动脉、二尖瓣及左心房等结构,并可观察各房室大小及形态,测量室间隔与左室后壁的厚度。能清楚观察到心壁结构异常如室间隔中断、主动脉骑跨,以及主动脉瓣、二尖瓣有无增厚、狭窄,活动是否正常等(图3-3-35)。

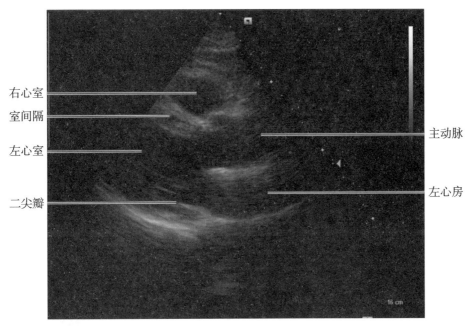

右心室

室间隔

左心室

二尖瓣

主动脉

左心房

图3-3-35　左心室长轴切面

2. 心底短轴切面　此图可显示主动脉根部及主动脉瓣,同时可显示右心房、左心房、右心室及其流出道等结构(图3-3-36)。

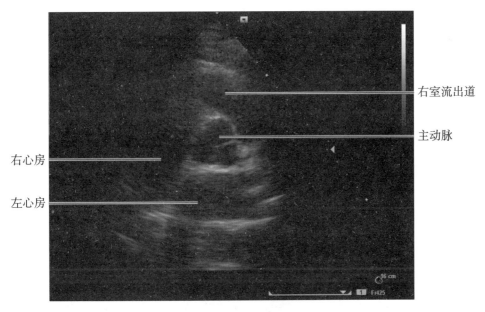

右室流出道

主动脉

右心房

左心房

图3-3-36　心底短轴切面

3.心尖四腔切面　在图像上可见室间隔及房间隔。十字交叉位于中心处,向两侧伸出二尖瓣和三尖瓣,二尖瓣口及三尖瓣口均可显示。由于室间隔、房间隔连线与二尖瓣、三尖瓣连线呈十字交叉,将心脏分为左心室、右心室、左心房及右心房(图3-3-37)。

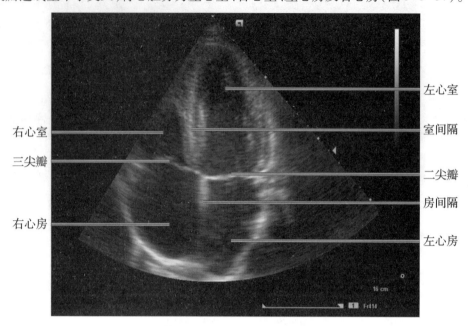

图3-3-37　心尖四腔切面

4.心尖五腔切面　在心尖四腔切面基础上如将探头稍向上倾斜,扫描平面经过主动脉瓣根部,可获心尖五腔切面,除左心室、右心室、左心房及右心房外还可看到主动脉(图3-3-38)。

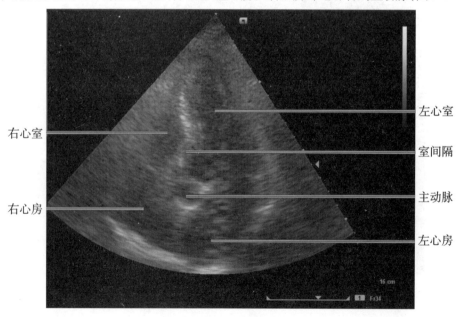

图3-3-38　心尖五腔切面

（三）多普勒超声心动图

1.二尖瓣多普勒超声心动图　在心尖四腔心或左室二腔心断面,舒张早起二尖瓣开放,彩色多普勒可见一宽阔明亮的红色带状血流经二尖瓣口充满左室流入道,直入左心室腔,取样线通过左心室腔、二尖瓣口和左心房进行测量,血流频谱可记录到舒张期位于基线上方的正向双峰血流频谱,E峰较高,A峰较低,峰下呈填充状(图3-3-39)。

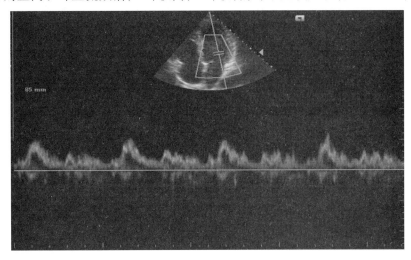

图3-3-39　二尖瓣多普勒超声心动图

2.主动脉瓣多普勒超声心动图　在心尖五腔心或心尖位左室长轴切面,收缩早期彩色多普勒超声随着主动脉瓣开放,可见明亮宽带蓝色血流充满左室流出道、主动脉瓣口至升主动脉,取样线通过左心室腔、左心室流出道、主动脉瓣口和升主动脉,测量可记录到收缩期位于基线下方的负向单峰频谱,呈填充状(图3-3-40)。

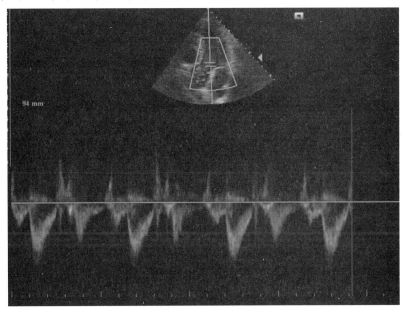

图3-3-40　主动脉瓣多普勒超声心动图

课后思考

病例摘要:

1. 病史 患者,女,64岁,因"间断心慌、气促发作3年"就诊。患者突发心慌、气促,与活动相关,多发生在重体力劳动时,伴有夜间阵发性呼吸困难,夜间不能平卧,无双下肢水肿,无胸闷、胸痛。

2. 体格检查 患者血压115/70 mmHg,气平,无贫血貌,双肺听诊呼吸音清。心浊音界大致正常,心率60次/min,律不齐,二尖瓣听诊区可及2/6级舒张期杂音。腹壁柔软,无腹部压痛。双下肢无水肿。

3. 心电图检查 心房颤动,ST段水平压低(V_5,V_6)。

请问:您作为医技人员,如果该患者要做彩超检查,在检查中应关注什么?

链接 3-8
第三章第三节
课后思考答案

链接 3-9
第三章第三节
自测题答案

(鞠晓洁)

第四节　胸内淋巴系统

◀ 学习目标

熟悉:胸内淋巴结断层分布。

了解:胸内淋巴结群的分布及AST图。

◀ 课程思政

通过学习本节内容,培养学生良好的医德医风和行为准则,通过患有癌症及胸内淋巴结转移的真实临床案例,培养学生救死扶伤的职业精神及严谨求实、精益求精的工作态度,树立学生"以患者为中心"思想理念,从而使学生具备良好的职业道德、医患沟通能力和团队协作精神。

◀ 课前预习

1. 学生在线自主学习 使用数字化教学资源服务云平台,教师将课程制作成PPT(链接3-1)、微课视频上传至在线平台,让学生自主学习、讨论交流,激发学生主动学习的积极性。根据章节内容设立临床案例讨论,加强师生之间的对话与交流,实现线上线下授课相结合,使学生掌握医学影像解剖学的基本知识,不断提高学生自主学习能力,为临床打下基本功。

2.学生在线自我检测　结合授课内容给出单选题5道,学生扫码完成自测(链接3-10),考核学生对理论知识掌握情况。

链接3-10
第三章第四节
自测题

一、应用解剖

纵隔淋巴结分布复杂、数目众多、大小不一,可分为胸内淋巴结和胸腔脏器淋巴结2种。目前CT是显示纵隔淋巴结较为精确的手段之一,在脂肪组织的衬托下表现为低于血管密度的软组织密度影,多呈均质圆形或卵圆形。

(一)纵隔淋巴结的位置和分群

1.纵隔前淋巴结　位于上纵隔前部和前纵隔内,沿出入心的大血管、动脉韧带和心包前方排列。可分为上、下两群,分别称为纵隔前上淋巴结和纵隔前下淋巴结,在大血管和心包的前方,收纳胸腺、心、心包、纵隔胸膜和肝上面等处的淋巴。纵隔前淋巴结中,位于主动脉弓周围和动脉韧带附近的淋巴结称主动脉弓淋巴结和动脉韧带淋巴结,左肺上叶癌常转移至此淋巴结。

2.纵隔后淋巴结　位于上纵隔后部和后纵隔内,沿胸主动脉和食管排列。其中肺食管旁淋巴结位于食管两侧、心包后方、胸主动脉前方,收纳食管胸段、心包后部和膈后部及肝的部分淋巴。该淋巴结群的输出管多注入胸导管。

3.气管旁淋巴结　沿气管排列,收纳气管支气管淋巴结的输出淋巴管的淋巴。

4.气管支气管淋巴结　位于气管杈和主支气管周围,收纳肺、主支气管、气管杈和食管的淋巴。

5.肺的淋巴结　包括位于肺内支气管周围的肺淋巴结和位于肺门的支气管肺门淋巴结,收纳相应肺叶和肺段的淋巴,肺淋巴结输出淋巴管注入支气管肺门淋巴结。

6.心包外侧淋巴结　位丁心包与纵隔胸膜之间,收纳心包与纵隔胸膜的淋巴。

7.肺韧带淋巴结　位于肺韧带两层胸膜之间,接纳肺下叶底部的淋巴,其输出管注入气管支气管淋巴结。

(二)纵隔淋巴结的分区

在美国癌症联席委员会(AJCC)分区法的基础上,美国胸腔协会(ATS)对肺区域淋巴结的分区做了改良和修订,绘制成图谱,ATS图简明、实用,是国际上广泛应用的肺癌淋巴结分期方案(图3-4-1,表3-4-1)。

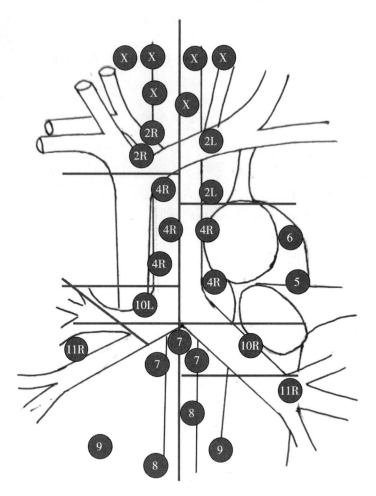

图 3-4-1　肺局部淋巴结 ATS 图注解

　　ATS 图中纵隔淋巴结的分区主要依据 "1 竖、4 横、1 斜" 6 条线来划分。竖线为经气管正中的垂线，区分左、右侧支气管旁淋巴结。第 1 条横线为经主动脉弓上缘的水平线；第 2 条横线为经奇静脉弓上缘的水平线；第 3 条横线为经气管隆嵴的水平线；第 4 条横线为经左肺上叶支气管开口的水平线。斜线为沿右肺上叶支气管上缘与支气管长轴相致的平行线。

表 3-4-1 肺局部淋巴结 ATS 图注解

分区	名称	位置
X	锁骨上淋巴结	锁骨下动脉和臂丛附近
2R	右气管旁上淋巴结	气管中线的右侧,头臂干和气管右缘的交点与肺尖之间
2L	左气管旁上淋巴结	气管中线的左侧,主动脉弓顶与肺尖之间
4R	右气管旁下淋巴结	气管中线的右侧,奇静脉弓上缘与头臂干和气管右缘的交点之间
4L	左气管旁下淋巴结	气管中线的左侧,主动脉弓顶与气管隆嵴平面之间,动脉韧带内侧
5	主动脉肺淋巴结	动脉韧带或主动脉弓或左肺动脉的外侧,左肺动脉第 1 支的近侧
6	纵隔前淋巴结	升主动脉或头臂干的前方
7	隆嵴下淋巴结	气管隆嵴下方,与左、右肺下叶支气管或下叶动脉无关
8	食管旁淋巴结	气管后壁的后方和食管中线左、右侧
9	左、右肺韧带淋巴结	左、右肺韧带内
10R	右气管支气管淋巴结	气管中线的右侧,奇静脉弓上缘与右肺上叶支气管起始处之间
10L	左支气管淋巴结	气管中线的左侧,气管隆嵴与左肺上叶支气管开口之间,动脉韧带内侧
11R	右肺内淋巴结	右肺内
11L	左肺内淋巴结	左肺内

国内将胸腔淋巴结划分为 9 个区,简洁、实用性强。以气管中线分为左右两侧,自上而下分为 8 个区。单数在右侧,双数在左侧。1 和 2 区在主动脉弓上方,相当于气管旁淋巴结;3 区和 4 区平主动脉弓,相当于气管支气管上淋巴结;以双侧支气管壁上缘至主动脉弓下缘是 5 区和 6 区又称气管支气管区,相当于肺门淋巴结;7 和 8 区是肺内区,相当于肺淋巴结;9 区位于气管杈下方,相当于气管隆嵴下淋巴结。

（三）纵隔淋巴结的数目和大小

1.纵隔淋巴结的数目 按 ATS 图分区法,除 11 区之外,纵隔淋巴结的数目 6 区和 4 区最多,其次为 2 区和 10 区。其中,右气管旁淋巴结(2R、4R)多于左气管旁淋巴结(2L、4L)。

2.纵隔淋巴结的大小 纵隔各区淋巴结大小不一。一般气管旁下及支气管淋巴结大于气管旁上淋巴结。正常纵隔淋巴结径线以其短横径来确定,CT 测量的大小均为短径,国内外多将正常纵隔淋巴结大小的短横径阈值定为 10 mm。

二、X 射线解剖

（一）主要淋巴结群

气管、支气管和肺淋巴结位于中纵隔内和上纵隔中部。

1.气管旁淋巴结 位于气管两旁和前方。在正位片上,右侧淋巴结肿大时容易显影,在纵隔右缘上段向外突出。左侧由于与主动脉弓重叠不易看出。气管前方的淋巴结在侧位片上有时显示。

2. 气管支气管淋巴结　位于气管下段两侧或气管与左、右主支气管交界处上方。

3. 隆突下淋巴结　位于两侧主支气管夹角下方,肿大时可在侧位片上显影。

4. 支气管肺门淋巴结　位于两侧肺门或肺叶支气管分叉处。肿大时,右侧淋巴结投影在右肺下动脉上端外侧,左侧常被心影掩盖而不显影。

5. 肺内淋巴结　散在于肺内支气管的分叉处,正常体积小,多不显影。

(二)纵隔各区淋巴引流的途径

纵隔前淋巴结主要收纳胸腺、心、心包、纵隔胸膜和肝上面等处的淋巴;纵隔后淋巴结主要收纳食管胸段、心包后部和膈后部及肝的部分淋巴;肺组织的淋巴引流自胸膜下的肺泡管开始,初成淋巴管网,而后由两条途径回流:一条是行于肺内各级支气管周围的淋巴管,向肺门汇集;另一条是沿肺胸膜下淋巴管向肺门引流,此后经支气管和气管周围的淋巴结继续回流。

三、断层解剖

胸内淋巴结可分为壁淋巴结和内脏淋巴结,壁淋巴结和内脏淋巴结又分为前、中、后组。正常纵隔淋巴结在 CT 上表现为无强化或轻度强化的软组织密度影,低于血管密度,多呈圆形或椭圆形。淋巴结内有时含有少量脂肪,薄层扫描时常可显示。根据部位,淋巴结通常能够与血管区分,然而能否正确识别淋巴结与其周围纵隔脂肪的含量有直接关系,纵隔脂肪很少,没有对比增强,淋巴结有时很难与血管鉴别。

(一)壁淋巴结

1. 内乳淋巴结　位于胸骨后,肋间隙的前端,邻近内乳动脉及静脉(图3-4-2)。

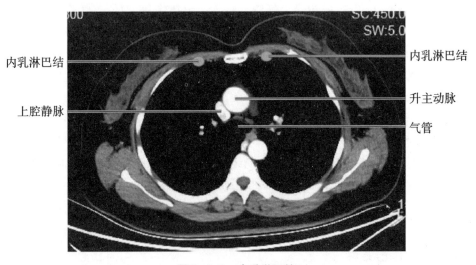

图 3-4-2　内乳淋巴结

2. 心周淋巴结　位于心脏或心包前后或外侧,在横膈的表面(图3-4-3)。

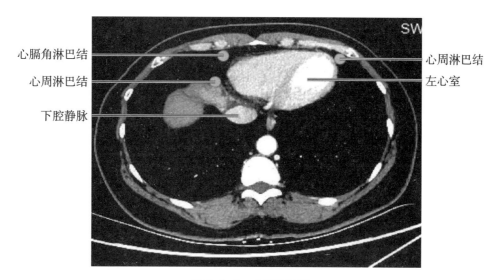

图 3-4-3　心周淋巴结

3. 椎旁及肋间淋巴结　位于后肋间隙,邻近椎体,偏内侧的为椎旁组,偏外侧的为肋间组,与其他后纵隔淋巴结交通。该组为淋巴结转移的常见部位(图 3-4-4)。

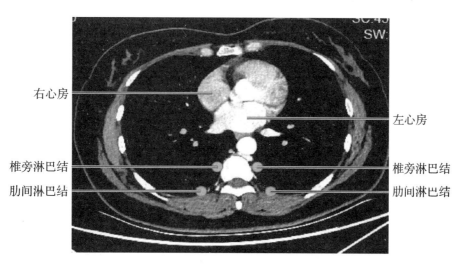

图 3-4-4　椎旁及肋间淋巴结

（二）内脏淋巴结

1. 血管前淋巴结　位于主动脉的前方,与大血管关系密切,向前与内乳淋巴结交通,向后与气管旁和主-肺动脉窗淋巴结交通(图 3-4-5)。

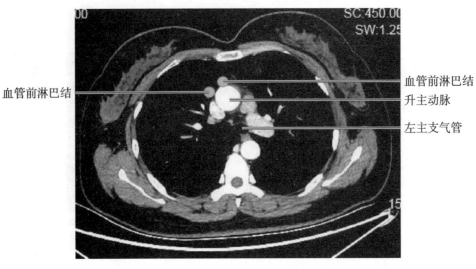

图 3-4-5　血管前淋巴结

2. 气管旁淋巴结　主要位于气管前方和两侧,有时也能见到气管后淋巴结(图 3-4-6,图 3-4-7)。

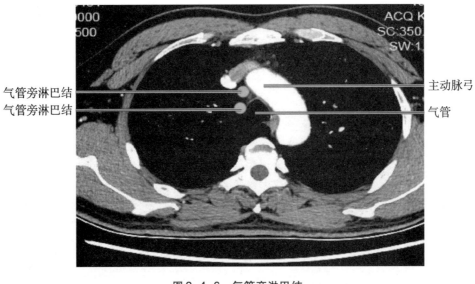

图 3-4-6　气管旁淋巴结

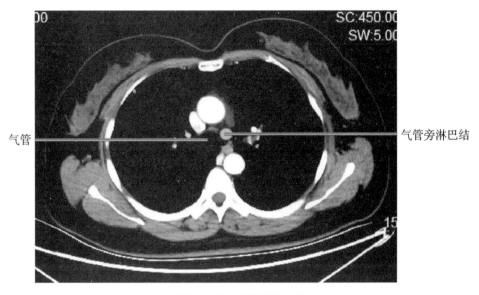

气管

气管旁淋巴结

图 3-4-7 气管旁淋巴结

3.气管支气管旁淋巴结 位于气管与右主支气管交界处,除左上肺之外,这些淋巴结为两肺大部分淋巴引流的最终途径(图 3-4-8)。

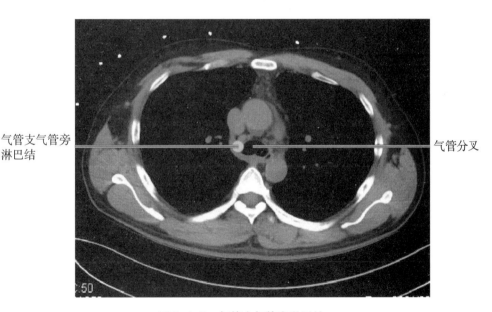

气管支气管旁
淋巴结

气管分叉

图 3-4-8 气管支气管旁淋巴结

4.肺门淋巴结 主要位于两主支气管周围,支气管肺淋巴结在主支气管远端通常称为肺门淋巴结。这个部位的淋巴结若不大,CT 平扫难以和这里的血管区别(图 3-4-9)。

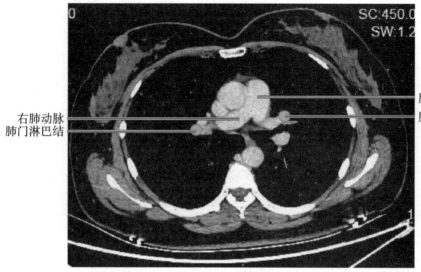

右肺动脉
肺门淋巴结

肺动脉干
肺门淋巴结

图 3-4-9　肺门淋巴结

5. 主动脉弓左侧淋巴结　位于主动脉弓左侧,引流左上肺淋巴(图 3-4-10)。

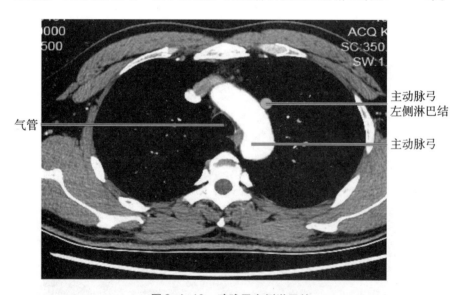

气管

主动脉弓
左侧淋巴结

主动脉弓

图 3-4-10　动脉弓左侧淋巴结

6. 支气管隆突下淋巴结　位于两主支气管之间的隆突下间隙内、食管前方,引流下肺门和两下肺淋巴(图 3-4-11,图 3-4-12)。

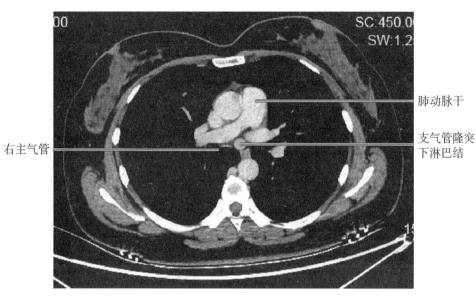

右主气管

肺动脉干

支气管隆突
下淋巴结

图 3-4-11 支气管隆突下淋巴结

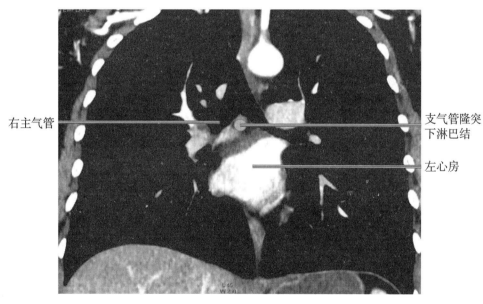

右主气管

支气管隆突
下淋巴结

左心房

图 3-4-12 支气管隆突下淋巴结

7. 食管旁淋巴结 位于食管的两侧、下肺韧带的内侧,引流下肺内侧、食管和横膈后部淋巴(图 3-4-13)。

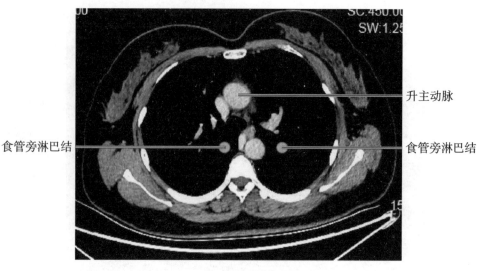

升主动脉

食管旁淋巴结

食管旁淋巴结

图 3-4-13　食管旁淋巴结

课后思考

　　患者,男,65 岁,胸闷、咳嗽数月,近期咳嗽加重入院。入院后对其进行相应实验室检查及胸内 CT 检查,最终诊断为肺癌伴淋巴结转移。

　　胸内 CT 可见左肺上叶 2 cm×2 cm 不规则肿块,气管、左支气管以及肺门周围可见肿大淋巴结。

　　请问:您作为医技人员,需要注意哪几组胸内淋巴结?

链接 3-11
第三章第四节
课后思考答案

链接 3-12
第三章第四节
自测题答案

（鞠晓洁）

第五节　乳　腺

◀学习目标▶

　　掌握:正常乳腺的 X 射线解剖、MRI 断层解剖及 US 解剖。

了解:乳腺的分型。

通过学习本节内容,培养学生良好的医德医风和行为准则,通过患有乳腺疾病的真实临床案例,培养学生的爱伤精神及正确的临床思维,树立学生"以患者为中心"思想理念,从而使学生具备良好的职业道德、医患沟通能力和团队协作精神。

▶ 课前预习

1. 学生在线自主学习　使用数字化教学资源服务云平台,教师将课程制作成 PPT(链接 3-1)、微课视频上传至在线平台,让学生自主学习、讨论交流,激发学生主动学习的积极性。根据章节内容设立临床案例讨论,加强师生之间的对话与交流,实现线上线下授课相结合,使学生掌握医学影像解剖学的基本知识,不断提高学生自主学习能力,为临床打下基本功。

2. 学生在线自我检测　结合授课内容给出单选题 2 道,学生扫码完成自测(链接 3-13),考核学生对理论知识掌握情况。

链接 3-13
第三章第五节
乳腺自测题

一、应用解剖

乳房由皮肤、乳腺和脂肪组织构成,小儿和男性不发达。乳房位于胸大肌表面,第 3~6 肋之间,内侧位于胸骨旁线,外侧可达腋中线。成年未产妇女乳头平第 4 肋间隙或第 5 肋。乳房与胸肌筋膜之间的乳房后间隙内有疏松结缔组织和淋巴管。

乳腺位于皮下浅筋膜的浅层与深层之间。浅筋膜伸向乳腺组织内形成条索状的小叶间隔,一端连于胸肌筋膜,另一端连于皮肤,将乳腺腺体固定在胸内的皮下组织之中。乳腺被脂肪组织分割成 15~20 个乳腺叶,以乳头为中心呈放射状排列。每一乳腺叶借输乳管开口于乳头的输乳孔,输乳管在近乳头处膨大为梭形输乳管窦。乳腺周围的纤维结缔组织与皮肤和胸筋膜之间连有许多结缔组织束,称乳房悬韧带(Cooper 韧带),将乳腺固定于浅筋膜内。乳腺癌早期,乳房悬韧带受侵缩短,牵拉皮肤内陷形成小凹,皮肤呈"橘皮样"变,为乳腺癌的一种特殊体征。

二、X 射线解剖

(一)正常乳腺

1. 乳头　X 射线表现为突出于乳房中央,呈突起状态、扁平形或稍有内陷类圆形阴影。乳头个体差异较大,一般呈圆柱形,直径 8~15 mm,平均 10 mm。

2. 皮肤　X 射线表现为光滑整齐、密度稍高的线样软组织阴影,厚度均匀。正常皮肤厚度长 0.5~1.5 mm,平均 1.0 mm,乳晕区皮肤稍厚,乳腺下返折处最厚。

3. 乳晕　X 射线表现为乳头后方密度高于皮肤的圆盘状软组织阴影。乳晕区是以乳头为中心,所属范围直径长 3.0~4.0 mm。

4. 皮下脂肪层　X 射线片上为皮肤深部呈高度透亮带,介于皮肤与浅筋膜间,光滑匀称,一般厚度在 10 mm 左右。此层内尚可见或粗或细的 Cooper 韧带阴影。

5. Cooper 韧带　X 射线表现为皮下脂肪层中半环形条索状阴影,向后与腺体相连,向前伸延至皮肤。Cooper 韧带个体差异较大,发育差者,X 射线片上无 Cooper 韧带阴影,或在皮下脂肪层内见到纤细阴影。发育良好者,Cooper 韧带表现为狭长的三角形阴影,尖端指向乳头方向。

6. 乳腺导管　X 射线表现为乳晕后的横行、密度稍低条状影,长 3 ~ 5 mm,宽 1 ~ 2 mm,其前端较宽,为大乳腺导管及其壶腹部,中小导管通常显示不清。

7. 乳腺实质　X 射线片上呈密度较高的致密影,是由许多小叶及其周围纤维组织间质融合而成的片状阴影,其边缘多较模糊。个体差异大,可呈云絮状、棉花状等多种形态腺体影像。

8. 间质阴影　X 射线表现为粗细不均的条索状致密影,为乳腺小叶间隔及结缔组织阴影,尖端多指向乳头。

9. 血管及淋巴　在脂肪多、腺体少的乳腺中,乳腺血管容易显示,一般左、右两侧粗细大致相同。乳内淋巴一般不显影。

10. 乳后脂肪层　表现为透亮线影,光滑整齐,宽 1 ~ 2 mm,位于乳腺组织与胸壁之间,与胸壁平行(图 3-5-1,图 3-5-2)。

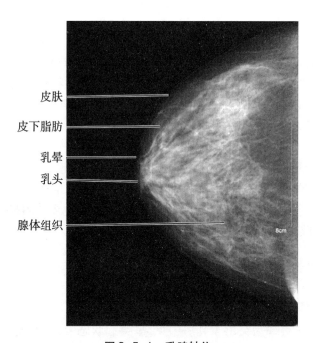

图 3-5-1　乳腺轴位

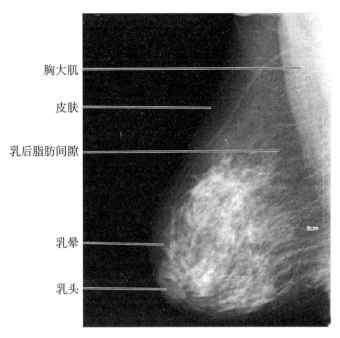

胸大肌

皮肤

乳后脂肪间隙

乳晕

乳头

图 3-5-2　乳腺侧位

（二）钼靶 X 射线摄影

临床常用的对乳腺的影像检查方法有钼靶 X 射线摄影、CT 及 MRI 等，钼靶摄影具有诊断正确性高、费用相对较低及操作简便等特点，被公认为乳腺疾患影像学检查的首选方法，可显示乳腺内的肿块和细小钙化。

乳腺影像报告数据系统依据乳腺内腺体组织的占比，将乳腺分为 4 型。①脂肪型：腺体组织占 25% 以下，乳腺内几乎全部为脂肪组织。②少量腺体型：腺体组织占 25% ~ 50%，散在分布于乳腺内。③多量腺体型：腺体组织占 51% ~75%，乳腺表现为不均匀致密形态。④致密型：腺体组织占 75% 以上，乳腺组织非常致密。

钼靶 X 射线对不同乳腺类型中病变检出的敏感性不同，对脂肪型乳腺中病变的检出率很高，但是对致密型乳腺中病变的检出率则有所降低。

三、断层解剖

（一）乳腺 MRI 解剖

MRI 时脂肪和纤维腺体的 MRI 信号差别显著，对比清晰，具有成像优势。在致密型乳腺、乳腺成形术后或手术瘢痕的评价等方面已成为乳腺 X 射线检查的重要补充方法。

乳腺在不同脉冲序列 MRI 图像上的信号强度取决于个体乳腺组织特点，通常采用自旋回波（SE）序列，乳腺中各组织的信号特点如下。

1. 脂肪组织　T_1WI 图像呈高信号，T_2WI 图像呈中高信号。

2. Cooper 韧带　T_1WI、T_2WI 表现为高信号脂肪组织中的低信号线状结构。

3. 乳腺实质　是由腺体和导管构成的复合结构，在 T_1WI 图像明显低于脂肪组织，略高于肌肉组织,呈中等灰色信号,乳腺导管一般不显示。

4.血管　T_2WI 图像上常表现无信号区,呈线状,有时呈网状。

5.结缔组织　T_1WI、T_2WI 均为低信号。

6.肌肉　在 T_1WI、T_2WI 图像均呈灰色低信号。

乳腺结构复杂,不同年龄、不同类型的乳腺结构可有明显差异(图3-5-3)。

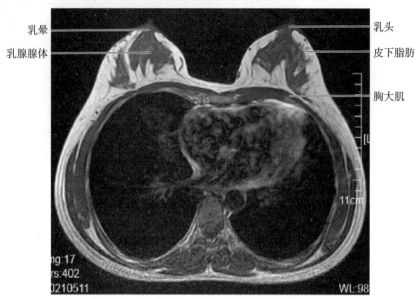

图3-5-3　乳腺断层 MRI 平扫

(二)乳腺 CT 解剖

乳腺在 CT 图像中表现为中等稍高密度影像,皮下与乳腺之间可见低密度皮下脂肪层,乳腺下方可见中等密度肌肉层(图3-5-4)。

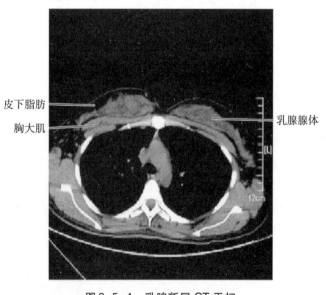

图3-5-4　乳腺断层 CT 平扫

（三）乳腺US解剖

正常乳腺超声图像为由浅至深的层次结构。

1.皮肤、乳头、乳晕　皮肤为均匀的强回声亮线,边缘光滑、整齐,2~3mm厚,乳晕处稍厚,乳头呈边界清楚的外凸圆形结节。乳头和乳晕后方有条状无回声区,为输乳管窦和主乳管。

2.皮下脂肪层、Cooper韧带　皮下脂肪层低回声,内有散在的条索状或三角形的强回声细光带,斜行连于皮肤,为Cooper韧带。

3.腺体组织、乳腺导管和乳腺血管　乳腺组织呈三角形,尖端指向乳头,底向胸壁,厚(1.0±0.3)cm,乳腺病变多发生在此层内。超声表现取决于其内部的脂肪、纤维和腺组织的多少,随年龄而异。纤维组织呈较高回声,腺体呈相对低的回声,脂肪组织呈低回声。

乳腺内腺叶呈斑点状中等强度回声,分布均匀,可见条索状、斑片状较高回声的纤维组织和低回声的脂肪组织。

乳腺导管呈大小相似、排列不齐的圆形或卵圆形无回声暗区。

乳腺血管呈管状无回声区,彩色多普勒血流显像(CDFI)可显示乳腺血流信号。

4.乳后结构　包括乳后脂肪、胸大肌及肋骨。乳后脂肪低回声,其后为胸大肌,超声可见肌肉纹理回声,呈均匀实质性的低回声,深层的肋骨呈强回声,后方有声影,肋软骨为边界清晰的卵圆形低回声区。胸大肌回声可以保证乳腺检查的完整(图3-5-5)。

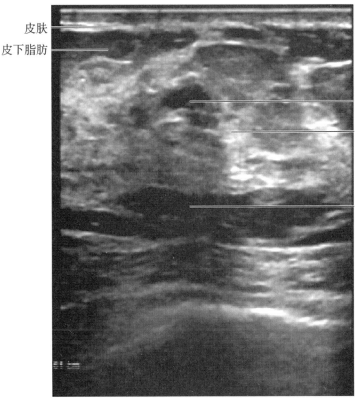

图3-5-5　乳腺US图像

链接 3-14
第三章第五节
乳腺自测题答案

（宿　博）

第四章

腹　部

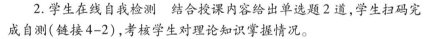 **学习目标**

掌握:食管、胃肠道等结构的 X 射线解剖及断层解剖。

熟悉:食管、胃肠道等结构的应用解剖。

了解:腹部境界与分区;标志性结构及常用基准线。

课程思政

通过学习本章内容,培养学生良好的医德医风和行为准则,通过患有肝、胆、胰、脾疾病的真实临床案例,培养学生的爱伤精神及正确的临床思维,树立学生"以患者为中心"思想理念,从而使学生具备良好的职业道德、医患沟通能力和团队协作精神。

课前预习

1. 学生在线自主学习　使用数字化教学资源服务云平台,教师将课程制作成 PPT(链接 4-1)、微课视频上传至在线平台,让学生自主学习、讨论交流,激发学生主动学习的积极性。根据章节内容设立临床案例讨论,加强师生之间的对话与交流,实现线上线下授课相结合,使学生掌握医学影像解剖学的基本知识,不断提高学生自主学习能力,为临床打下基本功。

链接 4-1
第四章
腹部 PPT

2. 学生在线自我检测　结合授课内容给出单选题 2 道,学生扫码完成自测(链接 4-2),考核学生对理论知识掌握情况。

链接 4-2
第四章第二节
自测题

第一节　腹部概述

一、境界与分区

腹部的上界是胸廓下口,由剑突、肋弓、第 11 肋前端、第 12 肋下缘和第 12 胸椎围成;下界是耻骨联合上缘、耻骨嵴、耻骨结节、腹股沟韧带、髂嵴至第 5 腰椎下缘的连线。腹部上方借膈与胸内相隔,下方经骨盆上口与盆腔相通。由于腹部上下端结构与胸内和盆部有部分重叠,所以断层解剖学中,通常以经膈穹窿平面为腹部上界,下界为经第 5 腰椎间盘平面。腹壁两侧以腋中线为界,分腹前壁和腹后壁。用通过脐的垂直线和水平线将腹部分为左、右腹上部和左右腹下部。

二、标志性结构及常用基准线

(一)标志性结构

1. 剑突　位于胸骨下端,薄而扁,末端游离。
2. 肋弓　由第 8~10 肋前端肋软骨依次与上位肋软骨连结而成。
3. 髂嵴　髂骨上缘肥厚,称为髂嵴。
4. 髂结节　由髂嵴外唇向外突出形成。
5. 第 5 腰椎间盘　位于第 5 腰椎与骶骨之间。

(二)常用基线

1. 第二肝门平面　位于第 10 胸椎椎体上份水平,以肝左、中间、右静脉出肝并汇入下腔静脉为其特征。
2. 第一肝门平面　位于第 11~12 胸椎水平,内有左右肝管、肝动脉、肝门静脉、神经和淋巴管出入,肝门静脉在横沟内分左、右支为特征。
3. 幽门平面　经过脐至剑突末端结合连线的中点,后方平对第 1 腰椎下缘。
4. 肋下平面　为通过左、右第 10 肋最低点的水平面,其后方平对第 3 腰椎椎体近上缘处。
5. 嵴间平面　经过左、右髂嵴最高点,后方平对第 4 腰椎棘突。
6. 结节间平面　经过左、右髂结节,后方平对第 5 腰椎棘突。

第二节　食管与胃肠道

一、应用解剖

(一)食管

食管为前后扁平的细长肌性管道,管壁内表面黏膜皱襞纵行并突向管腔内,在食管中下段多为 3~4 条,上端不恒定。

1. 食管的位置和分部　食管走行于脊柱前方,上端在环状软骨下缘高度与咽相续,下行穿过膈的食管裂孔,在第 11 胸椎椎体左侧与胃的贲门相连,全长约 25 cm。食管按其行程可分为颈部、胸内和腹部 3 部分。

(1)颈部　是自起端至颈静脉切迹平面之间的部分,长约 5 cm。其前方与气管相贴,后方与脊柱相邻,两侧有颈部的大血管。

(2)胸内　是自颈静脉切迹平面至膈的食管裂孔之间的部分,长 18~20 cm。其前方有气管、左主支气管和心包自上而下依次分布。

(3)腹部　是食管裂孔至胃的贲门之间的部分,长 1~2 cm。

2. 食管的狭窄　食管全长有 3 处生理性狭窄,第一处位于食管起始处,距离中切牙约 15 cm;第二处位于食管与左主支气管交叉处,距离中切牙约 25 cm;第三处位于食管穿膈处,距离中切牙约 40 cm。狭窄处易滞留异物,同时也是食管肿瘤的好发部位。

(二)胃

胃是消化管中膨大的部分,成人容量约 1 500 mL。胃能容纳和消化食物,还具有内分泌功能。

1. 胃的形态和分布　胃有两壁、两口和两缘。两壁即胃前、后壁;入口与食管相连称贲门,出口与十二指肠相续称幽门;上缘凹向右上方称胃小弯,其最低处形成一切迹,称角切迹,下缘较上缘长,凸向左下方称胃大弯。

胃分为贲门部、胃底、胃体、幽门部 4 个部分。贲门部位于贲门附近,胃底是贲门平面向左上方凸出的部分,胃体是胃的中间部分,幽门部是自角切迹向右至幽门之间的部分。幽门部的大弯侧有一条浅沟,把幽门部分为左侧的幽门窦和右侧的幽门管。临床上常将幽门部称为胃窦,胃窦近小弯处是胃溃疡及胃癌的好发部位。

2. 胃的位置和毗邻　胃在中等充盈时,大部分位于左季肋区,小部分位于腹上区。胃贲门在第 11 胸椎左侧,幽门在第 1 腰椎下缘右侧。活体上胃的位置常因体位、呼吸及胃内容物的多少而发生变化。

胃前壁的右侧与肝左叶相邻,左侧与膈相邻,下部接触腹前壁,此处移动性大,通常称胃前壁的游离区。胃后壁隔网膜囊与胰、左肾、左肾上腺、横结肠和脾等器官相邻,这些器官形成"胃床"。

胃的形状、大小和位置因人的体型和肌肉紧张力而异。正常胃一般分为 4 型:①钩型。形似鱼钩,胃体垂直,角切迹明显,胃窦部约与髂嵴同高。中等肌张力,多见于中等体型者。②牛角型。横位,形似牛角,上宽下窄,胃角切迹不显著,胃下缘在脐以上。张力高,多见于矮胖体型者。③瀑布型。胃底位于胃体的上后方,胃泡甚大如囊状,胃体较细小,胃下缘多在脐上或与脐水平。立位时,钡剂首先充盈胃底,快速溢入胃体,状如瀑布而得名。张力高,常见于胃肠道有器质性病变或功能性病变者。④无力型。胃体细小,角切迹锐利,胃下部低垂、膨大,下缘远低于髂骨嵴水平甚至进入盆腔。张力低,常见于瘦长体型者。

(三)小肠

小肠是消化管中最长的一段,成人长 5～7 m。其上端起自幽门,下端连于盲肠,从上向下依次分为十二指肠、空肠和回肠 3 个部分,是食物消化和营养吸收的主要场所。

1. 十二指肠　是小肠的起始部,长约 25 cm。十二指肠呈"C"字形从右侧包绕胰头,其大部分紧贴于腹后壁,位置深,几乎无活动度。可分为球部、降部、水平部和升部 4 个部分。

(1)球部　起于幽门,斜向右上方至肝门的附近急转向下移行为十二指肠降部。球部的前上方与肝方叶、胆囊相邻,下方紧邻胰头和胰颈;后方有胆总管、胃十二指肠动脉、肝门静脉及下腔静脉走行。

(2)降部　向左与水平部相续。降部除有发达的环形皱襞外,后内侧壁上有一纵行黏膜皱襞,称十二指肠纵襞,其下端有一隆起,称十二指肠大乳头,是胆总管和胰管共同开口处。降部前方有横结肠及系膜跨过,后方与右肾门、右肾血管及右输尿管相邻;内侧紧邻胰头、胰管及胆总管;外侧有结肠右曲。

(3)水平部 横向左,跨过下腔静脉至腹主动脉前方与升部相续。水平部前方有肠系膜上动脉和肠系膜上静脉通过。其上方邻胰头及其钩突;后方有右输尿管、下腔静脉和腹主动脉经过;前方右侧份与小肠襻相邻,左侧份有肠系膜根和其中的肠系膜上动、静脉跨过。

(4)升部 斜向左上至第2腰椎体左侧急转向前下方,形成十二指肠空肠曲,移行为空肠。

2.空肠和回肠 空肠上端接十二指肠,回肠下端连盲肠,两者迂回盘曲在腹腔的中下部,相互延续呈襻状,称肠襻。空、回肠均由腹膜包裹并以小肠系膜连于腹后壁,其在腹后壁附着处称肠系膜根。

(四)大肠

大肠是消化管的末段,全长约1.5 m,分为盲肠、阑尾、结肠(升结肠、横结肠、降结肠、乙状结肠)、直肠和肛管5个部分。起自右髂窝处的回肠末端,终于肛门,全程围绕在空、回肠周围。回盲瓣以下为盲肠,呈囊袋状,长6~7 cm,宽约6 cm。自回盲瓣以上至结肠肝曲为升结肠,长约20 cm,脾曲以下至髂骨嵴为降结肠,髂骨嵴以下为乙状结肠,长约40 cm,其形状如"乙"字状,乙状结肠以下为直肠,长约12 cm,直肠最宽处为直肠壶腹部。大肠总长平均为1.5~1.7 m,盲肠最宽,越近直肠管径越小。

1.盲肠 为大肠的起始段,位于右髂窝内。盲肠在第3骶椎平面上续升结肠,左接回肠,后面内侧壁有阑尾,右侧为右结肠旁沟,后面为髂腰肌,前面邻腹前壁,并常被大网膜覆盖。回肠末端开口于盲肠,开口处有上、下两片唇状皱襞称回盲瓣。在回盲瓣下方约2 cm处,有阑尾的开口。

2.阑尾 为一蚓状盲管,一般长6~8 cm。阑尾多位于右髂窝内,因末端游离,其位置变化较大,但根部连于盲肠后内侧壁,位置较固定,是3条结肠带汇集处。

3.结肠 围绕在空、回肠周围,呈向下开放的门框形,结肠腔面有半环形皱襞。分为升结肠、横结肠、降结肠和乙状结肠4部分。

升结肠是盲肠的直接延续,在右腹外侧区上升至肝右叶下方,弯向左前方移行为横结肠,弯曲部称结肠右曲(肝区)。升结肠的内侧为右肠系膜窦及回肠襻,外侧为与腹壁间形成的右结肠旁沟。结肠右曲后面贴邻右肾,内侧稍上方与十二指肠相邻,前上方有肝右叶和胆囊。

横结肠向左行至脾的下方,以锐角与降结肠相连,弯曲部称结肠左曲(脾区)。横结肠活动度较大,常下垂成弓形,最低点可达脐平面或脐下方。横结肠上方与肝、胃相邻,下方与空、回肠相邻,活动度较大。

降结肠在左腹外侧区下降,至左髂嵴处移行为乙状结肠。内侧为左肠系膜窦及空肠襻,外侧为左结肠旁沟。

乙状结肠在左髂区内,呈"乙"字形弯曲,活动度较大,横过左侧髂腰肌、髂外血管、睾丸(卵巢)血管及输尿管前方,向下至第3骶椎平面,移行于直肠。

4.直肠 长10~14 cm,位于小骨盆腔后部,在第3骶椎前方续乙状结肠,沿骶、尾骨前方下行,穿过盆膈移行于肛管。直肠后面与骶骨、尾骨和梨状肌相邻,其间疏松结缔组织中有骶正中血管、骶外侧血管及神经分布。直肠两侧上部为腹膜形成的直肠旁窝,两侧下部与盆丛、直肠上血管、直肠下血管及肛提肌相邻。

5. 肛管 是盆膈以下的消化管,长 3~4 cm,上续直肠,末端终于肛门。

二、X 射线解剖

(一)食管

钡餐检查,食管与周围软组织对比明显,轮廓光滑、规整,可分颈段、胸段和腹段。食管下端向左下穿膈食管裂孔与贲门相连。侧位或斜位观察可见胸内食管与脊柱之间曲度近似平行,胸段食管前缘自上而下依次可见主动脉弓压迹、左主支气管压迹和左心房压迹(图4-2-1)。

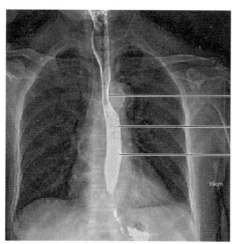

主动脉弓压迹

左主支气管压迹

左心房压迹

图4-2-1 正常食管 X 射线解剖

食管钡剂造影中,吸气时膈肌下降、膈肌食管裂孔收缩,食管下段在膈上 4~5 cm 的一段舒张扩大呈壶腹状,称肠壶腹。壶腹上端为食管下括约肌收缩处称"A"环,膈壶腹下端与胃食管前庭交界处的切迹为"B"环(也称食管胃环),壶腹在呼气时消失。"B"环以下,食管下段至胃贲门长 3~4 cm 的段称为胃食管前庭段。

钡剂排空后,食管黏膜皱襞呈数条纵行、连续、近乎平行的条纹状影,与胃小弯侧黏膜皱襞相延续。

(二)胃

立位时,贲门位于第11胸椎左侧,幽门位于第1腰椎右侧。食管下端直径 2 cm 区为贲门,贲门以上为胃底,含气时呈类圆形透亮区,又称胃泡。胃小弯位于胃右上缘,其最低处弯曲成角称角切迹。

胃充盈像:正常胃轮廓光滑、清晰,小弯侧有胃体与胃窦交界形成的角切迹,大弯侧呈圆弧状,站立位时胃底为低密度可见黏膜影,服钡剂后可见胃蠕动波(图4-2-2)。

胃黏膜像:胃黏膜为条状透亮影,皱襞间为钡剂充盈呈条状致密影。

黏膜皱襞走行有 3 种:纵行、斜行和横行。胃底黏膜皱襞呈网状,胃体小弯侧黏膜皱襞纵行、光滑,胃大弯侧黏膜皱襞斜行或横行,显示大弯侧轮廓为锯齿状;胃窦黏膜皱襞较细,形态具有可塑性,收缩时呈纵行,舒张时横行或斜行。

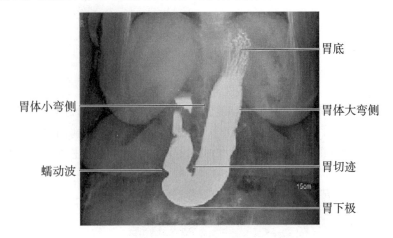

图 4-2-2　胃充盈像

(三)十二指肠

十二指肠全程"C"形,包绕胰头,上续幽门,下连空肠,分为 4 个部分。

1.十二指肠球部　是溃疡好发的部位。充盈造影剂呈等腰三角形或圆顶状。分为顶部、底部及两侧穹窿脚,幽门管开口于底部中央,尖端指向后上方。黏膜呈纵行条状影,向尖端集中。

2.十二指肠降部　续于十二指肠上部。钡剂造影时,黏膜皱襞呈羽毛状,低张造影时,管径增大,羽毛状皱襞消失,皱襞呈环状或龟背状。降部中段内侧圆形或椭圆形透光区为十二指肠大乳头。

3.十二指肠水平部　起自降部下端,走行水平,经下腔静脉、腹主动脉前方。

4.十二指肠升部　水平部末端向左上方移行而成,续于空肠,转折处为十二指肠空肠曲。钡剂造影,升部和水平部的黏膜皱襞均呈羽毛状(图 4-2-3)。

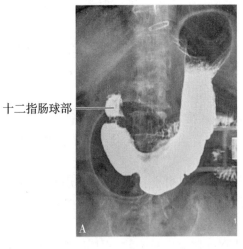
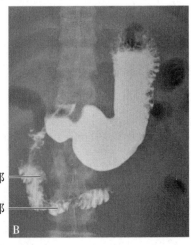

A.十二指肠球部;B.十二指肠降部及水平部。

图 4-2-3　十二指肠 X 射线钡剂造影

(四)空肠与回肠

空肠与回肠是小肠中带系膜的部分,全长约 6 m,其中空肠占 200～250 cm,宽 2～3 cm,平均 2.5 cm。

小肠造影时空肠蠕动活跃,有深而密集的环状皱襞,钡剂充盈时呈羽毛状,钡剂通过后呈雪花状。回肠蠕动较弱,钡剂充盈时呈带状或节段状,皱襞较细小,呈细羽毛状纹理或不明显。

钡剂在小肠的正常通过时间变化很大,一般在服钡剂后 1 h 内在空肠,2～3 h 在回肠,3～6 h 到达盲肠。

回盲瓣是回肠末端进入盲肠的部分,其间有一段细腔,上、下缘呈唇状突起,呈八字形对称,阻止内容物流入回肠(图 4-2-4)。

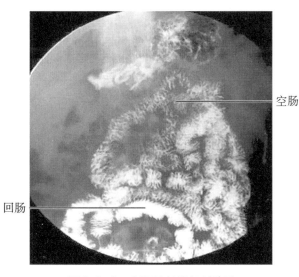

空肠

回肠

图 4-2-4　小肠 X 射线钡剂造影

(五)大肠

钡剂灌肠时,大肠位于腹部四周,呈粗大管状。盲肠和结肠可见大致对称的带状突出为结肠袋,结肠袋在过度充盈或肠管收缩时可消失。阑尾位于盲肠内下方,细长条状,粗细均匀,轮廓光滑。直肠位于盆腔,无结肠袋。

钡剂排空后,可见大肠黏膜皱襞,呈横行、纵行和斜行,三者相互交错。盲肠、升结肠、横结肠黏膜皱襞较密集,以横行为主,降结肠以下黏膜皱襞稀疏,以纵行为主(图 4-2-5)。

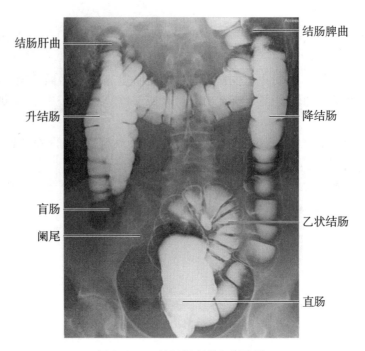

图 4-2-5 结肠 X 射线钡剂造影

案例分析

患者,女,48 岁,1 个月便血 3 次,近期排便次数增多,常便秘,排便习惯改变较大,腹痛,消瘦明显。入院后行一系列影像检查,结合其实验室检查及影像学检查诊断为结肠癌。

请问:该患者可进行哪些影像学检查?

链接 4-3
第四章第二节
案例分析答案

三、断层解剖

CT 在显示解剖结构及周围结构关系上有独特优势,是消化管检查的重要补充手段。

(一)食管

1. 颈段食管 行程短,自第 6 颈椎至颈静脉切迹,位于气管后壁与颈椎椎体前缘之间,通常显示不佳(图 4-2-6)。

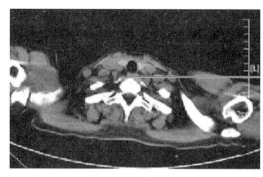

图 4-2-6　正常颈段食管影像(CT 横断层)

2. 胸段食管　行程长,自颈静脉切迹至膈肌食管裂孔。后方邻近脊柱、降主动脉、奇静脉等,前方自上而下,邻近气管、气管杈、左主支气管和左心房(图 4-2-7)。

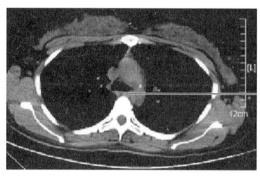

图 4-2-7　正常胸段食管影像(CT 横断层)

3. 腹段食管　最短,自膈肌食管裂孔至贲门,前方邻近肝左叶(图 4-2-8)。

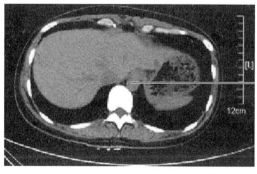

图 4-2-8　正常腹段食管影像(CT 横断层)

(二)胃

胃 CT 检查时,应使胃处于充盈状态,可增加对比度,更好显示胃壁,必要时可增强扫描。

充盈良好的胃,胃壁厚度均匀,2~5 mm,大于应考虑异常。横断层上,胃前方贴膈、腹前壁,后方邻近胰体,右为肝,左后为脾。胃腔在胃窦部变窄,胃窦部在中线右侧与后方的十二指肠相连(图4-2-9)。

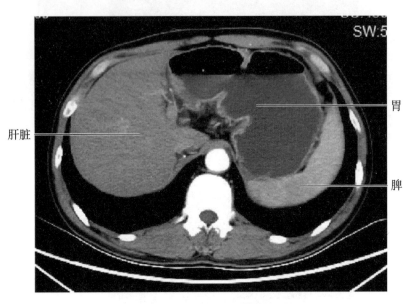

图4-2-9　胃 CT 横断层

(三)十二指肠

充盈良好的十二指肠壁厚小于 5 mm。十二指肠上部接胃窦,降部右侧为胆囊和肝脏,左前方与胃窦相邻,左后方与胰头相邻,后方为肾脏和肾上腺。十二指肠水平部位置较低,一般在第 3 腰椎水平面出现,升部在胰头左侧接空肠。

课后思考

张某,男,21 岁,某大学的大三学生。因为天性活泼,热衷社团活动,在学校的学生会担任要职,在系里面也是小有名气的人物。除了学习之外,张某每天的事情都很多,但是所有的事情他都处理得井井有条,唯独忽略自己的饮食,结果经常出现胃痛、呕吐、胃胀、泛酸、嗳气等症状,胃镜检查结果显示是胃溃疡。

请问:如何预防消化性溃疡?

链接4-4
第四章第二节
课后思考答案

链接4-5
第四章第二节
自测题答案

（宿　博）

第三节　肝、胆、胰、脾

◤学习目标

掌握：能够阅读肝、胆、胰、脾等结构的CT断层解剖。

熟悉：肝、胆、胰、脾的解剖结构。

了解：肝、胆、胰、脾的MRI断层解剖和US切面解剖。

◤课程思政

通过学习本节内容，培养学生良好的医德医风和行为准则，通过患有肝、胆、胰、脾疾病的真实临床案例，培养学生的爱伤精神及正确的临床思维，树立学生"以患者为中心"思想理念，从而使学生具备良好的职业道德、医患沟通能力和团队协作精神。

◤课前预习

1.学生在线自主学习　使用数字化教学资源服务云平台，教师将课程制作成PPT（链接4-1）、微课视频上传至在线平台，让学生自主学习、讨论交流，激发学生主动学习的积极性。根据章节内容设立临床案例讨论，加强师生之间的对话与交流，实现线上线下授课相结合，使学生掌握医学影像解剖学的基本知识，不断提高学生自主学习能力，为临床打下基本功。

2.学生在线自我检测　结合授课内容给出单选题5~10道，学生扫码完成自测（链接4-6），考核学生对理论知识掌握情况。

链接4-6
第四章第三节
自测题

一、应用解剖

（一）肝

1.肝的外形　肝近似楔形，右端粗厚而钝圆，左端扁薄。肝右叶外形较为整齐，而肝左叶变化较大，如呈波形弯曲，有明显切迹，极度向后上卷翘。肝的尾状叶以其尾状突连右叶，尾状叶变化大，影像诊断时易将其误认为异常肿块。肝的大小个体差异很大，一般肝的最高径位于腋中线深面的肝右侧边缘，肝的最宽径位于第二肝门稍下方的水平面上,肝的最厚径相当于右锁骨中线的上 1/4 与下 3/4 交界处的前后径。

(1)膈面 肝上面隆凸,与膈相贴,称膈面,其前份借矢状位的镰状韧带将肝分为小而薄的肝左叶和大而厚的肝右叶。膈面后方有呈冠状位的冠状韧带及两端的左、右三角韧带,冠状韧带的前、后层之间没有腹膜覆盖,称为肝裸区。

(2)脏面 肝下面凹凸不平,与腹腔脏器相邻,称脏面。脏面呈"H"形的 3 条沟,即两条矢状位的纵沟和位于纵沟之间长约 5 cm 的横沟又称肝门。

左纵沟前部有肝圆韧带,是脐静脉闭锁后的遗迹;后部有静脉韧带,是静脉导管闭锁后的遗迹。右纵沟前部有一浅窝容纳胆囊称胆囊窝,其前缘为胆囊切迹,右纵沟的后部是腔静脉沟,有下腔静脉通过。在腔静脉沟的上部,肝左、中、右静脉出肝处称为第二肝门,被冠状韧带所覆盖。在腔静脉沟的下部,肝右叶的肝右后静脉和尾状叶的一些肝小静脉出肝注入下腔静脉处称为第三肝门。

2. 肝的位置和毗邻 肝的大部分位于右季肋区及腹上区,小部分位于左季肋区。肝的上界与膈穹窿一致。肝的下界,右侧与右肋弓一致,在腹上区可达剑突下方 3~5 cm。肝左叶的下后缘与胃前壁相邻,后上部与食管腹部邻接。肝右叶的内、下、后缘分别与十二指肠、结肠右曲、右肾和右肾上腺相邻。

3. 肝的内部结构 肝内有肝门静脉、肝固有动脉、肝管和肝静脉 4 套管道,其中肝门静脉、肝固有动脉,肝管 3 套管道的各级分支均结伴走行,并被结缔组织鞘包裹,构成 Glisson 系统。另外一套管道为肝静脉,构成肝静脉系统。

(1)肝门静脉 在肝门偏右处分为左、右支,在分支前管径较膨大称肝门静脉窦。肝门静脉左支较为细长,依据走行分为横部、角部、矢状部和囊部,其与静脉主干约呈 90° 分出,后向左行于横沟内,至左纵沟转向前方,走行于肝圆韧带裂内,与肝圆韧带相连。肝门静脉右支较左支粗短,分布于右半肝和尾状叶右段。

(2)肝固有动脉 来源于肝总动脉,在肝门处分为肝左动脉和肝右动脉,分别分布于左半肝和右半肝。

1)肝左动脉 常于肝门偏左处分为左内叶动脉和左外叶动脉。左内叶动脉又称为肝中动脉,多分布于肝左内叶;左外叶动脉常在肝门静脉左支角部处分为上段动脉和下段动脉,分布于左外叶的上、下段。

2)肝右动脉 分为右前叶动脉和右后叶动脉。右前叶动脉分为上段动脉和下段动脉,分布于右前叶的上、下段。右后叶动脉分为上段动脉和下段动脉,分布于右后叶的上、下段。

3)尾状叶动脉 常有左、右 2 支,分别发自肝左、右动脉。左支分布于尾状叶左半部,右支分布于正中裂右侧的尾状叶。

(3)肝管 肝内胆管汇合形成肝左管和肝右管,在肝门处出肝,引流肝内的胆汁。

1)肝左管 在肝门处肝左管位于肝门静脉左支横部的前上方,随肝门静脉走向其左支矢状部的后上方,在此处有左外叶上、下段肝管和左内叶肝管汇入。

2)肝右管 位于肝门静脉右支的前上方,由右前、后叶肝管汇合成。

3)尾状叶肝管 多数为 3 支,分别引流肝尾状叶的左半部、右半部和尾状突,汇入肝左、右管和肝管汇合处。

(4)肝静脉 主要包括肝左、中、右静脉、肝右后静脉和尾状叶静脉,肝左、中、右静脉在第二肝门处出肝注入下腔静脉,肝右后静脉和尾状叶静脉经腔静脉沟的第三肝门处出肝注入下腔静脉。

1)肝左静脉　引流左外叶和部分左内叶的静脉血,主干位于左段间裂内,由上、下根合成。肝左静脉上根引流左外叶上段的静脉血;肝左静脉的下根较上根粗大,引流左外叶下段的静脉血。肝左静脉的属支包括左后上缘静脉、左叶间静脉、内侧支。肝左静脉开口于下腔静脉左前壁,有时与肝中间静脉共干。

2)肝中间静脉　引流大部分左内叶和右前叶左半部的静脉血。肝中间静脉由左、右根合成。肝中间静脉主干开口于下腔静脉左前壁或前壁。

3)肝右静脉　引流右前叶右半部和大部分右后叶的静脉血。在右叶间裂中1/3偏上份处由前、后根合成。右后上缘静脉是肝右静脉的最大属支,开口于肝右静脉注入下腔静脉处。

4)肝右后静脉　1~5支,较细小,其汇入点处较肝左、中、右静脉低,位于肝右后叶的后部,注入下腔静脉右后壁,即第三肝门出肝。

5)尾状叶静脉　包括上、下尾状叶静脉。

(5)肝内管道的位置关系　肝门静脉、肝固有动脉和肝管在肝内分(属)支的走行、分布基本一致,共同参与构成 Glisson 系统分布于肝段内,自肝门出入肝。肝静脉及其属支形成肝静脉系统,走行于肝叶、肝段之间,自第二肝门及第三肝门出肝。Glisson 系统管道和肝静脉系统的管道分布呈双手十指交叉状,越接近第二肝门处,肝静脉的管径越粗;越接近第一肝门处,Glisson 系统管道的管径越粗。

4.肝的分叶和分段　依据肝的外形可简单将肝分为右叶、左叶、方叶和尾状叶,此法不能满足肝内占位病变的定位诊断需要,也不完全符合肝内管道的配布情况。

依据 Glisson 系统的分支及分布和肝静脉的走行,并结合肝的某些外形特征,如沟、切迹和裂等将肝分为左右半肝、5 叶(尾状叶、左外叶、左内叶、右前叶、右后叶)和 8 段(Ⅰ尾状叶、Ⅱ左外叶上段、Ⅲ左外叶下段、Ⅳ左内叶、Ⅴ右前叶下段、Ⅷ右前叶上段、Ⅵ右后叶下段、Ⅶ右后叶上段),即 Couinaud 肝段划分法,此法在国际上较为常用(图 4-3-1)。

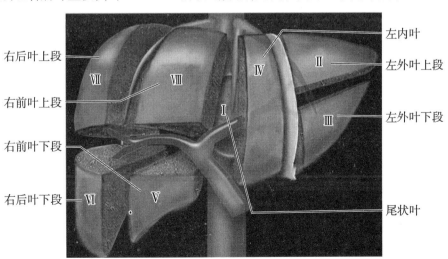

图 4-3-1　肝的 Couinaud 分段

(二)胆道系统

胆道系统是指由胆囊和胆道组成的系统。胆管承担输送胆汁的作用。胆囊贮存肝分泌的胆汁,进食时,胆囊中的胆汁排入肠内,帮助脂肪的消化和吸收。

1.胆囊　位于右季肋区肝下面的胆囊窝内,上缘与肝相连,下缘游离与横结肠的起始部和十二指肠上部相邻。胆囊有贮存和浓缩胆汁的作用。胆囊常呈梨形,长 8 ~ 12 cm,宽 3 ~ 5 cm,壁厚约 0.2 cm,容量 40 ~ 60 mL。分为 4 部分:前端钝圆称胆囊底,中间称胆囊体,后端称胆囊颈,颈弯向下移行称胆囊管。胆囊底常露出于肝的前缘,与腹前壁相贴,其体表投影在右锁骨中线与右肋弓交点处的稍下方。胆囊炎时,此处常有明显的压痛。胆囊内面衬有黏膜,在胆囊管和胆囊颈处黏膜呈螺旋状突入管腔,形成螺旋襞,有调节胆汁进出的作用。胆囊结石易嵌顿于此处。胆囊管长 3 ~ 4 cm,直径 0.2 ~ 0.3 cm。

2.胆管　是将胆汁输送到十二指肠的管道,分为肝内和肝外两部分。肝内胆道有胆小管、小叶间胆管等。肝外胆道包括肝左管、肝右管、肝总管、胆囊管和胆总管。肝内的小叶间胆管逐渐汇合成肝左管和肝右管,肝左、右管汇合成肝总管,肝总管下行与胆囊管合成胆总管。

胆总管长 4 ~ 8 cm,直径 0.6 ~ 0.8 cm。在肝十二指肠韧带游离缘内下行,经十二指肠上部的后方,至十二指肠降部与胰头之间和胰管汇合,形成略膨大的肝胰壶腹(Vater 壶腹)斜穿十二指肠降部的后内侧壁,开口于十二指肠大乳头。在肝胰壶腹周围有增厚的环行平滑肌环绕,称肝胰壶腹括约肌(Oddi 括约肌)。

(三)胰

胰是人体第二大消化腺,呈长棱柱形,长 14 ~ 20 cm,宽 3 ~ 4 cm,高 1.5 ~ 2.5 cm。胰分为胰头,胰颈、胰体、胰尾 4 部分,各部之间无明显分界。在胰实质内,有一条从胰尾至胰头的输出管,称胰管,其长约 16 cm,管径胰头部为 0.4 cm,胰体部为 0.3 cm,胰头部为 0.2 cm。胰管与胆总管汇合后,共同开口于十二指肠大乳头。

胰头位于第 2 腰椎椎体右前方,是胰右端形成的膨大部分,为十二指肠所包绕。胰颈是位于头、体之间的狭窄扁薄部分,前上方邻幽门,后上方为胆总管、肝门静脉与肝固有动脉。胰体位于胰颈、尾之间,略呈三棱柱形。其前面隔网膜囊与胃后壁相邻,后面有脾静脉、肠系膜下静脉、左肾静脉等,胰体上缘与腹腔干关系密切。胰尾较细,位于腹腔内,下方与结肠脾曲相邻,后面为左肾及左肾上腺,脾动脉及静脉于胰尾部共同移行于前方。

(四)脾

脾是人体最大的淋巴器官,具有造血、免疫等功能。其外形近似椭圆形,位于左季肋部、胃底与膈之间,第 9 ~ 11 肋的深面,长轴与第 10 肋一致。成人脾长度一般为 12 cm,宽 7 cm,厚为 3 ~ 4 cm。

脾可分为膈、脏两面,前、后两端和上、下两缘。脾的膈面光滑隆突,对向膈。脏面凹陷,中央处有脾门,是血管、神经和淋巴管出入之处。脾上缘较锐,朝向前上方。下缘较钝,朝向后下方。脾下缘与左肾上腺和左肾毗邻,前缘与结肠脾曲相邻,内侧与胃和胰尾相邻。

二、X 射线解剖

（一）X 射线平片

由于肝、胆、胰、脾与周围脏器缺乏自然对比,检查价值有限。平片上肝大部分位于右上腹,呈三角形,密度均匀一致,只能间接了解肝的大致形态、大小和肝内钙化。胆囊、肝内外胆管均不能显示。胰在 X 射线平片上不能显示。脾在腹部 X 射线平片上显示也不清楚。

（二）胆道造影

常用的胆系 X 射线检查有经皮经肝胆管造影(PTC)和内镜逆行胰胆管造影(ERCP)。造影片上左右肝管、肝总管、胆总管、胆囊及胆囊管均可以清楚显示。

三、断层解剖

（一）CT 影像特点

1. 肝　正常肝轮廓光滑,CT 平扫时肝实质呈均匀的软组织密度,CT 值为 50 ~ 60 HU,密度略高于脾、胰,其断面形态和结构依断面的位置而不同,易于区分肝的各叶。肝内门静脉和肝静脉显示为低密度的管道状或圆形影,下腔静脉较粗大。肝内动脉细小,通常不能见到。螺旋 CT 增强扫描时,在动脉期,肝内动脉明显强化,肝实质尚无明显强化;肝门静脉期,门静脉强化明显,肝实质和肝静脉开始强化;肝门静脉晚期或肝实质期,肝门静脉和肝静脉内对比剂浓度迅速下降,肝实质达到强化的峰值(图 4-3-2)。

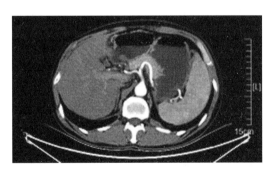

图 4-3-2　肝、胆、胰、脾增强 CT

2. 胆道系统　胆囊的位置、大小和形态变化很大。正常胆囊位于胆囊窝内,在 CT 上表现为卵圆形,密度均匀,CT 值略高于水。胆囊壁菲薄,厚度 1 ~ 2 mm,光滑锐利。正常肝内胆管和左、右肝管不易显示,左、右肝管汇合而成的肝总管在肝门部横断层呈一圆形低密度影,直径 3 ~ 5 mm,位于门脉主干的前外侧,与胆囊管汇合形成胆总管。胆总管下段位于胰头内及十二指肠降部内侧,它在横断层上呈水样低密度的小圆形影,正常直径为 3 ~ 6 mm,增强扫描时,胆囊和胆管壁强化,而胆汁不强化,使胆道系统影像显示得更加清楚。

3. 胰　胰是腹膜后位器官,位于后腹膜腔中的肾旁前间隙内。正常胰在 CT 图像上一般头低尾高,胰头至胰尾逐渐变细,位于脾动脉的下方,脾静脉的前方。

胰头部的前方为胃窦,右侧为十二指肠降部,后方为左肾静脉汇入下腔静脉,胰头部向下延伸是胰的钩突部,呈钩形反折至肠系膜上静脉的后方。胰体呈向前突出的弓形,位于肠系膜上动脉的起始部的前方。胰尾在胃体、胃底的后方,伸至脾门区,近脾门部时可稍屈曲、膨隆。钩突是胰头部最低的部分,表现为胰头部向肠系膜上静脉后方的楔形突出。

胰管位于胰的前半部,常不显示或显示为宽约 2 mm 的低密度线影。

胰形态、大小和位置均可有很大变异。胰腺前后径在胰头约 3 cm、颈和体部 2.5 cm、胰尾 2 cm。增强扫描胰密度均匀增高(图 4-3-3)。

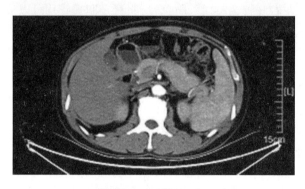

图 4-3-3　胰 CT 增强

4. 脾　在 CT 横断层图像上近似于新月形或内缘凹陷的半圆形,表现为外侧缘光滑,而其脏侧面形态不规则,可呈波浪状或分叶状。

脾大小因个体差异较大,判断脾大时应特别慎重。在 CT 横断层图像上以肋单位法来简单观察脾大小,即以一个与脾相邻的肋骨或肋间隙为一个肋单位,在一个层面上脾的长度不超过 5 个肋单位。这个指数是反映脾前后径的情况。脾上下径同样十分重要。脾的下缘消失应该早于肝下缘。

CT 平扫脾密度均匀,CT 值约 50 HU,稍低于肝密度。增强扫描动脉期脾强化密度不均匀,且周边皮质强化程度低于中间的髓质,在肝门静脉期和实质期,脾皮、髓质密度逐渐均匀一致。

副脾是常见的先天性变异。10% ~ 30% 的人有副脾。为直径几毫米至数厘米大小的正常脾组织结节。常见于脾门处,可完全与脾分开独立存在,也可有一细蒂与主脾相连。

（二）MRI 影像特点

在 MRI 横断层图像上,肝、胆、胰、脾的形态和解剖结构与 CT 图像相似,结合冠状断层图像能更进一步显示其大小、形态及其与邻近器官的关系。

1. 肝　肝横断层各种组织在 MRI 上反映的信号有各自本身的特点。在常规 SE 序列扫描时,正常肝实质在 T_1WI 上呈均匀的中等信号,较脾信号稍高,与胰信号相似,而 T_2WI

上肝实质信号强度明显低于脾，呈灰黑信号。肝内血管在 T_1WI 及 T_2WI 均为黑色流空信号，与正常肝实质对比明显。肝内外胆管因含胆汁，则表现为长 T_1、长 T_2 的圆点状或长条状信号。肝门区及肝裂内含有较多脂肪，在 T_1WI 呈不规则高信号，T_2WI 上其信号稍降低。增强后，肝实质呈均匀强化，信号强度明显升高，同时肝内血管出现对比增强。

2. 胆　常规 MRI 的 SE 序列 T_1WI 胆道系统呈低信号，T_2WI 则表现为高信号，但依据胆汁化学成分不同，信号强弱不一。胆囊在 T_1WI 上胆汁一般呈均匀低信号，但由于胆汁内成分的变化，胆汁可出现"分层"现象，即在仰卧位时胆汁上层低信号，下层稍高或高信号；在 T_2WI 上胆汁表现为均匀高信号。增强扫描有助于判断胆囊壁的厚度。

3. 胰　胰在 T_1WI 和 T_2WI 上表现为均匀的较低信号结构，与肝的信号相似，其背侧的脾静脉由于"流空效应"呈无信号血管影，勾画出胰的后缘，可作为识别胰的标志。腹膜后脂肪组织显示为高信号。

4. 脾　脾位于左上腹部外侧，因含有大量血液，T_1WI 上脾信号低于肝，T_2WI 上信号强度高于肝，脾门血管呈黑色流空信号。正常脾的信号均匀，其大小的判断同 CT 检查。

（三）肝、胆、胰、脾横断层影像解剖

1. 经肝膈顶层面　该层面上胸腹腔结构同时出现。图像大面积黑色为胸腔，胸腔可见小部分左、右心室结构。腹腔内主要显示右半肝为主的肝膈顶，肝后内侧可见下腔静脉。椎体前方可见降主动脉及食管（图 4-3-4，图 4-3-5）。

2. 经第二肝门水平断面　该层面上，下腔静脉位于肝后缘，密度低于肝实质。肝右、肝中、肝左静脉分别从右、前、左方进入下腔静脉。以肝静脉作为划分肝叶段的标志，在肝圆韧带裂上方，肝左静脉走行于左叶和方叶之间。肝中间静脉走行于肝右切迹上方的方叶和右叶之间。肝右静脉走行于右前叶和右后叶之间。肝静脉汇入下腔静脉处为第二肝门，第二肝门左侧可见食管影，食管后方有降主动脉（图 4-3-6，图 4-3-7）。

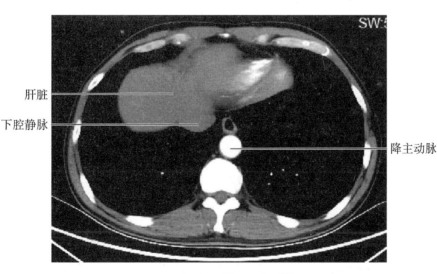

图 4-3-4　经肝膈顶层面（CT）

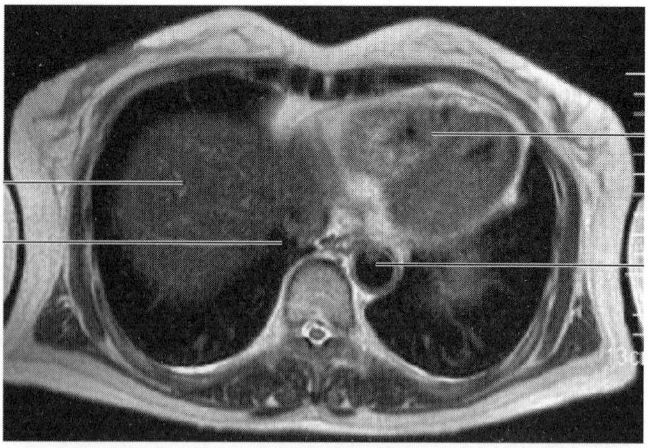

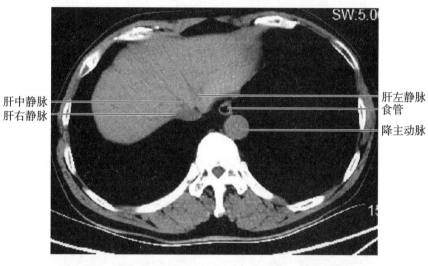

肝脏

下腔静脉

腹主动脉

降主动脉

图4-3-5　经肝膈顶层面(MRI)

肝中静脉
肝右静脉

肝左静脉
食管

降主动脉

图4-3-6　经第二肝门水平断面(CT)

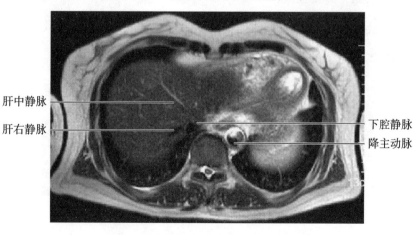

肝中静脉

肝右静脉

下腔静脉

降主动脉

图4-3-7　经第二肝门水平断面(MRI)

3.经第一肝门水平断面　该层面正好通过第一肝门。可见肝门静脉在此处分为左支和右支。左支进入肝圆韧带裂(纵裂)内,右支进入肝右叶。该层面肝门静脉横行与肝右叶内。下腔静脉和静脉韧带裂之间有尾状叶。肝圆韧带裂(纵裂)将肝左叶分为肝左内叶(又称方叶)和肝左外叶。脾呈弯月形,外侧面是圆滑的凸面,内侧面多表现为分叶状(图4-3-8,图4-3-9)。

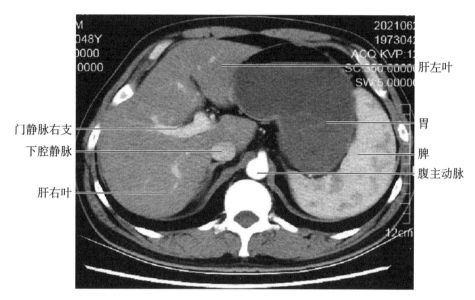

图4-3-8　经第一肝门水平断面(CT)

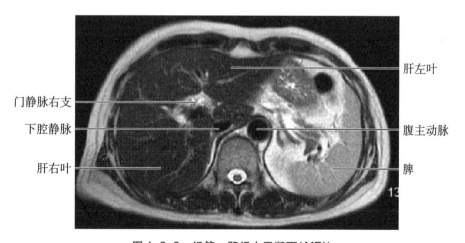

图4-3-9　经第一肝门水平断面(MRI)

知识链接

肝占位性病变

　　所谓肝占位性病变是指在正常肝脏 B 超的均匀回声或 CT 的均匀密度上,肝实质内出现的异常回声区或密度区。异常回声区或异常密度区可由多种原因造成,可能是恶性肿瘤,如原发性肝癌、转移性肝癌;可能是良性肿瘤,如肝血管瘤、肝腺瘤、肝囊肿、肝硬化再生结节、局灶性结节性增生等,故肝占位性病变并不是"肝癌"的代名词,应采取积极态度诊治。

4.经胆囊水平断面　该层面可见长椭圆形低密度影,为胆囊。胆囊位于肝圆韧带裂右后方胆囊窝内,其左前方可见胃。肝剖面后份的内侧有下腔静脉,其前方有肝门静脉。脾位于胰尾后外侧,呈新月形。该断面上可见部分胰体胰尾,由外向内横行。胰体前方为小肠影像(图4-3-10,图4-3-11)。

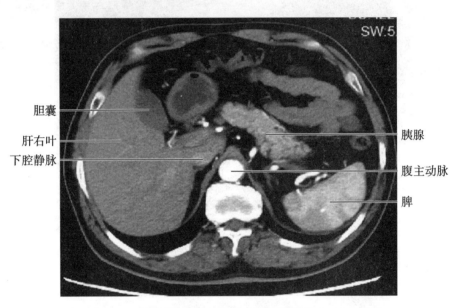

图4-3-10　经胆囊水平断面(CT)

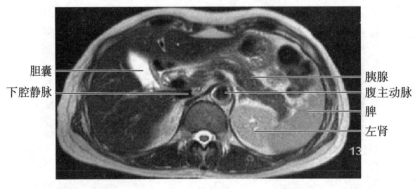

图4-3-11　经胆囊水平断面(MRI)

5.经胰头水平断面　该断面主要显示肝右叶,外缘隆凸,内缘凹陷。腹腔前方空腔脏器为结肠影像。胰头钩突的前方有肠系膜上动、静脉,胰头左后方可见腹主动脉,脾静脉向右行于左肾前方、胰体后方,在胰颈后方与稍粗的肠系膜上静脉相连,合成肝门静脉 (图4-3-12,图4-3-13)。

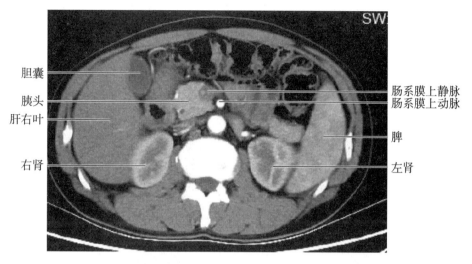

图4-3-12 经胰头水平断面(CT)

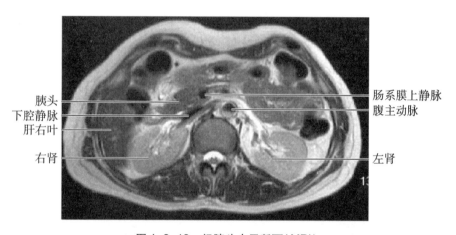

图4-3-13 经胰头水平断面(MRI)

(四)肝、胆、胰、脾冠状断层影像解剖

以下选取 MRI 冠状断层来叙述肝、胆、胰、脾的冠状断层解剖。

1.经肠系膜上动、静脉冠状层面 此冠状断层膈下右上部为肝,其下缘右侧是胆囊,中间有肝部韧带裂。肝圆韧带裂上端是门静脉左支,其上方为肝左静脉。腹腔中间为肠系膜上动、静脉,并可见其辐射状分支。胰颈部及头部在其上右方绕行(图4-3-14)。

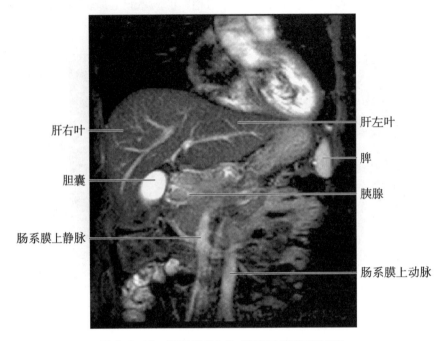

图4-3-14　经肠系膜上动、静脉冠状层面(MRI)

2.经肝门静脉主干冠状层面　此冠状断层膈上左侧可见心脏。膈下右上部为肝,肝的中央近下缘为肝门静脉右支,其右下为胆囊。膈下左上为胃,其左侧为脾,脾的下方可见降结肠。肝门静脉主干下方为平行的下腔静脉和腹主动脉,并可见腹主动脉分支(图4-3-15)。

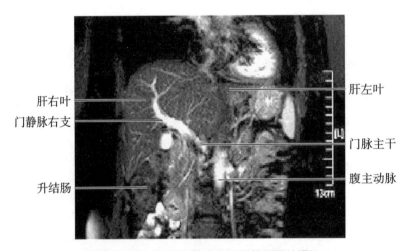

图4-3-15　经肝门静脉主干冠状层面(MRI)

3.经第二肝门冠状层面　此断面可见膈下右侧为肝右叶,肝右叶旁下腔静脉显示清晰,可见肝右静脉汇入下腔静脉,脊柱左前可见腹主动脉走行。膈下左侧可见胃及脾

（图 4-3-16）。

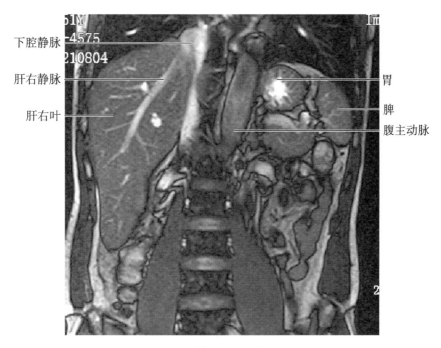

下腔静脉

肝右静脉

肝右叶

胃

脾

腹主动脉

图 4-3-16　经第二肝门冠状层面（MRI）

4. 经肾门冠状层面　此断面膈下右上部为肝右后叶，其右下方为右肾。右肾的上方见"人"字形或线形的肾上腺。左侧膈下可见脾位于左肾外侧。左肾上为左肾上腺。左右肾可见肾门结构。中间椎体两侧为腰大肌（图 4-3-17）。

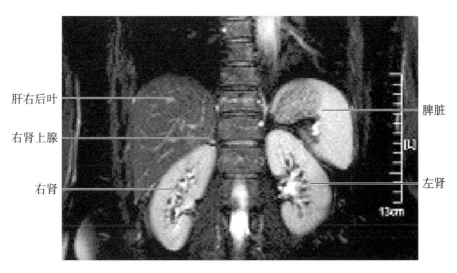

肝右后叶

右肾上腺

右肾

脾脏

左肾

图 4-3-17　经肾门冠状层面（MRI）

（五）肝、胆、胰、脾矢状断层影像解剖

通过 CT 后处理制作出肝、胆、胰、脾矢状断层，由左至右来叙述主要矢状断层解剖。

1. 经脾门矢状断层 该层面上方为膈，膈下前部为胃，后部为脾。脾断面下方有空肠和降结肠剖面（图 4-3-18）。

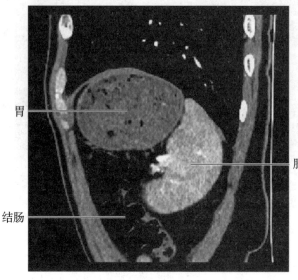

图 4-3-18 经脾门矢状断层

2. 经左肾矢状断层 该断面上方为膈肌，膈下前部有左肝外叶，膈下后部为脾的断面，脾下方为左肾的纵断面。肝与脾之间是胃的剖面。胃和肾之间可见部分胰腺断面，在胰后上部有脾动脉断面。左肾下方可有降结肠剖面，胰下方为空肠的断面（图 4-3-19）。

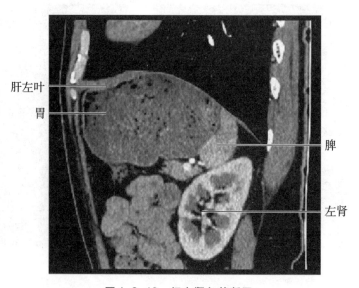

图 4-3-19 经左肾矢状断层

　　3.正中偏左矢状断层　　膈下前部为肝左叶的矢状断层,面积较大。膈下后部可见部分尾状叶。肝断面下方可见充盈的胃断面,后上方有食管腹段的断面,后下方有胰体的断面,略呈圆形。胃下方面可见结肠及小肠断面,胰体断面的后上部有脾动脉和脾静脉的断面。脾动脉位于脾静脉的上方。脾静脉后方有左肾动脉和静脉。椎体前方可见纵行腹主动脉矢状断层,并可见腹主动脉向前的分支腹腔干(图4-3-20)。

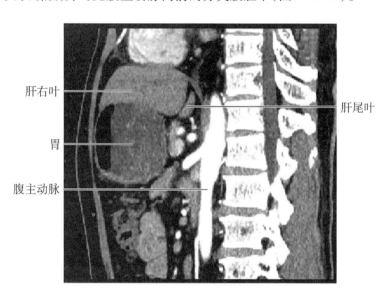

肝右叶

胃

腹主动脉

肝尾叶

图4-3-20　正中偏左矢状断层

　　4.正中矢状断层　　膈下方的空间大部分被肝的断面所占据,肝的断面呈楔形,上宽下窄,静脉韧带裂分肝为前、后两部分,前部较大为左外叶,静脉韧带裂后方为肝尾状叶。尾状叶下方和肝左外叶后方有胰的断面,在胰断面中部后方有肝门静脉的断面。肝下方可见胃断面,胃下方可见横结肠断面(图4-3-21)。

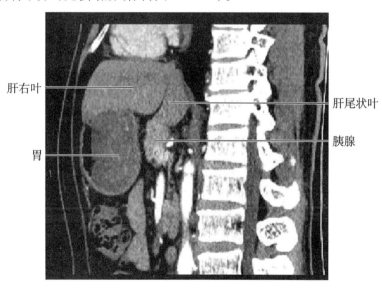

肝右叶

胃

肝尾状叶

胰腺

图4-3-21　正中矢状断层

5. 正中偏右矢状断层　膈下大部分为肝的断面前方为肝右叶，后上部为尾状叶，肝后方可见下腔静脉矢状断层，由左、右髂总静脉汇合而成，沿腰椎体前上升，最终注入右心房。肝断面中间肝门下方可见肝门静脉断面。肝下方前部可见胃断面，后部可见胰腺断面（图 4-3-22）。

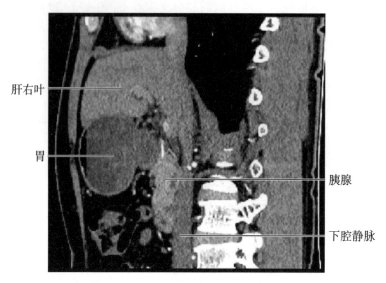

图 4-3-22　正中偏右矢状断层

肝右叶

胃

胰腺

下腔静脉

6. 经右锁骨中线矢状断层　膈下空间全部被肝断面所占据。肝门处有肝门静脉右支，斜行向后上方。肝门的前下方有类圆形胆囊的剖面。胆囊的后方可见右肾前方有十二指肠降部剖面。右肾剖面位于肝剖面的后下方（图 4-3-23）。

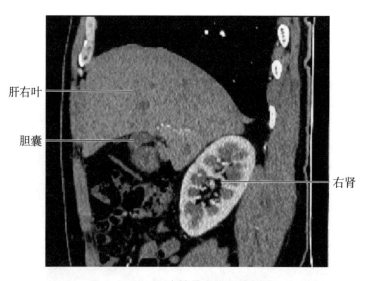

图 4-3-23　经右锁骨中线矢状断层

肝右叶

胆囊

右肾

7.经右肾外侧部矢状断层　膈下空间全为肝的断面所占据。肝断面下方胆囊窝内可见胆囊断面,肝断面下方有横行的结肠断面,为结肠肝曲及横结肠,其下方为升结肠,肝后下方可见右肾外侧部断面(图4-3-24)。

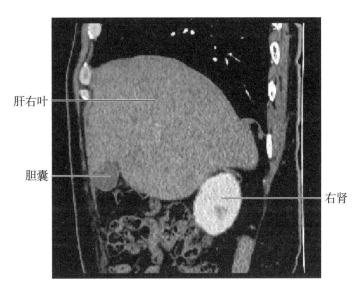

肝右叶

胆囊

右肾

图4-3-24　经右肾外侧部矢状断层

（六）US 影像

在肝、胆、脾、胰影像检查中,超声检查具有无电离辐射,实时动态、方便快捷、多普勒血流成像等优势。临床上可以利用超声多普勒效应,运用血管彩色多普勒、频谱多普勒、能量多普勒等检查技术,观察肝、胆、脾、胰的血流情况,对其内的占位性病变或炎症性病变有良好的检查率,在临床上具有很高的诊断价值。在治疗方面,超声引导下的介入治疗技术,现在已经越来越成熟,可以微创治疗肝囊肿、脾囊肿、胰囊肿、肝肿瘤等疾病。

1.肝的超声解剖及常用切面　在超声图像上肝横切面近似楔形,右侧厚而大,为楔底,左侧小而薄,为楔尖,在纵切声像图上,肝形态略呈三角形,右半肝的截面积较左半肝为大,底位于图像左侧,为肝左叶或右叶膈顶部。正常肝轮廓光滑、整齐,轮廓线由含纤维结缔组织的肝包膜形成,亮条线状纤细、光滑的强回声包绕整个肝。膈面呈弧形,肝的脏面内凹或较平坦,边缘锐利,肝左叶下缘角<45°,右下缘角>45°。正常肝实质灰阶呈弥漫均匀一致分布的中低水平的点状回声,一般比胰回声低,比肾皮质回声略高,肝的横断层上可以看见胆管、血管及韧带。

（1）经腹主动脉长轴切面　将探头置于剑突下,使声束平行于腹正中线自右向左缓慢移动探头显示腹主动脉长轴切面。此切面可见肝左叶前缘、左叶下面、左横膈面、腹主动脉及胰腺等(图4-3-25)。

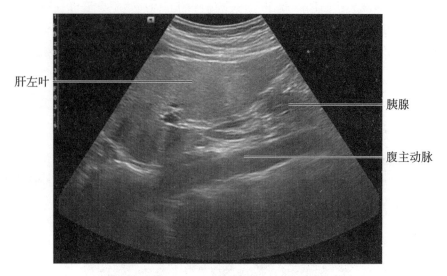

图4-3-25 肝左叶经腹主动脉长轴切面

（2）肝肋缘下斜切显示第一肝门 将探头置于右上腹直肌外缘与肋弓交点和脐的连线,常用于显示肝外胆管和"工"字形肝门静脉的主干及分支。该切面前侧可见肝脏,内可见肝门静脉及门静脉左支(图4-3-26)。

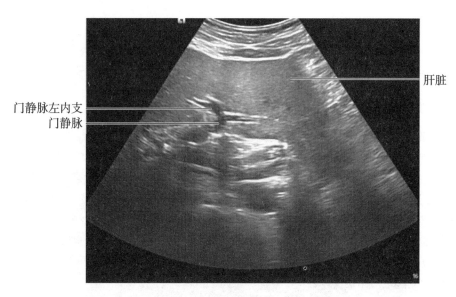

图4-3-26 肝肋缘下斜切第一肝门切面

（3）肝肋缘下斜切显示第二肝门 在上述操作的基础上持续向横膈方向偏移探头至清晰显示肝中静脉和肝右静脉的全长,亦可以称为肝静脉平面。该切面可见肝左静脉、肝中静脉、肝右静脉汇入下腔静脉,并可见肝门静脉等结构(图4-3-27)。

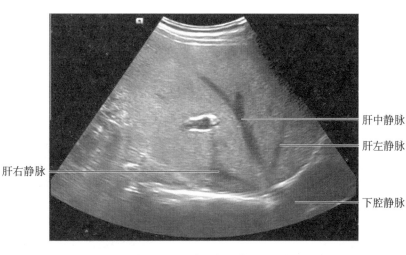

图 4-3-27　肝肋缘下斜切第二肝门切面

2. 胆道系统的超声解剖及常用切面　胆囊位于肝右叶下方的胆囊窝内,呈梨形,长径 7 ~ 10 cm,宽径 3 ~ 4 cm,前后径约 4 cm,分底、体、颈 3 个部分。胆囊管长 2 ~ 4 cm,直径 0.2 ~ 0.3 cm。胆管系统分为肝内及肝外两部分。肝内部分由肝内毛细胆管、小叶间胆管及左肝管和右肝管组成,肝外部分由肝总管于肝门外与胆囊管相接而成的胆总管组成。小叶间胆管超声难以显示,而左右肝管可以显示,左肝管平均长径约 1.6 cm,右肝管平均长径约 0.8 cm,内径均约 2 mm。肝总管平均长径约 3 cm,内径 3 ~ 4 mm,胆囊管位于胆囊颈后方,呈弯曲状,长径 2 ~ 3 cm,内径 2 ~ 3 mm。胆总管自肝总管与胆囊管汇合后起始,至十二指肠的乳头开口,全长 7 ~ 8 cm,内径 6 ~ 8 mm。

胆囊常用切面:右肋缘下纵断面扫查探头置于右肋缘下,与肋弓基本垂直,让患者适当深吸气时左右侧动探头,可显示较完整的胆囊长轴,以此断面为基准,做胆囊的横断层和纵断面,该层面可见胆囊长轴、门静脉及下腔静脉等结构(图 4-3-28)。

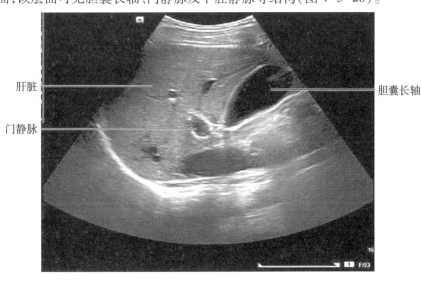

图 4-3-28　胆囊

3.脾的超声解剖及常用切面　脾呈楔形或长椭圆形,位于左季肋部的深面脾的长轴与左侧第 10 肋平行,长径 10~12 cm,宽 6~8 cm,厚 3~4 cm。

脾常用切面:左肋间斜切面,脾呈半圆形,上部较下部靠近中线,长轴与第 10 肋平行。正常脾轮廓清,表面光滑整齐,实质回声均匀细腻,回声强度较肝稍低,脾外侧缘呈向外突的弧形,和膈肌相贴,内侧缘中部向内凹陷为脾门,可见脾动、静脉,脾门处的脾静脉内径小于 9 mm(图 4-3-29)。

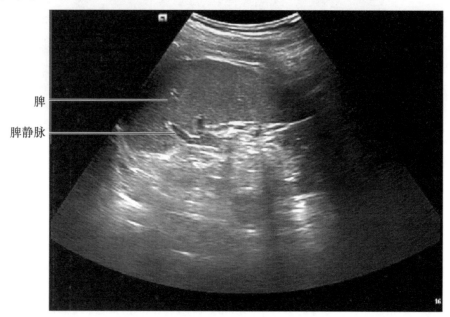

脾

脾静脉

图 4-3-29　脾

案例分析

患者,男,57 岁,右上腹中度疼痛,放射至右肩部,胆囊区触痛,发热 2 d。体格检查发现患者腹肌强直,Murphy 征阳性,腹胀,无跳痛;超声检查肝脏回声增高。胆囊内见多个强回声结节影,后方伴声影,胆囊壁增厚、毛糙,结合超声检查及其他影像学检查诊断为脂肪肝、胆囊炎伴胆囊结石。

请问:建议该患者进行哪些影像学检查?

链接 4-7
第四章第三节
案例分析答案

4.胰的超声解剖及常用切面　胰是后腹膜脏器,细长略呈三棱形,分胰头、胰颈、胰体、胰尾。胰的定位标志是胰周围的血管,即背侧的脾静脉、肠系膜上动脉、肠系膜上静脉、下腔静脉、腹主动脉及行走于胰后上缘的脾动脉等血管。

胰常用切面:剑突下横扫是最常用的胰扫查方式,该切面见胰头最厚,位于下腔静脉之前,在胰头的前外侧和背侧可以见肝脏及胆总管结构。胰后方可见脾静脉走行(图 4-3-30)。

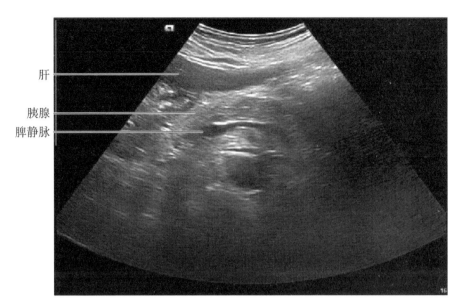

肝

胰腺

脾静脉

图 4-3-30 胰

课后思考

第一肝门和第二肝门的 CT 横断层解剖显示什么结构?

链接 4-8
第四章第三节
自测题答案

链接 4-9
第四章第三节
自测题答案

（杨舒蓉）

第四节 泌尿系统与肾上腺

◀**学习目标**

掌握:肾、输尿管、膀胱的 X 射线解剖和 CT 断层解剖。

熟悉:肾上腺断层解剖;肾、输尿管、膀胱等的应用解剖。

了解:肝胆胰脾 US 切面解剖;肾、输尿管、膀胱的 MRI 断层解剖和 US 切面解剖。

课程思政

通过学习本节内容,培养学生良好的医德医风和行为准则,通过患有肝、胆、胰、脾疾病的真实临床案例,培养学生的爱伤精神及正确的临床思维,树立学生"以患者为中心"思想理念,从而使学生具备良好的职业道德、医患沟通能力和团队协作精神。

课前预习

1. 学生在线自主学习　使用数字化教学资源服务云平台,教师将课程制作成 PPT(链接 4-1)、微课视频上传至在线平台,让学生自主学习、讨论交流,激发学生主动学习的积极性。根据章节内容设立临床案例讨论,加强师生之间的对话与交流,实现线上线下授课相结合,使学生掌握医学影像解剖学的基本知识,不断提高学生自主学习能力,为临床打下基本功。

2. 学生在线自我检测　结合授课内容给出单选题 2 道,学生扫码完成自测(链接 4-10),考核学生对理论知识掌握情况。

链接 4-10
第四章第四节
自测题

一、应用解剖

泌尿系统由肾脏、输尿管、膀胱和尿道组成。主要作用是过滤人体机体代谢所产生的废物和水分,保持机体内环境的稳定及电解质平衡。泌尿系统是临床急诊常见病变部位,解剖变异较多,影像诊断难度较大。肾上腺不属于泌尿系统,但其解剖位置与肾脏毗邻,故归属于本节一并介绍。

(一)肾

1. 肾的形态、位置与毗邻　肾位于腹膜后脊柱的两侧,是一组成对的实质性腹膜外位器官。肾的形状形似蚕豆,呈暗红色。正常成年人肾长约 10 cm,宽 6 cm,厚 4 cm,左肾较右肾稍长,女性略小于男性。受肝脏解剖部位影响,右肾较左肾位置略低 1~2 cm。肾外缘为凸面,内缘则向内凹陷,凹面的中部切迹为肾门,左肾门约平第 1 腰椎横突,右肾门约平第 2 腰椎横突。肾血管、淋巴管、神经均由肾门进入肾脏,这些出入肾门的结构统称为肾蒂。肾门凹陷入肾内的腔隙称为肾窦,其内包含有肾大盏、肾小盏、肾盂、肾血管及其分支、淋巴管、神经和脂肪等。肾盂是由肾大盏合并成的漏斗状扁囊。肾蒂结构的排列关系为:由前向后依次为肾静脉、肾动脉、肾盂;由上而下依次为肾动脉、肾静脉和肾盂。左肾上端平第 11 胸椎椎体下缘,下端平第 2 腰椎椎体下缘;右肾上端平第 12 胸椎上缘,下缘平第 3 腰椎上缘。左、右肾上极内侧区邻接左、右肾上腺。左肾前面邻接胃、脾、结肠左曲和空肠;左肾门处邻接胰尾和脾血管,左肾内侧与腹主动脉之间相距约 2.5 cm。右肾前面内侧缘与十二指肠相邻,前外侧自上而下邻接肝脏、结肠右曲、空回肠,内侧下有下腔静脉,上部与肝右叶相邻。两肾内下方通过肾盂与输尿管相连。

2. 肾的构造　肾实质由肾皮质和肾髓质两部分组成。肾皮质位于外周浅部,血管丰富,呈红褐色,主要由肾小体和肾小管构成。肾皮质深入肾髓质的部分为肾柱。肾髓质位于肾皮质深部,血管较少,呈淡红色。肾髓质占肾实质的 2/3,由 15 ~ 20 个肾锥体构成。肾锥体呈锥形,尖端朝向肾窦,称肾乳头,底部朝向肾皮质。肾小盏是漏斗状的膜性管道,共有 7 ~ 8 个。2 ~ 3 个肾小盏合并成 1 个肾大盏,2 ~ 3 个肾大盏合并成 1 个肾盂。肾盂出肾门向下移行为输尿管(图 4-4-1)。

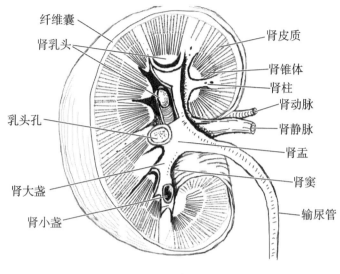

图 4-4-1 肾的构造

3. 肾的被膜 肾的被膜由表及里依次为肾筋膜、脂肪囊和纤维囊,三者包裹于肾的表面。

(1)肾筋膜 分为前、后两层,由致密结缔组织构成。两层于肾的外侧缘处互相吻合,前层经下腔静脉和腹主动脉的前面与对侧前层相互延续,后层与腰大肌筋膜相融合。深筋膜向深部发出结缔组织小束,穿过脂肪囊与纤维囊相邻,有固定肾脏的作用。

(2)脂肪囊 由脂肪组织构成,位于深筋膜的深面。通过肾门与肾窦内的脂肪组织相连续。

(3)纤维囊 贴附于肾的表面,由薄而坚韧的致密结缔组织构成。纤维囊与肾实质结合较疏松,易于分离。

4. 肾段 肾动脉起自腹主动脉,在肾门附近分前、后两支。前支较粗,走行于肾盂前方,发出的 4 个分支分别为上段动脉、上前段动脉、下前段动脉和下动脉。后支走行于肾盂的后方,入肾后延续为后段动脉。每一段动脉供给的区域称为一个肾段。前支与后支一起按一定的节段分布。各肾段的血管缺少交通,为肾局限性病变的定位提供解剖依据。

(二)输尿管

输尿管是一对细长的肌性管道,位于腹膜的后方,长 20 ~ 30 cm,管径 0.5 ~ 0.7 cm。其作用是通过管壁平滑肌的节律性蠕动,将尿液输入膀胱。输尿管上端起自肾盂,下端终于膀胱,全程分为 3 段,即输尿管腹段、输尿管盆段、输尿管壁内段。输尿管腹段位于腹膜后方,全长 13 ~ 14 cm,起自于肾盂下端,经腰大肌前面下行,在腰大肌中点下方有睾丸(卵巢)血管于前方斜行跨过,到达小骨盆上口处。左输尿管跨越左髂总动脉末端前;右输尿管跨越右髂外动脉起始部前。输尿管盆段自小骨盆上口处,男性输尿管与输精管交叉并转向前内侧斜穿膀胱底;女性输尿管行至子宫颈两侧到达膀胱底。输尿管壁内段为输尿管斜穿膀胱壁的部分,长度为 1.5 ~ 2 cm。

输尿管有 3 处生理性狭窄:①肾盂与输尿管移行处;②位于小骨盆上口,输尿管与髂血管交叉处;③进入膀胱处。这些狭窄常常发生尿路结石的卡顿。

(三)膀胱

膀胱是储存尿液的肌性器官,其位置、形状、大小与壁的厚度都可能随膀胱充盈程度、年龄和性别而不同。正常成人的膀胱容量为 300 ~ 500 mL。最大容量可达 800 mL。新生儿膀胱容量大约为 50 mL。

1.膀胱的形态　膀胱空虚时呈锥体形,可分为膀胱尖、膀胱体、膀胱底和膀胱颈 4 个部分。膀胱尖朝向前上方,与脐正中韧带相连。膀胱的后面朝向后下方,底部呈三角形,称膀胱底。膀胱尖与膀胱底之间为膀胱体。膀胱最下部为膀胱颈,下方有尿道内口通尿道(图 4-4-2)。

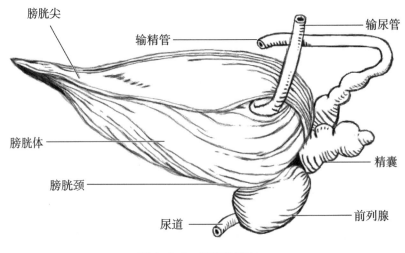

图 4-4-2　膀胱的形态

2.膀胱的位置和毗邻　成年人的膀胱位于盆腔的前部,耻骨联合的后方,后方根据性别的不同邻近的器官也不尽相同。当膀胱空虚时,膀胱尖一般不会超过耻骨联合上缘;当膀胱充盈时,膀胱尖上升至耻骨联合以上,由腹前壁折返向膀胱的腹膜也随之上移,使膀胱的前面直接与腹前壁相贴。

新生儿膀胱位置比成年人高,大部分位于腹腔内,随年龄增长,腹腔和盆腔的发育将逐渐降入盆腔,青春期时到达成人位置。老年人因盆底肌松弛,膀胱位置会更低。

3.膀胱壁的构造　膀胱壁由内向外依次为黏膜、肌层和外膜。当膀胱空虚时,由于肌层的收缩,黏膜形成许多皱襞;当膀胱充盈时,肌层舒张,皱襞消失,壁伸展变薄。膀胱三角区位于膀胱底的内面,是两输尿口与尿道内口之间的三角形区域。此区域缺少黏膜下组织,黏膜与肌层紧密相连,无论膀胱充盈与否,黏膜均平滑无皱襞,是肿瘤好发部位。位于两个输尿管口之间的横行皱襞称为输尿管间襞。

(四)尿道

尿道是膀胱与外界相连的管道,起于尿道内口,终于尿道外口。男、女性尿道差异较大。

1. 女性尿道　女性尿道仅有排尿功能,长度为 3～5 cm,走行直、短、内径宽,易于扩张。女性尿道起始于尿道内口,经耻骨联合与阴道前方下行,穿尿生殖膈,开口于阴道前庭的尿道外口。

2. 男性尿道　男性尿道分前列腺部、膜部和海绵体部 3 个部分。具有排尿和射精的功能,起始于膀胱的尿道内口,止于阴茎头的尿道外口,成人男性的尿道长 15～22 cm,内径为 0.5～0.7 cm。

(1)前列腺部　长度为 3～4 cm。是尿道贯穿前列腺的部分,后壁有射精管和前列腺排泄管的开口。

(2)膜部　管腔最窄,长约 1.5 cm,向前下斜行,是尿道穿过尿生殖膈的部分。外周的尿道括约肌环绕,起到控制排尿的作用。尿道的前列腺部和膜部合称为后尿道。

(3)海绵体部　管腔逐渐膨大,是尿道穿过海绵体的部分,长约 15 cm,球部的最宽处约 1.5 cm。临床上称海绵体部为前尿道。

正常男性尿道有两个弯曲,呈“S”形。当阴茎自然悬垂时,两个弯曲分别为耻骨下尿道球部和阴囊连接处。男性尿道有 3 处生理性狭窄,分别位于尿道内口、膜部和尿道外口。

(五)肾上腺

左、右肾上腺位于左、右两肾上内侧,左侧为半月形,右侧为三角形。右肾上腺略高于左肾上腺。肾上腺与肾共同包被于肾筋膜内,但肾有独立的纤维囊和脂肪囊,当肾下垂时,肾上腺的位置将不会受其影响。

知识链接

排泄性尿路造影

“排泄性尿路造影”也称静脉肾盂造影(IVP)或静脉尿路造影(IVU),用以显示包括肾盂肾盏系统、输尿管、膀胱的重要方法。排泄性尿路造影对泌尿系统结石的主要价值并不在于诊断结石,而在于了解结石对患者肾功能的影响、查找容易发生结石和影响结石治疗的肾解剖异常、确定结石在尿道中的相对位置等。虽然有其他一些影像技术如磁共振尿路成像等在尿路造影成像中的应用,但是,IVU 目前仍然是尿路结石造影检查的首选方法。

二、X 射线解剖

腹部平片(前后位)在泌尿系统检查中特指肾、输尿管及膀胱区的 X 射线片,简称肾、输尿管及膀胱(kidney ureter bladder,KUB)平片。它不引入任何造影剂,是泌尿系统最基本的检查方法。腹部平片上界从第 11 胸椎开始,下界至耻骨联合。泌尿系统 X 射线腹部平片上易显示"八"字形的双肾,形似"蚕豆",呈中等均匀密度,在与周围脂肪组织密度的对比下,可见其轮廓。肾的大小与年龄、性别有关,有时也跟人体特异性有关。女性较男性低约半个椎体的高度,儿童的肾比成年人低,青少年的肾脏上下径比成年人长。一般情况下,消化系统空腔脏器内可见气体低密度影(图4-4-3)。

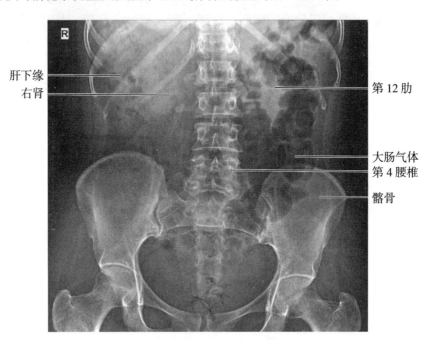

左侧标注:肝下缘 右肾

右侧标注:第 12 肋　大肠气体 第 4 腰椎　髂骨

图 4-4-3　腹部前后位 X 射线平片

肾上腺因其与周围组织重叠,所以在正常的腹部平片中不易显示。在观察输尿管时,特别要注意输尿管行程所对应的区域是否有阳性结石,通常呈点状高密度影。腹部胆囊结石与肾结石因为解剖位置关系,一般应摄取腹部侧位以鉴别。膀胱空虚时摄片常表现为软组织密度影,充盈时呈球形,轮廓清晰可辨。由于泌尿系统脏器毗邻的周围组织和脏器较复杂,故在阅片时要注意区分肠道内容物或其他异物,如女性的子宫节育环不能误诊为膀胱结石。必要时需加摄侧位或斜位片以鉴别。

三、断层解剖

(一)CT 断层解剖

1.肾上腺

(1)平扫　双侧肾上腺与周围脂肪组织密度相异,可在平扫时显示呈倒"Y"形,CT

值约34 HU,两侧肾上腺有时可能不在同一层面上显示,故需连续观察。

（2）增强　双侧肾上腺均匀强化,清晰显示。平扫和增强均无法区分皮质和髓质（图4-4-4）。

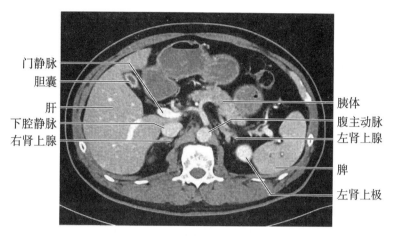

门静脉
胆囊
肝
下腔静脉
右肾上腺
胰体
腹主动脉
左肾上腺
脾
左肾上极

图4-4-4　经双侧肾上腺横断层（增强）

2. 肾

（1）平扫　肾横断层呈"马蹄"样软组织密度影,肾门内陷处有肾动脉、肾静脉和输尿管出入。CT值为35～50 HU,相较于肝脾密度较低,肾盂内为水样密度,肾窦内为脂肪组织。肾动脉不易显示,肾静脉可见。肾包膜表面光滑,周围是脂肪间隙。

（2）增强　增强扫描可显示肾的皮质期、实质期、排泄期的变化。可分辨肾皮质和肾髓质,动态观察还可诊断肾的排泄功能（图4-4-5）。

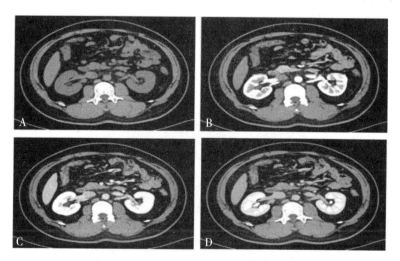

A. CT平扫；B.增强扫描皮质期；C.增强扫描实质期；D.增强扫描排泄期。

图4-4-5　经双肾横断层CT平扫+增强

皮质期:可观察肾动脉显像及肾皮质强化,密度升高。髓质强化不明显,故此时可分辨肾皮质和肾髓质。

实质期:肾实质整体强化,密度升高,肾皮质与肾实质密度相仿,不易分辨。肾静脉清晰显示。

排泄期:肾髓质密度略高于肾皮质,肾髓质排泄期密度相较于实质期较低。肾盂、肾盏与输尿管可见对比剂充盈,肾窦形态结构清晰可辨。

(3)经肾上份横断层 该断面右侧为肝右叶和右肾的横断层,前方为下腔静脉、结肠肝曲、十二指肠和胆囊,右肾横断层呈卵圆形,肾皮质及髓质强化后可辨别,肾窦密度稍低;左侧有左肾和脾,肾周围有深筋膜和脂肪囊;中间有腹主动脉、胰腺和门静脉(图4-4-6)。

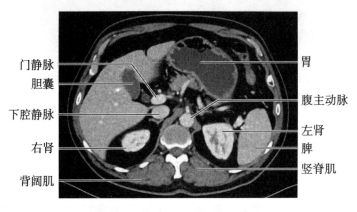

门静脉
胆囊
下腔静脉
右肾
背阔肌
胃
腹主动脉
左肾
脾
竖脊肌

图4-4-6 经肾上份横断层(增强)

(4)经肾门横断层 与第2腰椎椎体水平。椎体前方为下腔静脉和腹主动脉,两侧的横突前方分别有腰大肌、腰方肌和竖脊肌。腰大肌的两侧分别为左肾、右肾的横断层,呈"马蹄"状,经肾门可见肾盂、肾盏、肾乳头及肾血管。肾血管与腹主动脉和下腔静脉联通,腹主动脉前方有十二指肠空肠曲。右肾前面为横结肠肝曲和十二指肠降部;左肾外侧有降结肠,肾动静脉进出左肾肾门(图4-4-7)。

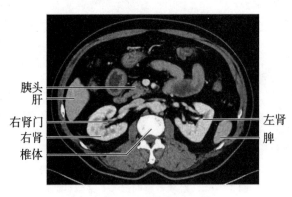

胰头
肝
右肾门
右肾
椎体
左肾
脾

图4-4-7 经肾门横断层(增强)

（5）经肾下份横断层 与第 2～3 腰椎椎间盘水平,椎体前面为腹主动脉和下腔静脉;椎体两侧为腰大肌、腰方肌、竖脊肌以及后方的背阔肌。腰大肌两侧可见双肾下极横断层,周围是脂肪间隙,边界清晰(图 4-4-8)。

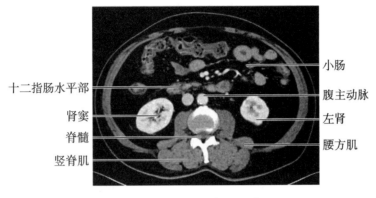

图 4-4-8 经肾下份横断层(增强)

（6）经左肾门冠状断层 可分为中间脊柱区和两侧肝、肾区观察(图 4-4-9)。

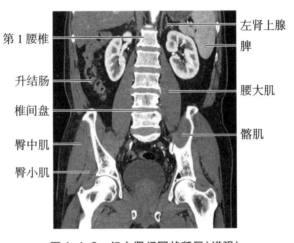

图 4-4-9 经左肾门冠状断层(增强)

脊柱区:第 11 胸椎至第 5 腰椎椎体及椎间盘位于正中线上。腰椎两侧分别有脾、肝右叶、双肾和腰大肌。

肝、肾区:膈肌将躯干分为胸腔和腹腔。肝、肾区位于膈肌下方,属于腹腔的一部分。膈肌脚右侧为肝脏的冠状断层,肝右静脉作为右叶间裂将肝分为肝右前叶和肝右后叶。肝下方为升结肠及回肠管腔断面。双肾上方为双肾对应的肾上腺。左肾下方可见结肠左曲。

（7）经左肾门矢状断层 膈下从前向后以此为肝左叶、胃体和脾。脾下方为左肾,左肾前方为肾门,左肾动静脉由此经过。肾筋膜、肾旁脂体和肾前间隙清晰可见。胰尾部分和后方的脾动、静脉位于肾的前方。胃下方可见横结肠、十二指肠和空肠的断面,在髂骨体的前方可见乙状结肠(图4-4-10)。

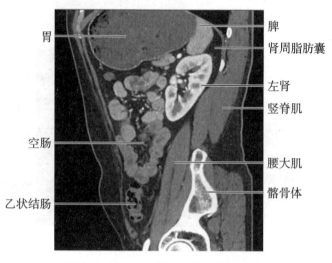

图4-4-10　经左肾门矢状断层(增强)

（8）经右肾门矢状断层　膈肌下方为肝右叶及肝尾状叶占据,肝门处可见肝门静脉右支血管的横断层,前下方为充盈态的胆囊,后方为肝尾状叶。肝下为结肠肝曲,后方为右肾矢状断层。右肾前为肾门,内有肾动、静脉穿过。结肠肝曲下方为回肠断面(图4-4-11)。

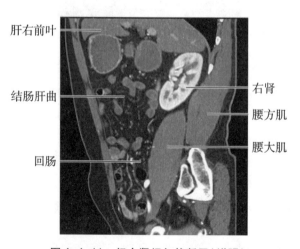

图4-4-11　经右肾门矢状断层(增强)

3.输尿管　增强排泄期时可显示输尿管横断层。两侧的输尿管位于腰大肌与双肾的前内侧方。从肾门起始,终于膀胱,平均内径为5~7 mm。在生理性狭窄或者结石卡顿处,造影剂未填充时,CT断面可显示不清(图4-4-12)。

链接 4-11
第四章第四节
案例分析答案

案例分析

患者,女,48 岁。左腰腹部阵发性绞痛,放射到左侧腹股沟区,伴恶心、呕吐,感到尿频、尿急、尿痛。

请问:患者应该做什么检查?

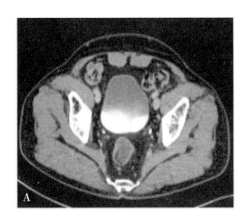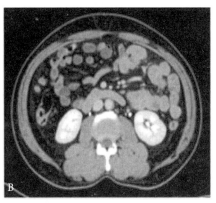

A.经输尿管(腹段)横断层;B.经输尿管(盆段)横断层。

图 4-4-12　经输尿管横断层

CT 尿路造影检查,对比剂充盈肾盂、肾盏、输尿管和膀胱,可以多平面或 3D 图像显示(图 4-4-13)。

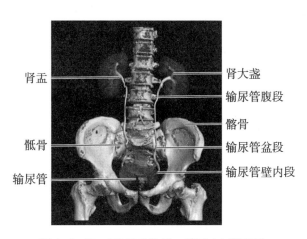

图 4-4-13　CT 尿路造影三维重建(前面观)

4.膀胱

(1)经膀胱横断层　空虚的膀胱不易在 CT 中很好显示,故需患者配合做 CT 增强排泄期扫描。充盈膀胱呈球形,边缘清晰,膀胱壁变薄且厚度均匀,尿液呈水样密度。膀胱位于腹直肌后方,盆腔内可显示指肠。膀胱两侧为髂腰肌,旁有缝匠肌。髂骨体内侧有闭孔内肌。输尿管横断层位于闭孔内肌的内侧。髂骨体与第4骶椎椎体构成坐骨大孔,梨状肌穿出坐骨大孔,位于髂骨体和臀大肌之间(图4-4-14)。

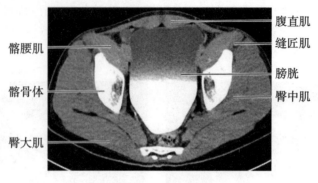

图4-4-14 经膀胱横断层

(2)经膀胱正中矢状断层 充盈的膀胱从上到下分别为膀胱顶部、膀胱体部和膀胱颈部,耻骨联合位于膀胱颈部的前方。尿道自膀胱颈部的尿道内口向下。膀胱后有子宫和直肠,直肠壶腹位于膀胱的后上方并被第2骶椎包覆(图4-4-15)。

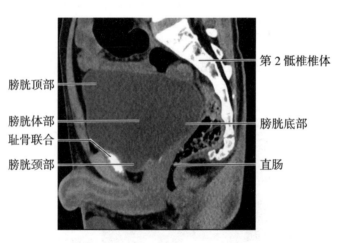

图4-4-15 经膀胱正中矢状断层

(二)MRI断层解剖

由于泌尿系统中尿液的水样特性,利用磁共振水成像技术(MRU)就可在不需要对比剂的情况下显示泌尿系统器官。

1. 肾上腺 平扫时,T_1WI可清晰显示肾上腺,呈中等信号,周围的脂肪呈高信号可形成鲜明对比。T_2WI为中等低信号。增强扫描时,肾上腺被均匀强化,脂肪抑制成像时可见肾上腺信号强度明显高于周围脂肪组织。

2. 肾 肾周脂肪间隙的T_1WI和T_2WI均为高信号,与肾的信号可形成鲜明对比。

平扫时,由于肾皮质和肾髓质含水量不同,肾皮质在 T_1WI 上信号略高于肾髓质,而在 T_2WI 上等于或略低于肾髓质,故在成像中可清楚分辨两者位置。T_2WI 脂肪抑制序列中肾轮廓将更加清晰。肾门处的肾动、静脉由于流空效应,在 T_1WI 或 T_2WI 上只显示低信号,而不会显示血流信号。

（1）经肾门 MRI 横断层　同 CT 横断层,肾周脂肪间隙在 T_1WI 和 T_2WI 图像上均表现为高信号。肝脏与胰头在 T_2WI 图像上表现为中等低信号。

（2）经肾门 MRI 冠状断层　在第 10 胸椎至第 5 腰椎椎体及椎间盘居中。在 T_2WI 中,周围脂肪间隙的高信号衬托下可清晰显示肾和肾上腺的轮廓。

3.膀胱　尿液与水信号相同,T_1WI 显示为低信号,T_2WI 显示为高信号。膀胱壁的信号与周围肌肉相似,在 T_1WI 图像上比尿液信号高,在 T_2WI 图像上比尿液信号低。

课后思考

患者,男,68 岁,高血压病史 25 年,一侧肢体偏瘫。因腰痛、血尿、腹部肿块、贫血、发热,到医院就诊,患者在做 CT 检查过程中,出现小便失禁。

请问:作为影像技术人员,此时应该怎么做?

链接 4-12
第四章第四节
课后思考答案

链接 4-13
第四章第四节
自测题答案

（马静芳）

第五节　腹膜腔与腹膜后间隙

学习目标

掌握:腹膜腔及腹膜后间隙的 CT 断层解剖。

熟悉:正常腹膜腔及腹膜后间隙的结构的应用解剖。

了解:腹膜腔及腹膜后间隙的 MRI 断层解剖和 US 解剖;腹膜腔、腹膜后间隙的划分。

课程思政

通过学习本节内容,培养学生良好的医德医风和行为准则,通过患有肝、胆、胰、脾疾病的真实临床案例,培养学生的爱伤精神及正确的临床思维,树立学生"以患者为中心"思想理念,从而使学生具备良好的职业道德、医患沟通能力和团队协作精神。

◀课前预习

1.学生在线自主学习 使用数字化教学资源服务云平台,教师将课程制作成PPT(链接4-1)、微课视频上传至在线平台,让学生自主学习、讨论交流,激发学生主动学习的积极性。根据章节内容设立临床案例讨论,加强师生之间的对话与交流,实现线上线下授课相结合,使学生掌握医学影像解剖学的基本知识,不断提高学生自主学习能力,为临床打下基本功。

2.学生在线自我检测 结合授课内容给出单选题2道,学生扫码完成自测(链接4-14),考核学生对理论知识掌握情况。

链接4-14
第四章第五节
自测题

一、应用解剖

腹腔是指骨盆上口以上,腹前壁和腹后壁之间的腔;腹膜腔是脏腹膜与壁腹膜共同围成的不规则潜在腔隙,腹膜腔套在腹腔内;腹膜后间隙为腹后壁腹膜与腹内筋膜和脊柱腰段之间的不规则腔隙。

(一)腹膜腔

1.概述 腹膜为覆盖于腹、盆腔壁内和腹、盆腔脏器表面的一层浆膜,薄而光滑,由间皮和少量结缔组织构成。衬于腹、盆腔壁的腹膜称壁腹膜,覆盖于腹、盆腔脏器表面的腹膜称为脏腹膜。脏腹膜与壁腹膜相互延续,共同围成的不规则潜在腔隙称为腹膜腔。男性腹膜腔为一封闭的腔隙;女性腹膜腔则借输卵管腹腔口,经输卵管、子宫、阴道与外界相通(图4-5-1)。

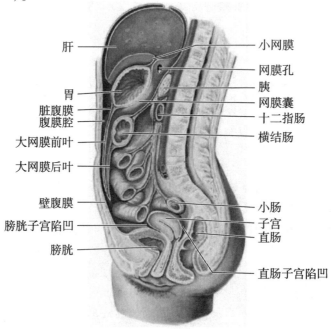

图4-5-1 腹膜腔矢状断层

2.腹膜形成的结构　壁腹膜与脏腹膜之间,或脏腹膜之间互相返折移行形成许多结构,这些结构不仅对器官起着连接和固定的作用,也是血管、神经等进入脏器的途径。

(1)网膜　是指胃小弯和胃大弯、小肠、大肠相连的双层腹膜皱襞。

小网膜:是由肝门向下移行于胃小弯和十二指肠上部的双层腹膜结构。从肝门连于胃小弯的部分称肝胃韧带,其内含有胃左、右血管、胃上淋巴结及至胃的神经等。从肝门连于十二指肠上部的部分称肝十二指肠韧带,其内有进出肝门的 3 个重要结构通过,胆总管位于右前方,肝固有动脉位于左前方,两者之后为肝门静脉。上述结构周围伴有淋巴管、淋巴结和神经丛。小网膜的右缘游离,其后方为网膜孔,经此孔可进入网膜囊。

大网膜:形似围裙覆盖于空、回肠和横结肠的前方,其左缘与胃脾韧带相连续。构成小网膜的两层腹膜分别贴被胃和十二指肠上部的前、后两面并向下延伸至胃大弯处互相愈合,形成大网膜的前两层,后者降至脐平面稍下方,然后向后返折向上,形成大网膜的后两层,连于横结肠并叠合成横结肠系膜,贴于腹后壁。大网膜前两层与后两层之间的潜在性腔隙是网膜囊的下部,随着年龄的增长,大网膜前两层和后两层常粘连愈合,致使其间的网膜囊下部消失,而连于胃大弯和横结肠之间的大网膜前两层则形成胃结肠韧带。

知识链接

大网膜的功过是非

当腹膜腔内有炎症时,大网膜会发生炎性趋向聚集,在病灶周围形成粘连包裹,以防止炎症扩散蔓延。当腹腔病变器官或组织手术切除后,留下较大的组织缺损,医生也常将大网膜充填其中,消灭创腔,促进愈合。大网膜还可以覆盖在受损的脏器上,减少脏器与腹壁的直接粘连。但是,大网膜会因为过长而发生急性扭转,导致缺血坏死,发生急腹症。

网膜囊:是小网膜和胃后壁与腹后壁的腹膜之间的一个扁窄间隙,又称小腹膜腔,为腹膜腔的一部分。网膜囊的前壁为小网膜、胃后壁的腹膜和胃结肠韧带;后壁为横结肠及其系膜以及覆盖在胰、左肾、左肾上腺等处的腹膜;上壁为肝尾状叶和膈下方的腹膜;下壁为大网膜前、后层的愈合处。网膜囊的左侧为脾、胃脾韧带和脾肾韧带;右侧借网膜孔通腹膜腔的其余部分。网膜孔在成人可容 1~2 指通过,手术时遇有外伤性肝破裂或肝门附近动脉出血,可将示指伸入孔内,拇指在小网膜游离缘前方加压,进行暂时止血。

网膜囊位置较深,周邻关系复杂,有关器官的病变可相互影响。当胃后壁穿孔时,早期常局限于网膜囊内,给诊断带来一定困难,晚期或因体位变化,可经网膜孔流到腹膜腔的其他部位,引起炎症的扩散。

(2)系膜　由于壁、脏腹膜相互延续移行,形成了将器官系连固定于腹、盆壁的双层腹膜结构称为系膜,其内含有出入该器官的血管、神经及淋巴管和淋巴结等。主要的系膜有肠系膜、阑尾系膜、横结肠系膜和乙状结肠系膜等。

(3)陷凹　腹膜陷凹位于盆腔内,为腹膜在盆腔脏器之间移行返折形成。男性的膀胱与直肠之间有直肠膀胱陷凹,凹底距肛门约7.5 cm。女性膀胱上面的腹膜向后折转到子宫前面,形成膀胱子宫陷凹,转折处约在子宫峡的水平。子宫后面的腹膜从子宫体向下覆盖子宫颈,再转至阴道后穹的上面,然后返折至直肠的前面,形成一个较深的直肠子宫陷凹,又称Douglas腔。凹底距肛门约3.5 cm,与阴道后穹之间仅隔以阴道后壁和腹膜。站立或坐位时,男性的直肠膀胱陷凹和女性的直肠子宫陷凹是腹膜腔的最低部位,故腹膜腔内的积液多聚积于此。临床上可进行直肠穿刺和阴道后穹穿刺以进行诊断和治疗。

3.腹膜与脏器的关系 根据脏器被腹膜覆盖的范围不同,可将盆腹腔脏器分为腹膜内位器官、腹膜间位器官和腹膜外位器官。

(1)腹膜内位器官 是指表面几乎完全被腹膜覆盖的器官,如胃、十二指肠上部、空肠、回肠、盲肠、阑尾、横结肠、乙状结肠、脾、卵巢和输卵管等,这些器官的活动度较大。

(2)腹膜间位器官 是指表面大部分被腹膜覆盖的器官,如肝脏、胆囊、升结肠、降结肠、子宫、膀胱和直肠上段等,这些器官的活动度较小。

(3)腹膜外位器官 是指仅有一面被腹膜覆盖的器官,如肾、肾上腺、输尿管、胰、十二指肠降部和下部,直肠中下段等,这些器官大多位于腹膜后间隙,位置固定,几乎不能活动。

4.腹膜腔的分区和间隙 腹膜腔以横结肠及其系膜为界,可分为结肠上区和结肠下区。

(1)结肠上区 为膈与横结肠及其系膜之间的区域,又称膈下间隙。结肠上区以肝为界分为肝上间隙和肝下间隙(图4-5-2)。

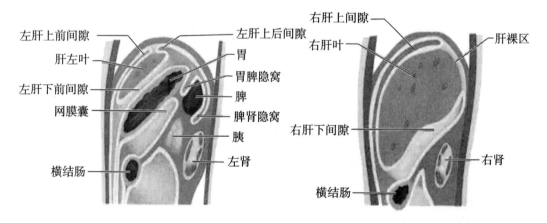

图4-5-2 结肠上区的间隙示意

肝上间隙:位于膈与肝上面之间。此间隙借镰状韧带分为左肝上间隙和右肝上间隙。左肝上间隙以冠状韧带为界分为其前方的左肝上前间隙和后方的左肝上后间隙。右肝上间隙以冠状韧带划分为3个间隙:冠状韧带前方的右肝上前间隙,冠状韧带后方的右肝上后间隙以及冠状韧带前、后层之间无腹膜覆盖的肝裸区(腹膜外间隙)。有的个体,肝裸区延伸达肝后缘,此时右肝上后间隙可不存在。

肝下间隙:位于肝下面与横结肠及其系膜之间,借肝圆韧带分为左肝下间隙和右肝下间隙,后者即肝肾隐窝。左肝下间隙以小网膜和胃分为前方的左肝下前间隙和后方的左肝下后间隙,后者即网膜囊。

(2)结肠下区　为横结肠及其系膜与盆底上面之间的区域。结肠下区常以肠系膜根和升、降结肠为标志分为4个间隙(图4-5-3)。

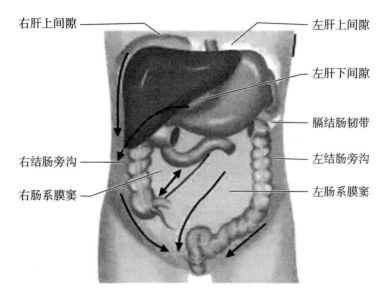

图4-5-3　结肠下区的间隙示意图

结肠旁沟:位于升、降结肠的外侧。右结肠旁沟为升结肠与右腹侧壁之间的裂隙,向上直通肝肾隐窝,向下经右髂窝通盆腔。因此,胃后壁穿孔时,胃内容物可经网膜囊→网膜孔→肝肾隐窝→右结肠旁沟到达右髂窝,甚至盆腔;反之,阑尾的穿孔和脓肿,脓液可经右结肠旁沟到达肝肾隐窝,甚至形成膈下脓肿。左结肠旁沟为降结肠与左腹侧壁之间的裂隙,由于膈结肠韧带的限制,不与结肠上区相通,但向下可通盆腔。

肠系膜窦:位于肠系膜根与升、降结肠之间。右肠系膜窦为肠系膜根与升结肠之间的三角形间隙,下方有回肠末端相隔,故间隙内的炎性渗出物常积存于局部。左肠系膜窦为肠系膜根与降结肠之间的斜方形间隙,向下可通盆腔,因此如有积液可顺乙状结肠向下流入盆腔。

(二)腹膜后间隙

腹膜后间隙上缘封闭,下缘开放(肾周间隙上方除外),肾后筋膜上自膈肌,下与盆腔结缔组织相连,两侧向外连接腹膜外蜂窝组织。腹膜后间隙除含有大量疏松结缔组织外,还有肾、肾上腺、输尿管、胰腺、腹主动脉、下腔静脉、腹腔神经丛及腰交感神经等主要器官。在腹膜后间隙内有3个重要的间隙,分别是肾前间隙、肾后间隙和肾周间隙。

1.肾前间隙　位于壁腹膜和肾前筋膜之间,其内有十二指肠、胰、升结肠、降结肠、肠系膜血管、淋巴结和脂肪组织等。肾前间隙前方与小肠系膜根部两层腹膜之间直接相通,当十二指肠、升结肠、降结肠有炎症时,可导致肾前间隙积液,并且积液还可以流向腹膜腔。

2. 肾后间隙 位于肾后筋膜、侧椎筋膜和腹横筋膜之间,其内无器官,主要有脂肪、血管和淋巴结。

3. 肾周间隙 位于肾前筋膜和肾后筋膜之间。该间隙上方前后融于膈下筋膜;下方开放;外侧方融合形成侧椎筋膜;内侧方75%相同,25%不相同。该间隙主要有肾、肾上腺、脂肪和肾包膜血管。

二、X射线解剖

(一)腹膜腔

正常腹膜和腹膜腔在腹部平片上难以显示,当腹膜腔内含气或积液时,腹膜腔被撑开而得以显示。临床上常将腹膜腔内液体异常增多聚集称为腹水。

(二)腹膜后间隙

在腹部平片上,腹膜后间隙因各解剖结构重叠,正常情况下仅能显示肾影及腰大肌影(图4-5-4)。

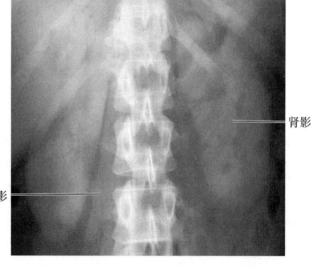

图4-5-4 腹膜后间隙X射线

三、断层解剖

(一)CT、MRI断层解剖

CT在用常规的窗宽窗位时,有时难以显示腹膜、网膜、系膜、腹膜壁、结肠旁沟、网膜窦隐窝、间隙等解剖结构,需根据它们与器官的结构关系来加以识别,或医生、技术员通过调节窗宽窗位加以辨认。MRI检查由于软组织分辨率高,故显示以上解剖结构优于

CT 检查。

1.经第一肝门横断层　此横断层显示第一肝门呈"H"形,"H"形的左侧外缘为肝左外叶,右侧外缘为肝右叶,前方为左内叶,后方为尾状叶。小网膜囊在胃的背侧包绕肝尾状叶,并深入到肝门。左肝缘的前方可见左肝前间隙,右肝缘的前方可见右肝前间隙(图4-5-5)。

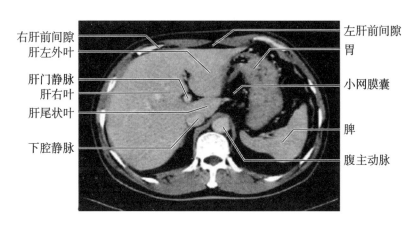

右肝前间隙
肝左外叶

肝门静脉
肝右叶
肝尾状叶

下腔静脉

左肝前间隙
胃

小网膜囊

脾

腹主动脉

图4-5-5　经第一肝门横断层(CT)

2.经胆囊横断层　此横断层显示肾、胰等器官。腹膜腔伸入到肝和右肾之间形成右肝下间隙,即肝肾隐窝,仰卧位时,此处为腹膜腔的最低处(图4-5-6)。

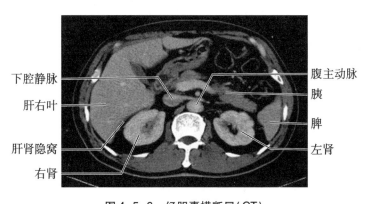

下腔静脉

肝右叶

肝肾隐窝

右肾

腹主动脉

胰

脾

左肾

图4-5-6　经胆囊横断层(CT)

3.经右肾静脉横断层　此层面显示肾及腹膜后间隙,肾前方有肾前筋膜,肾前筋膜前方有肾前间隙;肾后有肾后筋膜及肾后间隙,外侧可见侧椎筋膜、肾周脂肪囊;右肾外侧可见右肾周间隙(图4-5-7)。

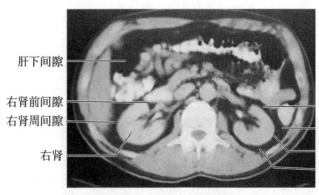

肝下间隙

右肾前间隙
右肾周间隙

右肾

肾前筋膜
侧椎筋膜
肾周脂肪囊
肾后筋膜

图 4-5-7　经右肾静脉横断层(CT)

4.经胰冠状层面　近此层面可以观察到肝的断面,肝下缘右侧有胆囊的断面,肝下缘左侧有肝门静脉和十二指肠上部断面;肝中间可见肝中间静脉;肝左侧为胃的断面,胃的右下方有胰的断面。此层面还可显示升结肠、降结肠、肠系膜、腹主动脉及左、右结肠旁沟等(图 4-5-8)。

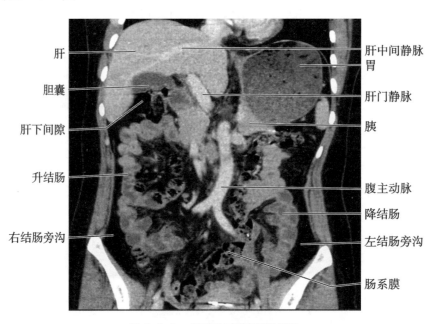

肝
胆囊
肝下间隙
升结肠
右结肠旁沟

肝中间静脉
胃
肝门静脉
胰
腹主动脉
降结肠
左结肠旁沟
肠系膜

图 4-5-8　经胰的冠状层面(CT)

5.经右肝胆囊矢状层面　经右肝胆囊层面可以观察到肝的左右切面,对前腹壁、肠系膜、右肾、肝上间隙、肝下间隙显示也较清晰(图 4-5-9)。

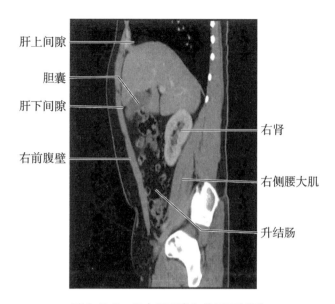

图 4-5-9 经右肝胆囊矢状层面(CT)

6. 经腹膜后间隙横断层　正常情况下腹膜后间隙脂肪组织在 T_1WI 和 T_2WI 上均为高信号；大血管为无信号。在 T_1WI 上，肾皮质呈中等信号，比肌肉高，比脂肪低；在 T_2WI 上，肾皮质呈高信号(图 4-5-10)。

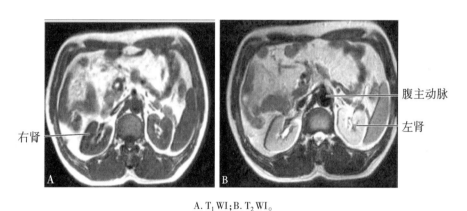

A. T_1WI; B. T_2WI。

图 4-5-10 经腹膜后间隙横断层(MRI)

(二)US 解剖

正常情况下，腹膜腔和腹膜后间隙的超声检查难以显示腹膜、网膜、系膜、结肠旁沟、网膜窦、隐窝、间隙等解剖结构，需根据它们与器官之间的结构关系来加以识别，只有在腹腔积液等病理情况下才能显示。

课后思考

患者乔某,女,56 岁,3 个月前开始出现进食困难,食欲差,剑突下及两肋疼痛,2 个月以来腹部逐渐增大,CT 检查诊断为胃癌。胃镜检查:糜烂型。上级医院建议保守治疗,现患者进少量流食,二便正常。

请问:患者有可能患什么病? 还需要做何检查?

链接 4-15
第四章第五节
课后思考答案

链接 4-16
第四章第五节
自测题答案

（熊芳芳）

第五章

盆部与会阴

◤ 学习目标

掌握:骨盆常用基线及标志性结构;男性盆腔脏器应用解剖和 X 射线解剖;男性盆部解剖结构在断层中的配布规律;能够熟练阅读男性盆腔 CT 图像和典型的 MRI 图像。

熟悉:男性盆部影像断层解剖中器官的位置、形态及毗邻关系。

了解:男性会阴应用解剖;盆部的境界与分区。

◤ 课程思政

通过学习本章内容,培养学生良好的医德医风和行为准则,培养学生科学严谨、实事求是的工作态度,树立"以患者为中心"思想理念,具备良好的职业道德、医患沟通能力和团队协作精神。

◤ 课前预习

1. 学生在线自主学习　使用数字化教学资源服务云平台,教师将课程制作成 PPT(链接 5-1)、微课视频上传至在线平台,让学生自主学习、讨论交流,激发学生主动学习的积极性。根据章节内容设立临床案例讨论,加强师生之间的对话与交流,实现线上线下授课相结合,使学生掌握医学影像解剖学的基本知识,不断提高学生自主学习能力,为临床打下基本功。

链接 5-1
第五章
盆部与会阴 PPT

2. 学生在线自我检测　结合授课内容给出单选题 5~10 道,学生扫码完成自测(链接 5-2),考核学生对理论知识掌握情况。

链接 5-2
第五章
盆部与会阴自测题

第一节　盆部概述

盆部由盆壁、盆腔以及盆腔脏器组成。盆腔由骨盆和覆盖在骨盆内面的肌肉和筋膜围成,盆腔内有泌尿系统、生殖系统和消化系统的重要器官及血管、神经、淋巴管等。盆腔脏器男、女虽不同,但排列基本一致,自前向后排成前、中、后 3 列。前列为泌尿器官,包括膀胱、尿道、男性前列腺;中列为生殖器官,包括男性的输精管壶腹和精囊,女性的子宫、阴道、输卵管、卵巢;后列为消化器官,包括直肠、肛门以及沿盆壁下行的输尿管。广义的会阴是指盆膈以下封闭骨盆下口的全部软组织。

一、境界与分区

盆部前面以耻骨联合上缘、耻骨结节、腹股沟和髂嵴前份的连线与腹部分界；后面以髂嵴后份和髂后上棘至尾骨尖的连线与腰区和骶尾区分界。骨盆是由左髋骨、右髋骨、骶骨和尾骨相互连结而成的盆状骨环。骨盆可通过界线分为大骨盆和小骨盆，界线由骶骨岬、两侧弓状线、耻骨梳、耻骨嵴和耻骨联合上缘依次相连而成，界线以上为大骨盆，参与腹腔的围成，界线以下为小骨盆，构成盆腔（图5-1-1）。成年男性骨盆狭而长，骨盆上口呈心形、较小，下口窄小，骨盆腔呈漏斗形。成年女性骨盆宽而短，呈圆筒状。会阴分为肛区和尿生殖区，其外侧与股部相连。

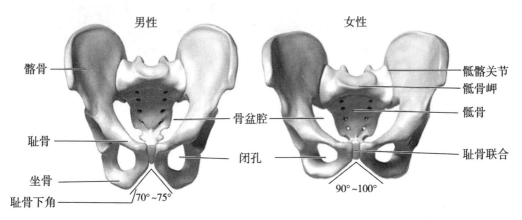

图5-1-1　骨盆

二、标志性结构及常用基准线

（一）标志性结构

1. 髂嵴　髂骨翼上缘肥厚处，称为髂嵴。
2. 髂前上棘　髂嵴的前端突起。
3. 髂后上棘　髂嵴的后端突起。
4. 耻骨联合　耻骨上、下支移行处的内侧有卵圆形的粗糙面，称耻骨联合面。两个耻骨联合面之间有软骨相连，称为耻骨联合。

（二）常用基准线

1. 髂嵴最高点连线　左、右髂嵴的最高点的连线，平对第4腰椎棘突，是计数椎骨棘突的标志。经髂嵴最高点连线所做的水平断面称为嵴间平面，是腹主动脉分叉的标志平面。

2. 髂前上棘基线　被检查者仰卧位，脚先进，双臂上举，以髂前上棘为基线定位，髂前上棘至坐骨结节下缘。临床盆腔扫描常用髂前上棘基线。

3. 奈勒通（Nelaton）氏线　坐骨结节至髂前上棘的连线称奈勒通氏线，临床上根据股骨大转子尖端与此线的关系是否正常，来判断是否髋关节脱位或股骨颈骨折。患者侧卧,髋关节屈 90°~120°,自坐骨结节至髂前上棘的连线,正常时该线恰好通过股骨大转子尖,当髋关节脱位或股骨颈折时,大转子尖可移位于此线上方;患者仰卧位,屈髋 45°,在髂前上棘和坐骨结节之间作一连线,正常时此线通过大转子顶端;当股骨颈骨折或髋关节脱位时,大转子顶端即高出此线。

4.髂后上棘连线　经两侧髂后上棘所做的连线,此线平对第 2 骶椎中部。

5.髂前上棘与耻骨联合连线　从髂前上棘与耻骨联合连线的中点至脐下 2 cm 处,此线的上 1/3 段为髂总动脉的投影,下 2/3 段为髂外动脉的投影,上、中 1/3 交点为髂内动脉起点。

第二节　男性盆部与会阴

一、应用解剖

(一)盆腔器官

男性盆腔内主要容纳泌尿、生殖和消化器官的末端。膀胱位于盆腔的前下部,耻骨联合后方,前列腺位于膀胱与盆底之间。直肠在正中线处,可沿骶骨和尾骨的前面下行,穿盆膈与肛管相延续。输精管壶腹、精囊、射精管及输尿管位于膀胱和直肠之间(图 5-2-1)。

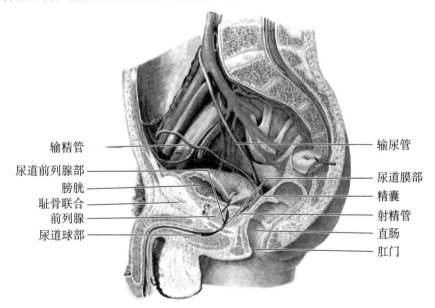

输精管	输尿管
尿道前列腺部	尿道膜部
膀胱	精囊
耻骨联合	射精管
前列腺	直肠
尿道球部	肛门

图 5-2-1　男性盆部正中矢状断层

1.膀胱　膀胱空虚时呈锥体状,分为膀胱尖、膀胱体、膀胱底和膀胱颈 4 个部分。膀胱尖朝向前上方,膀胱底朝向后下方,呈三角形,膀胱尖与底之间为膀胱体,膀胱颈位于膀胱的最下部,与前列腺底相邻,膀胱底的外下部与精囊、输精管壶腹和直肠相邻。成年男性空虚的膀胱全部位于骨盆腔内,此时膀胱底的上部有腹膜覆盖,并向后移行至直肠,形成直肠膀胱陷凹,当膀胱充盈时,膀胱与腹前外侧壁之间的腹膜返折线可上移至耻骨联合上方。膀胱内面被覆黏膜,当膀胱收缩时,黏膜形成皱襞,称为膀胱襞,在膀胱底内面,位于左、右输尿管口和尿道内口之间有一光滑、无黏膜皱襞的三角形区域,称为膀胱三角,是肿瘤、结核、炎症和出血的好发部位。

2. 前列腺 前列腺位于膀胱与尿生殖膈之间,包绕尿道的起始部,为不成对的实质性脏器,呈前后略扁的栗子形。前列腺上端宽大称前列腺底,与膀胱颈相邻;下端尖细称前列腺尖,与尿生殖膈相邻;底与尖之间的部分称前列腺体,体的后面平坦,朝向后下方,与直肠下部相邻(图5-2-2)。在前列腺体后面的正中线上有一纵行浅沟,称前列腺沟,活体直肠指诊时,此沟可触及,前列腺肥大时,此沟消失。

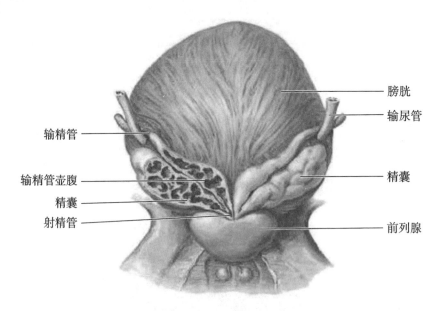

图 5-2-2　膀胱、前列腺(后面观)

前列腺表面包有前列腺囊,由结缔组织和平滑肌形成。传统的前列腺分叶法,一般将前列腺实质分为前叶、后叶、中叶和两个侧叶。前叶很小,位于尿道前方;中叶位于尿道和射精管之间,形状呈楔形;两侧叶紧贴尿道;后叶位于中叶和侧叶后面(图5-2-3)。小儿前列腺较小,性成熟期腺体发育较快,老年人前列腺组织退缩,体积较小。一些中老年人腺体结缔组织增生时,会形成病理性前列腺肥大,特别是中叶和侧叶肥大,严重时会压迫尿道,引起排尿困难。

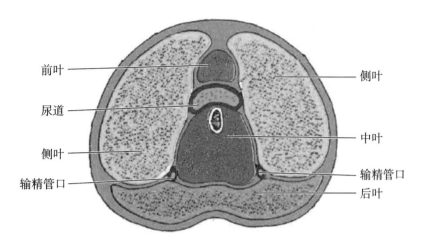

图 5-2-3　前列腺分叶示意（横断层）

　　目前临床上常用的 McNeal 前列腺组织学分带法,包括前列腺纤维肌肉基质带、外周带、中央带、移行带和尿道周围区。前列腺纤维肌肉基质带是前列腺最大的组成部分,占1/3,主要位于前列腺的前方,呈盾形薄板状;外周带主要是腺体组织,占整个前列腺腺体部分的 70%,是前列腺癌的好发区域,这一部分类似于一个漏斗包绕着前列腺的背部和两侧;中央带位于射精管周围,包绕着射精管,占前列腺腺体部分的 25% 左右;移行带位于近段尿道周围组织的两旁,呈对称性分布,其腺管与尿道平行,在精阜平面开口于尿道,移行带占前列腺腺体部分的 5% ~ 10%,这一部分也是良性前列腺增生的好发区域;尿道周围区包绕着尿道,占腺体部分的 1% 左右。

知识链接

前列腺肥大的检查方法

　　1. 指诊　直肠指诊和肛门指诊的目的是看看前列腺大小、硬度,是否有压痛,质地如何。有压痛说明有炎症;有很硬的结节说明有前列腺癌;摸到鼻子般的弹性,应该是增生;如果有像额头般硬的结节,要当心前列腺癌。

　　2. B 超　计算前列腺的体积和重量,是否有残余尿,肾脏是否有积水,查看泌尿生殖系统,膀胱是否有结石、肿瘤。

　　3. 抽血检查　查血的前列腺特异性抗原（PSA）,这个指标上升,但趋于正常合理的水平,提示前列腺肥大;如果太高,应该特别警惕前列腺感染、炎症或前列腺癌,尤其是前列腺癌。

　　3. 输精管、射精管和精囊　输精管盆部自腹股沟管深环至盆底,其末端呈梭形膨大,称为输卵管壶腹,壶腹末端变细,在前列腺底的后上方与精囊管汇合成射精管。射精管长约 2 cm,穿前列腺实质,开口于尿道前列腺部。精囊为上宽下窄,前后略扁的一对椭圆形囊状腺体,位于膀胱底后方,输精管壶腹的外侧,后邻直肠。精囊肿大时,直肠指检可扪及。

4. 输尿管 左、右侧的输尿管自小骨盆入口处,经盆腔侧壁、髂内血管和骶髂关节前方下行,达坐骨棘水平,然后走向前、内、下方,经直肠前外侧壁与膀胱后壁之间下行,在输精管壶腹与精囊之间到达膀胱底,穿入膀胱壁。

5. 直肠 位于小骨盆腔的后部、骶骨的前面。上端在第3骶椎前方接乙状结肠,沿骶骨和尾骨前面下降,穿过盆膈移行为肛管。在矢状断层上直肠有2个弯曲,上部为凸向后的骶曲,下部为凸向前方的会阴曲。在冠状断层上,直肠从上到下有3个侧曲,依次凸向右、左、右。

直肠下部显著膨大,称直肠壶腹。直肠内面有3个直肠横襞,由黏膜及环形肌构成,临床进行直肠镜检时应注意这些弯曲和横襞。

(二)盆部的血管和淋巴

1. 盆部动脉 腹主动脉平第4腰椎下缘的左前方分为左、右髂总动脉,髂总动脉沿腰大肌内侧向外下,至骶髂关节前方分为髂内、外动脉。髂外动脉沿腰大肌内侧缘下行,经腹股沟韧带中点深面至股前部移行为股动脉。髂内动脉长约4 cm,向下越过骨盆上口入盆腔,沿盆后外侧壁下行,至梨状肌上缘处分成前、后两干,前干分支多至脏器,后干分支多至盆壁。壁支有髂腰动脉、臀上动脉、臀下动脉、骶外侧动脉及闭孔动脉;脏支有膀胱上、下动脉、子宫动脉、直肠下动脉及阴部内动脉,分布至相应的脏器及会阴。

2. 盆部静脉 髂内静脉由盆腔壁支和脏支静脉汇合而成,在骨盆上缘、骶髂关节前方与髂外静脉汇合成髂总静脉,左、右髂总静脉在第5腰椎体下缘汇合成下腔静脉。髂内静脉的属支可分为脏支和壁支,壁支主要有臀上静脉、臀下静脉和闭孔静脉等,收集同名动脉分布区域的静脉血;脏支包括直肠下静脉、阴部内静脉和子宫静脉等,收集相应部位的静脉血。髂外静脉为股静脉的延续,收集下肢所有浅、深静脉和一部分腹壁静脉的静脉血,其属支主要有腹壁下静脉。

3. 盆部淋巴结 髂总淋巴结沿髂总动脉排列,收纳髂内、外淋巴结和骶淋巴结的输出管,其输出管注入腰淋巴结。髂外淋巴结沿髂外动脉排列,接受腹股沟浅、深淋巴结的输出管和盆腔脏器的部分淋巴管,其输出管注入髂总淋巴结。髂内淋巴结沿髂内动脉排列,接受盆腔脏器和会阴等处的淋巴管,其输出管注入髂总淋巴结。

(三)会阴

广义的会阴是指封闭骨盆下口的全部软组织,其前界为耻骨联合下缘,后界为尾骨尖,两侧界为耻骨下支、坐骨支、坐骨结节和骶结节韧带。通过两侧的坐骨结节连成一条线,将会阴分成前、后两个三角区,前部为尿生殖三角区,内有男性尿道通过,并为外生殖器所占据;后部为肛门三角区,内有肛管、坐骨肛门窝和经过的神经、血管。一般来说,临床上所指的会阴是狭义的会阴,即仅指肛门与外生殖器之间软组织。

二、X射线解剖

(一)X射线平片

1.骨盆的X射线解剖 骨盆一般投照前后位,检查骶、尾骨时可加照侧位,检查骶髂关节时应加照45°斜位。骨盆前后位片上(图5-2-4),骶骨中线应通过耻骨联合。骶髂关节左右对称,关节间隙下半部分可以显示,上半部常投影出模糊双线影。界线的影像在男性略呈鸡心形。髂嵴连线影正好通过第4、5腰椎间隙。由髂嵴影向外可追踪到髂前上、下棘,由髂前下棘到股骨颈外上缘的连线称髂颈线,用以判定髋关节是否正常。正位片上,可以测量耻骨下角,男性为锐角。

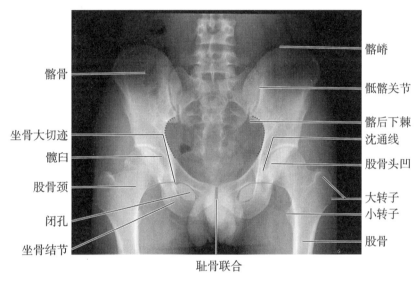

髂骨
坐骨大切迹
髋臼
股骨颈
闭孔
坐骨结节
耻骨联合

髂嵴
骶髂关节
髂后下棘
沈通线
股骨头凹
大转子
小转子
股骨

图5-2-4 正常男性骨盆X射线正位

2.髋骨的X射线解剖 常规投照正位。在X射线像上,构成髋骨的3个部分融合于髋臼,可清晰分辨。髂骨翼的内侧1/4影像与骶骨影像重叠,外侧3/4因有髂窝而较透亮。髂嵴阴影较致密,边缘不光滑,外侧可见髂前上棘影,髂后上棘则重叠于骶骨影内。弓状线及骨盆腔内侧壁形成复合影像,外侧可见弧形的髋臼阴影。髋臼阴影的上段粗而致密,中段较细,它向下绕过髋臼切迹前部的下缘,与耻骨体的内面形成一条"U"形的致密线,称为泪滴线(Koekler泪滴),泪滴线二脚之间的距离,即髋臼窝的厚度。髋臼内下方的透亮影为闭孔。闭孔影的上界是耻骨上支、外侧界是坐骨体的下份,坐骨结节阴影与其重叠。坐骨棘的阴影呈三角形突向盆腔。正常骨盆X射线上耻骨下缘的弧形线与股骨颈内侧的弧形线连成的弧线称为Shenton线(沈通线),该线连接,关节位置良好;若Shenton线不连接,则显示关节脱位或半脱位(图5-2-5)。

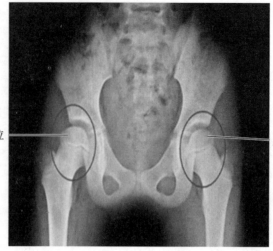

髋关节半脱位　　　　　　　　　　　　正常髋关节

图 5-2-5　髋关节半脱位

3. 髋关节的 X 射线解剖　常规拍摄正位和侧位 X 射线片。正位线片上,因髋臼三骨之间以"Y"形软骨相连,融合之前,表现为横行带状透亮影,其宽窄随着年龄变化而改变。年龄越小此透亮带越宽;年龄越大,透亮带变窄,15~17 岁左右消失。股骨头大部套在髋臼内,表面光滑,为致密的细弧线。头的中心偏后下部有一小凹陷,是股骨头凹,有时可投影到股骨头弧线内侧,显示为小环形透亮圈。侧位片上,中央的凹窝是髋臼,呈半圆形的致密线。

案例分析(一)

患者,男,52 岁,双侧股骨头变扁,关节面下方可见小囊状透亮区及片状密度增高影,双侧股骨稍向外上移位,双侧髋关节 Shenton 线不连接。

请问:患者 X 射线检查结果有可能是什么?

链接 5-3
第五章盆部与
会阴案例分析(一)
答案

(二)输精管、精囊和射精管造影

输精管造影检查是将造影剂通过切开法或经皮穿刺法注入输精管,使其显示输精管、精囊及射精管等组织结构,以了解输精管是否通畅,精囊腺有无病理变化等,明确引起男性不育的病因,受检前常规先摄一张平片,以排除前列腺、下尿路或盆腔内的结石或钙化阴影,以免与造影剂混淆。

1. 输精管　在 X 射线片上输精管呈细线样弯曲管道,长 30~45 cm,管腔内径 1~2 mm。从附睾经精索上行入盆腔,继续向上并绕向外方,然后沿盆壁向内下方行走,移行为输精管壶腹,在移行为壶腹部之前,有一小段管径变细,似形成一个峡部(图 5-2-6)。

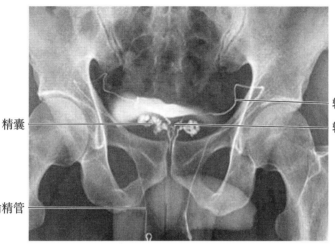

输精管

输精管壶腹部

精囊

输精管

图 5-2-6 输精管和精囊造影

2.输精管壶腹部 X 射线片上壶腹部表现不规则扩张,管径 2~3 mm,长 3~7 mm,呈串珠状迂曲行走,先是横行向内下,然后纵行向下,末端与精囊排泄管汇合为射精管。壶腹的边缘多不规则呈憩室或绒毛状,少数边缘光滑。壶腹主管在连接射精管之前,多有扩张增宽,末端又再变细后接射精管,其与精囊排泄管间的夹角清晰,两侧壶腹多呈对称。

3.精囊 精囊位于输精管壶腹部的外下方,长约 5 cm,宽约 2 cm。正常时呈折曲的"葡萄串"或"山参",内有黏膜隔,分隔出 8~12 个小房,上外端较膨大,下端近中线部变窄称精囊腺排泄管,与输精管下端合并为射精管。

4.射精管 在 X 射线片上,正常射精管呈上宽下窄的长锥形或宽窄相近的棒形,长 1.0~2.2 cm,管径宽 0.9~2.1 mm,外缘光滑,内缘大多数都有多少不等的皱褶或为锯齿影像,两侧基本对称。

三、断层解剖

(一)CT 和 MRI 断层解剖

盆腔扫描范围一般为髂前上棘 5 cm 至耻骨联合下缘 5 cm,影像解剖观察由外向内依次为软组织及盆腔肌肉群、骨盆组成骨及其关节、膀胱内的筋膜及其间隙、血管及淋巴结,重点观察的是盆腔内的组织器官。男性盆腔内脏器由前向后为膀胱、尿道前列腺部、前列腺、输精管壶腹、精囊和直肠,由上向下为回肠、盲肠、阑尾、乙状结肠、腹膜、腹膜腔及腹膜其他间隙、输尿管、膀胱、前列腺及直肠等。耻骨联合下缘以下,主要为男性会阴部及大腿上部,包括阴茎、阴囊、睾丸、附睾、精索、尿道、肛管及股骨上段及周围肌群。男性盆腔平扫是为了明确男性盆腔病变,对于病变的定位、判断病变的性质均较可靠。盆腔 MRI 扫描是为了检查前列腺、膀胱等是否存在病变。

1.盆部 CT 断层解剖

(1)横断层 在横断层解剖上,男性盆腔和会阴的上界为第 5 腰椎间盘平面,下界为阴囊消失平面。由上向下大致可分为3个层面:第一层面从第5腰椎间盘至髋臼上缘,主要显示盆壁、下腹壁、髂血管、淋巴管、肠管(回肠、盲肠、阑尾、乙状结肠、直肠)和输尿管等;第二层面从髋臼上缘至耻骨联合下缘,主要显示盆腔结构,包括盆壁、盆筋膜与筋膜间隙、腹股沟区与精索、盆腔脏器的动脉、静脉丛、坐骨神经、膀胱、输尿管、尿道、精囊、前列腺、输精管和直肠;第三层面为耻骨联合下缘以下层面,主要显示会阴肌、男性外生殖器、尿道和肛管。

1)经第5腰椎下份横断层 此层面前面为腹前外侧壁,由位于中线两侧的腹直肌及由外向内的腹外斜肌、腹内斜肌和腹横肌构成。腹壁后方主要为肠管,右侧末端为回肠,有时可见盲肠、阑尾;中部为回肠,左侧为降结肠远端。两侧髂骨翼前方有髂肌和腰大肌的断面,后方有臀中肌。腰大肌内侧由前向后依次有输尿管、髂总动脉或髂内动脉和髂总动脉,左侧髂外动脉的后内侧为输尿管。三角形的椎管内有骶神经,骶中嵴两侧为竖脊肌(图5-2-7)。

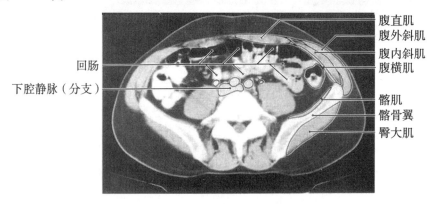

图5-2-7 经第5腰椎下份横断层(CT)

2)经第1骶椎下份横断层 该层面由腹直肌、腹外斜肌、腹内斜肌和腹横肌构成。髂骨翼前方有髂肌和腰大肌,后内方有骶髂关节,左、右骶前孔位于骶管前方,内有第1骶神经通过(图5-2-8)。

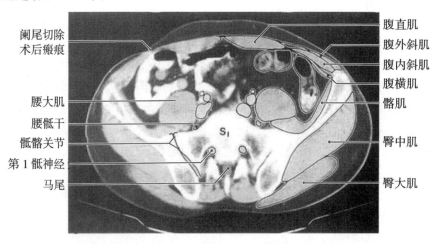

图5-2-8 经第1骶椎下份横断层(CT)

3)经第2骶椎下份横断层　此层面前面为腹直肌、腹外斜肌;盆前部为膀胱,乙状结肠小部分位于膀胱与腰大肌之间,大部分位于膀胱后面。乙状结肠后面为第2骶骨体,其两侧与髂骨构成骶髂关节。盆前侧壁为髂骨翼,髂骨翼前方有髂肌和腰大肌,后方有臀小肌、臀中肌和臀大肌,第2骶骨体后面可见竖脊肌起点(图5-2-9)。

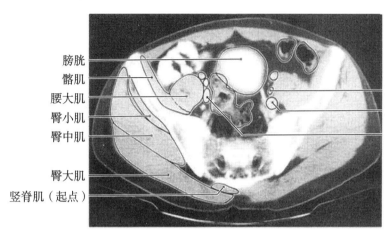

图5-2-9　经第2骶椎下份横断层(CT)

4)经第3骶椎横断层　此层面前面为腹直肌,膀胱位于盆腔的前部,膀胱后面为直肠。盆后壁骶髂关节明显缩短,其后端与骶骨之间为坐骨大孔,坐骨大孔内有梨状肌通过,并与髂骨翼之间围成梨状肌上孔,骶骨内可见骶管(图5-2-10)。

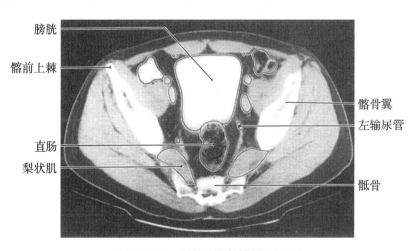

图5-2-10　经第3骶椎横断层(CT)

5)经第4骶椎横断层　此层面前面为腹直肌,盆腔前中大部分为膀胱,乙状结肠位于膀胱之后,直肠位于乙状结肠之后,骶骨之前。盆后壁为骶骨,骶髂关节消失。盆腔侧壁为髂骨翼,髂骨翼前方有髂腰肌,髂腰肌内侧有髂外动、静脉和淋巴结,髂骨翼后方有臀小肌、臀中肌和臀大肌(图5-2-11)。

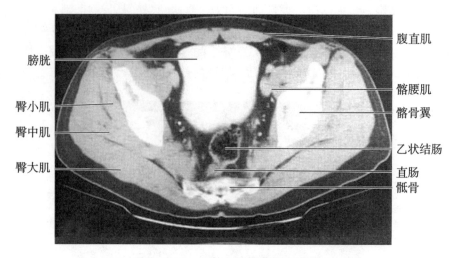

图 5-2-11　经第 4 骶椎横断层（CT）

6）经第 5 骶椎横断层　此层面前方为腹直肌,膀胱位于盆腔的前中部,膀胱的后方为直肠,直肠后面为第 5 骶椎体。盆腔侧壁为髂骨体,髂骨体前方有髂腰肌及闭孔内肌附着,后缘为坐骨大孔的前界,髂骨体后方为梨状肌,并见闭孔内肌上缘,髂腰肌内前方有髂外动、静脉,前方为股神经。骨盆后壁为骶骨和骶结节韧带,其前端构成坐骨大孔的后界（图 5-2-12）。

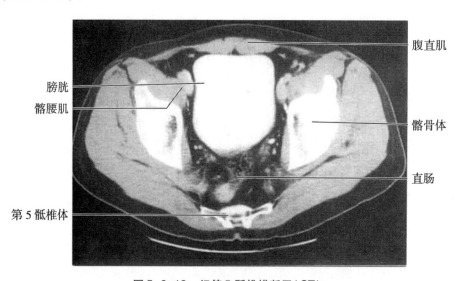

图 5-2-12　经第 5 骶椎横断层（CT）

7）经髋臼上缘横断层　此层面前面为腹直肌,该肌后面为膀胱,膀胱后面为直肠,直肠与膀胱之间为直肠膀胱陷凹,是腹膜腔最低处。膀胱后外侧可见输尿管,在输尿管的内侧是输精管,直肠后面为尾骨。盆腔侧壁为髋臼,由髂骨体、耻骨体和坐骨体三者融合构成,髋臼呈半环形,表面衬有关节软骨,内有股骨头上端。梨状肌下孔位于尾骨的前端与坐骨的后端(图5-2-13)。

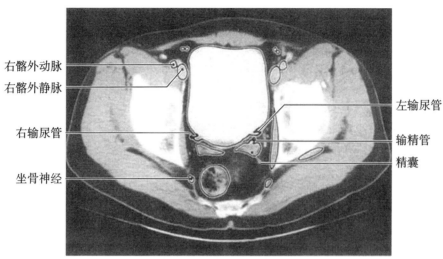

图5-2-13　经髋臼上缘横断层(CT)

8)经股骨头上份横断层　此层面前面是腹直肌,腹直肌后面为膀胱,膀胱占据了盆腔前方大部分。膀胱后方两侧为一对对称的精囊,两侧精囊与膀胱后壁之间有一个三角形区域,称为膀胱精囊角。精囊后方为直肠,呈圆形。直肠后方为第5骶椎体。盆侧壁的髋关节为髋臼和股骨头上部,髋臼前部为耻骨体,后部为坐骨体,耻骨体前方有髂腰肌,髂腰肌外侧有缝匠肌、骨直肌、阔筋膜张肌。在股骨头与坐骨体的外后方有臀小肌、臀中肌和臀大肌(图5-2-14)。

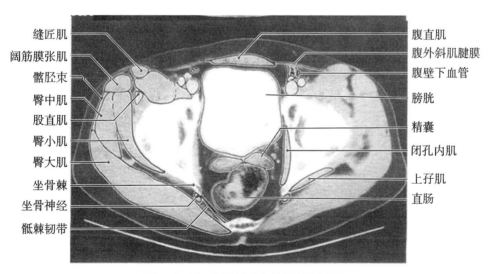

图5-2-14　经股骨头上份横断层(CT)

9)经股骨头中份横断层　此层面前面为椎状肌、腹直肌和两侧腹股沟管,管内有精索穿行。膀胱占据盆腔前方大部分,精囊在此处显示较上一层面增大。直肠位于尾骨前方,尾骨两侧有尾骨肌。盆腔侧壁为髋臼,其内有圆形的股骨头和股骨头韧带(图5-2-15)。

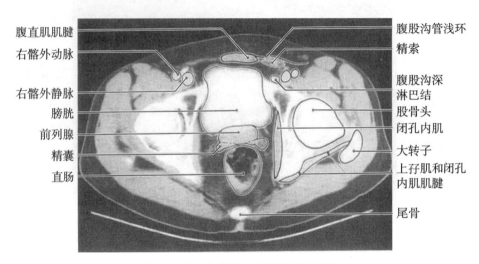

图5-2-15 经股骨头中份横断层(CT)

10)经大转子上份横断层 此层面前方为耻骨联合,耻骨联合前方为椎状肌,两侧为腹股沟管,其内有精索。盆腔内由前向后依次为膀胱、前列腺及直肠,尾骨居于直肠后方,髋骨内侧为闭孔内肌(图5-2-16)。

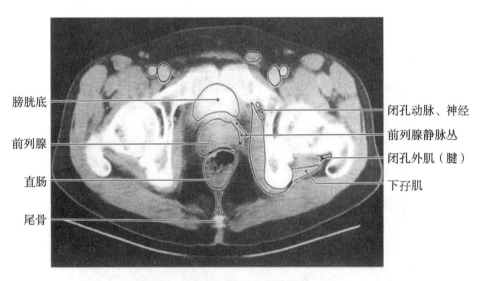

图5-2-16 经大转子上份横断层(CT)

11)经大转子中份横断层 此层面前方为耻骨联合,耻骨联合前方为椎状肌,两侧为耻骨肌,耻骨肌前方为股骨动、静脉。耻骨联合后方依次为膀胱颈部、前列腺及直肠,周围有许多膀胱前列腺静脉丛的小断面。直肠后方为呈“V”形的肛提肌，构成盆腔后壁盆膈，尾骨尖位于肛提肌后方。盆腔侧壁为闭孔内肌，盆腔两侧的髋骨已接近下缘，髋骨前部为耻骨体，后为坐骨体。股骨头向外延为股骨颈和大转子的上部分，股骨前方为髂腰肌和股前肌群。髂外动、静脉通过血管间隙延续为股动、静脉。股骨后方主要为臀大肌和下孖肌。肛提肌与闭孔内肌之间为坐骨肛门窝（图 5-2-17）。

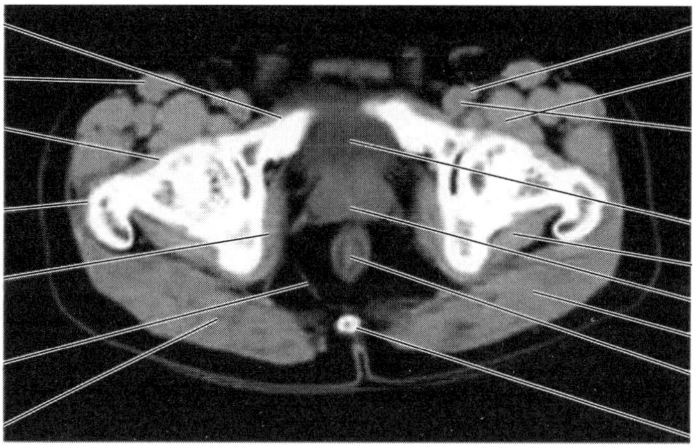
耻骨上支
缝匠肌
髋臼
股骨头
闭孔内肌
肛提肌
臀大肌
股动脉
髂腰肌
股静脉
膀胱
下孖肌
前列腺
臀大肌
直肠
尾骨

图 5-2-17　经大转子中份横断层（CT）

12）经耻骨联合下份横断层　此层面前方可见阴茎根部两侧的精索断面及阴茎海绵体的切面。盆腔前部为前列腺，其中央有尿道通过，后部为直肠。耻骨联合下部构成盆腔前壁，耻骨下支与坐骨结节的闭孔内、外肌构成盆腔侧壁，肛提肌构成盆腔后壁及侧壁（图 5-2-18）。

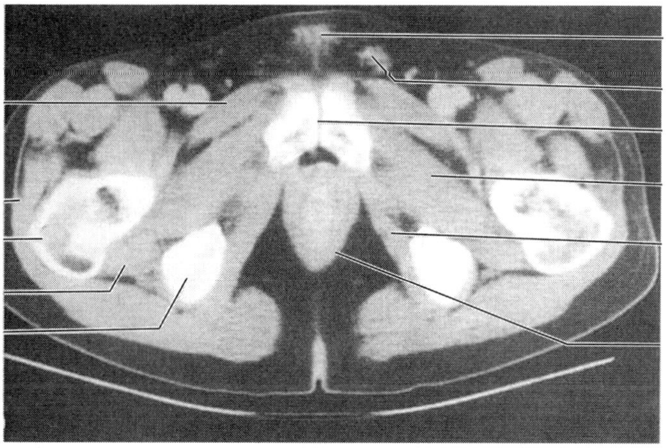
耻骨肌
股外侧肌
股骨大转子
股方肌
坐骨结节
阴茎海绵体
精索
耻骨联合
闭孔外肌
闭孔内肌
肛提肌

图 5-2-18　经耻骨联合下份横断层（CT）

13）经坐骨支横断层　此层面前部正中线两侧为阴茎，阴茎根部的两侧有精索，其外有精索外筋膜包绕,正中央前方为成对的阴茎海绵体的切面,其中有尿道穿行。尿道后方有会阴浅横肌,会阴中心腱位于此,它是尿生殖三角与肛门三角的分界。肛管位于会阴浅横肌的后方,其周围有肛门外括约肌围绕,肛门外括约肌两侧为坐骨肛门窝。后方两侧坐骨支内侧可见坐骨海绵体肌(图5-2-19)。

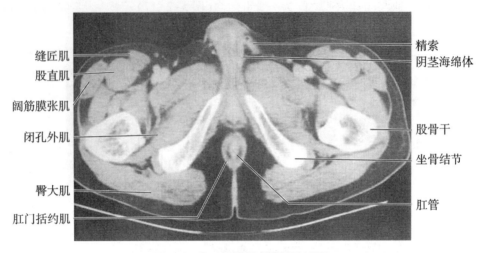

缝匠肌
股直肌
阔筋膜张肌
闭孔外肌
臀大肌
肛门括约肌

精索
阴茎海绵体
股骨干
坐骨结节
肛管

图 5-2-19　经坐骨支横断层(CT)

(2)冠状断层

1)经耻骨联合冠状层面　此层面主要显示耻骨上支和耻骨联合间盘。盆腔内可见膀胱,膀胱上方为肠管和肠系膜,膀胱两侧有髂外动脉、髂外静脉和髂肌、腰大肌(图5-2-20)。

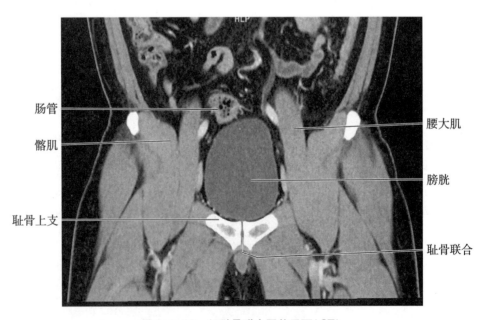

肠管
髂肌
耻骨上支

腰大肌
膀胱
耻骨联合

图 5-2-20　经耻骨联合冠状层面(CT)

2）经股骨头冠状层面 此层面显示髂骨翼、髋关节和耻骨联合,盆腔内可见膀胱,膀胱上方有乙状结肠,膀胱下方可见闭孔内肌和闭孔外肌。髂骨翼的内侧为髂腰肌,外侧为有臀中肌。髋关节断面中可见髋臼及股骨头,髋臼内侧构成部分为耻骨体,耻骨体、耻骨下支、闭孔内肌和闭孔外肌之间为闭孔(图5-2-21)。

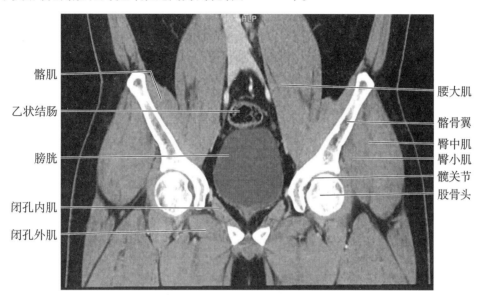

图5-2-21 经股骨头冠状层面(CT)

3）经前列腺中份冠状层面 此层面显示第4腰椎间盘及第5腰椎椎体,两侧为腰大肌,椎体与腰大肌之间有髂内动、静脉。椎体下方由上向下依次为乙状结肠、膀胱剖面、前列腺,前列腺下方与两耻骨下支之间为尿生殖膈,中间有尿道膜部通过,其下方为尿道和尿道球,前列腺两侧为闭孔内肌和闭孔外肌。髂骨翼内侧有髂肌,外侧有臀小肌和臀中肌,髂骨翼下方可见股骨颈、大转子和股骨干(图5-2-22)。

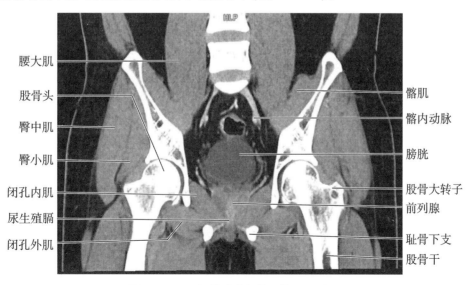

图5-2-22 经前列腺中份冠状层面(CT)

（3）矢状断层 经正中矢状层面可显示腹前壁由腹直肌和椎状肌构成，下方为耻骨联合，后方为膀胱，膀胱后方为精囊，膀胱下方为前列腺，前列腺内有尿道通过，前列腺下方为会阴深横肌，有尿道膜部通过。骶椎前方可见迂曲的直肠影，在第4骶椎体前方直肠上段形成突向后方的直肠骶曲，直肠下段膨大处，称直肠壶腹部，在此直肠折向前下，平肛提肌处与肛管相接，相接处凸向前，形成直肠会阴曲。在肛管前后方有肛提肌和肛门外括约肌，耻骨联合的下方及前方，可见尿道海绵体和阴茎海绵体的剖面。后部显示第5腰椎、第1~5骶椎、第1~4尾椎及椎间盘，椎体后方为椎管及骶管，在椎管及骶管后方为腰椎棘突及骶正中棘（图5-2-23）。

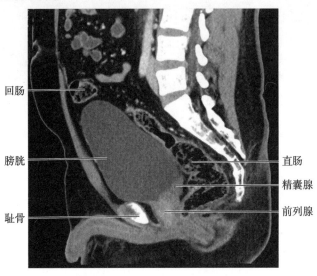

图5-2-23　经正中矢状层面（CT）

2.盆部MRI断层解剖

（1）横断层 MRI对前列腺结构及各分叶显示清晰，T_2WI可见前列腺内部信号呈不均匀带状分布，诊断前列腺癌主要依靠T_2WI，表现为周围高信号带内有低信号缺损区。

（2）冠状断层 经前列腺冠状断层，能够较好地显示前列腺底部和尖部（图5-2-24）。

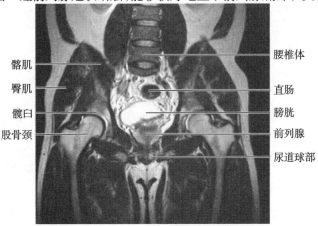

图5-2-24　经男性盆部前列腺冠状层面（MRI）

（3）矢状断层　经前列腺正中矢状断层可见空虚的膀胱,膀胱内有残余尿液,呈水样信号,膀胱后方可见精囊,呈不均匀高信号,膀胱颈下方为前列腺,尾骨前方为直肠和肛管(图5-2-25)。

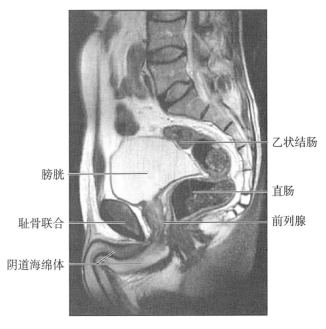

膀胱

耻骨联合

阴道海绵体

乙状结肠

直肠

前列腺

图5-2-25　经男性盆部正中矢状层面(MRI)

3.男性生殖器官横断层影像解剖

（1）前列腺　经耻骨联合水平层面,CT平扫可见前列腺位于耻骨联合后方,表现为圆形或卵圆形软组织影,密度均匀,境界清楚,边缘光滑,CT值为30～75 HU。前列腺后面为直肠,两侧为对称的闭孔内肌和肛提肌(图5-2-26)。CT上前列腺径线的测量应选择在显示前列腺截面最大层面进行,各径线的参考值分别为:30岁以下的年轻人前列腺平均上下径、前后径和左右径分别为3.0 cm、2.3 cm、3.1 cm;60～70岁老年人,前列腺上下径、前后径、左右径值增大,分别为5.0 cm、4.3 cm、4.8 cm。

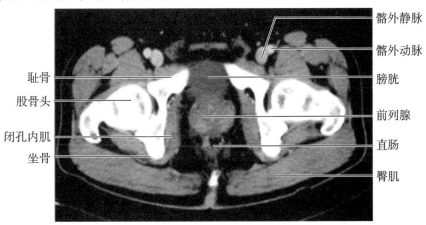

耻骨

股骨头

闭孔内肌

坐骨

髂外静脉

髂外动脉

膀胱

前列腺

直肠

臀肌

图5-2-26　经前列腺横断层(CT)

MRI 上前列腺形态、毗邻关系均和 CT 相同。前列腺可显示的几个部分有纤维基质部、中央带、移行带和外周带,也可显示前列腺周围的包膜和静脉丛。前列腺在 T_1WI 上呈均匀的低信号,仅能显示其轮廓,不能分辨其各部结构,前列腺周边高信号的脂肪组织内可见迂曲状的低信号静脉丛(图 5-2-27)。在 T_2WI 上,可分辨前列腺各带、包膜和静脉丛。纤维基质呈低信号,青年人较大;外周带呈明显高信号,为前列腺癌的好发部位;中央带呈低信号,位于前列腺中央,中央带体积增大多引起前列腺;移行带呈低信号,因其在 MRI 上与中央带难以区分,故常将其与中央带合称中央腺。前列腺周边区为较高信号,被膜呈低信号(图 5-2-28)。

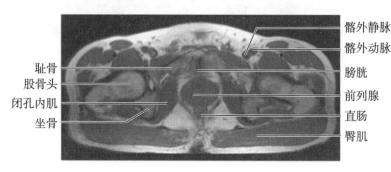

图 5-2-27　经前列腺横断层(MRI,T_1WI)

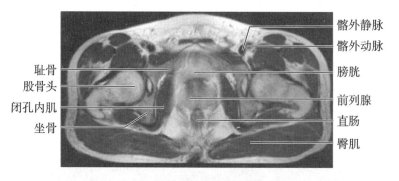

图 5-2-28　经前列腺横断层(MRI,T_2WI)

(2)精囊　CT 上精囊位于膀胱和直肠之间,呈"八"字形位于膀胱底后方,其周围有较丰富的脂肪,CT 值为 30~75 HU(图 5-2-29)。两侧精囊前缘与膀胱后壁之间有一三角形脂肪组织间隔,呈锐角,称膀胱精囊角,约为 30°,CT 扫描时,俯卧位精囊紧贴膀胱,此角消失,仰卧位此角显示如图 5-2-30。膀胱精囊角在临床上常作为判断膀胱或前列腺肿瘤有无侵及精囊的依据,比如膀胱癌患者仰卧位 CT 检查,若此角减小或消失,提示膀胱癌已向外扩散,已属晚期。

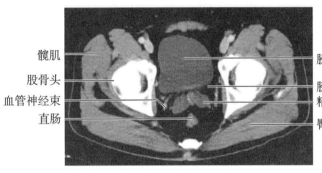

图 5-2-29　经精囊上部水平横断层（CT）

髂腰肌　髂肌　精囊　直肠

髂外静脉　髂外动脉　膀胱　髋骨　精囊　臀肌

髋肌　股骨头　血管神经束　直肠

膀胱　膀胱精囊角　精囊　臀肌

图 5-2-30　经膀胱精囊角水平横断层（CT）

　　MRI 上精囊形态、毗邻关系均和 CT 相同，由卷曲的细管构成。因含水较多，精囊在 T_1WI 上呈中等低信号，在 T_2WI 上呈明显高信号（图 5-2-31，图 5-2-32）。

　　（3）睾丸、附睾和精索　由于精子细胞易被 X 射线杀伤，且一般的外生殖器疾病物理检查即可确诊，所以一般不用 CT 或 MRI 扫描外生殖器，只是在怀疑外生殖器肿瘤有盆腔或其他部位淋巴结转移时才考虑使用。CT 上可见正常睾丸因阴囊的紧张度不同而略有差异，双侧睾丸多不在同一水平，为均匀的中等密度，边缘光整。附睾位于睾丸后方，为卷曲的管状结构，CT 上呈不规则点状、条状中等密度，其中夹以低密度脂肪影。精索中线两侧，耻骨联合前下方，股动、静脉内侧，CT 上表现为圆形或椭圆形软组织影，因精索内有输精管及与其相伴行的血管、神经，所以有时精索可表现为一薄层环状结构。在 T_1WI 上睾丸呈低信号，与脂肪的对比较好；在 T_2WI 上睾丸呈高信号。

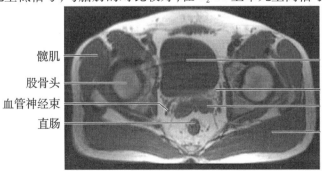

髋肌　股骨头　血管神经束　直肠

膀胱　膀胱精囊角　精囊　臀肌

图 5-2-31　经膀胱精囊角水平横断层（MRI，T_1WI）

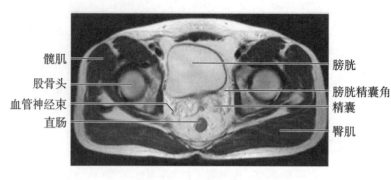

图 5-2-32　经膀胱精囊角水平横断层(MRI,T$_2$WI)

(二)US 解剖

前列腺的扫查途径有经腹壁、经会阴、经直肠、经尿道 4 种,临床超声检查以前 3 种扫查最常用。经腹壁扫查,检查前膀胱中度充盈,以膀胱尿液为透声窗,作矢状切面、横断切面、斜切面,显示前列腺和精囊腺。

1. 经腹壁检查横断切面声像图　前列腺左右对称呈栗子形,包膜呈高回声线影并光滑、整齐,内部呈均匀细小的点状较低回声,下尿道回声不易显示,高分辨率的超声可显示前部低回声内腺和后部的外腺区域。在前列腺基底部做横切扫查,左右侧精囊位于前列腺后方两侧,呈低回声区(图 5-2-33A)。

2. 经腹壁检查矢状切面声像图　前列腺呈椭圆形,尖端指向下方,正中矢状切面可见膀胱颈部稍凹的尿道内口,包膜回声明亮、光滑,内部回声均匀,侧动探头使声束移向两侧,在充盈膀胱、直肠和前列腺后叶上方见到左右侧精囊回声,两侧精囊的大小、形态和内部回声基本一致,呈长条状,回声低于前列腺(图 5-2-33B)。

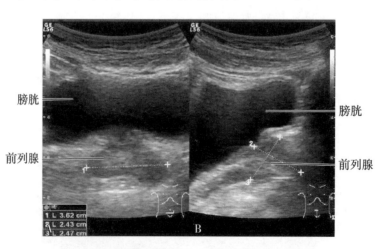

A. 前列腺超声横切面声像图;B. 前列腺超声纵切面声像图。
图 5-2-33　前列腺超声

课后思考(一)

链接5-4
第五章
盆部与会阴
课后思考(一)
答案

病例摘要:张某,男,58岁,无痛性肉眼血尿6个月来诊。患者于6个月前无意中发现排尿全程尿色发深,呈酱油色,无腰痛、尿频、尿急、尿痛。既往体健。查体:右腰部轻微叩痛,无腹部压痛、反跳痛、肌紧张。初步诊断:前列腺增生。

请问:您作为医务人员,如何检查前列腺?前列腺检查的注意事项有哪些?

（熊芳芳）

第三节　女性盆部与会阴

◤学习目标

掌握:女性盆腔脏器应用解剖和X射线解剖;能够熟练阅读女性盆腔CT图像和典型的MRI图像。

熟悉:女性盆部解剖结构在断层中的配布规律;女性盆部影像断层解剖中器官的位置、形态及毗邻关系。

了解:女性会阴应用解剖。

◤课程思政

通过学习本章内容,培养学生良好的医德医风和行为准则,培养学生科学严谨、实事求是的工作态度,树立"以患者为中心"思想理念,具备良好的职业道德、医患沟通能力和团队协作精神。

◤课前预习

1.学生在线自主学习　使用数字化教学资源服务云平台,教师将课程制作成PPT(链接5-1)、微课视频上传至在线平台,让学生自主学习、讨论交流,激发学生主动学习的积极性。根据章节内容设立临床案例讨论,加强师生之间的对话与交流,实现线上线下授课相结合,使学生掌握医学影像解剖学的基本知识,不断提高学生自主学习能力,为临床打下基本功。

2.学生在线自我检测　结合授课内容给出单选题5～10道,学生扫码完成自测(链接5-2),考核学生对理论知识掌握情况。

一、应用解剖

(一)盆腔器官

成年女性膀胱位于盆腔的前下部,耻骨联合后方,尿道位于膀胱下方。直肠在正中线处沿骶骨、尾骨的前面下降,穿盆膈与肛管相延续。子宫、阴道位于膀胱与直肠之间,输卵管、卵巢、输尿管则位于子宫和阴道两侧(图5-3-1)。

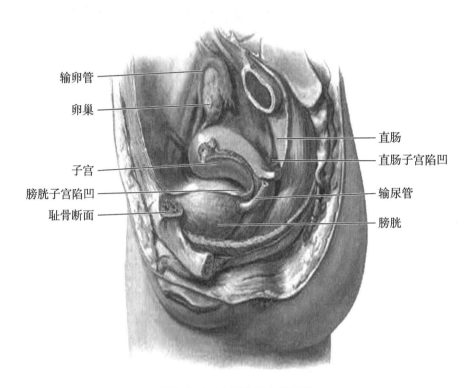

输卵管

卵巢

子宫

膀胱子宫陷凹

耻骨断面

直肠

直肠子宫陷凹

输尿管

膀胱

图5-3-1　女性盆部左侧面观

1.子宫

(1)子宫的形态、分部和位置　子宫是壁较厚、腔较小的肌性器官,是孕育胎儿的场所。成年未孕子宫呈倒置的梨形,前后略扁,重50~70 g,长7~8 cm,宽4~5 cm。子宫按其形态可分为子宫底、子宫体和子宫颈3部分。位于两侧输卵管子宫口以上的圆凸部分称子宫底,其两侧为子宫角,与输卵管相通;下部狭窄呈圆柱状的部分称子宫颈,其下1/3伸入阴道的部分称为子宫颈阴道部,上2/3在阴道以上的部分称为子宫颈阴道上部,是炎症和肿瘤的好发部位;子宫底与子宫颈之间的部分称为子宫体。子宫颈阴道上部与子宫体相连接且较狭窄部分称子宫狭,未妊娠时,子宫狭不明显,长约1 cm,妊娠时逐渐伸长至7~11 cm,狭壁逐渐变薄,产科常在此处进行剖宫术(图5-3-2)。

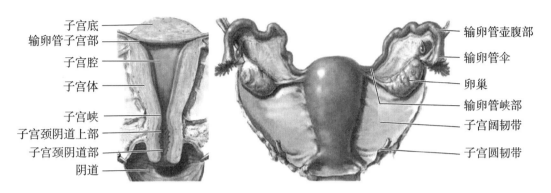

图5-3-2　女性内生殖器概观

子宫的内腔狭窄,可分为上、下2个部分。上部在子宫体内,称为子宫腔,呈前后略扁的倒置三角形腔隙,底的两端通输卵管,尖向下通子宫颈管。下部在子宫颈内,称子宫颈管,上通子宫腔,下通阴道,称子宫口。未产妇的子宫口为圆形,边缘光滑整齐,分娩后呈横裂状。子宫口的前、后缘分别称前唇和后唇,后唇较长,位置也较高。

子宫位于盆腔中央,前为膀胱,后为直肠,下端接阴道,两侧有输卵管、卵巢和子宫阔韧带,上方与小肠袢相邻。未孕时子宫底位于骨盆入口以下,子宫颈外口位于坐骨棘水平稍上方。子宫活动性较大,其位置可随膀胱和直肠的充盈程度而发生改变。当膀胱空虚时,成人子宫的正常位置呈轻度前倾前屈位。前倾是指子宫的长轴与阴道长轴之间向前开放的夹角为钝角,稍大于90°,子宫向前倾斜;前屈是指子宫体与子宫颈之间呈向前的弯曲,呈钝角,约130°。子宫的正常位置依靠子宫韧带及骨盆肌和筋膜的支持,任何原因引起的骨盆组织结构破坏或功能障碍均可导致子宫脱垂。子宫的位置可随年龄的变化而改变。新生儿子宫高出小骨盆上口,子宫颈的长度比子宫体长而粗;性成熟前期,子宫体迅速发育,壁增厚;性成熟期,子宫体与子宫颈的长度相等;经产妇的子宫重量增加,内腔增大;绝经后子宫萎缩,壁也变薄。

(2)子宫的固定装置　维持子宫正常位置的主要结构是4条韧带。

1)子宫阔韧带　位于子宫两侧,由覆盖子宫前后壁的腹膜自子宫侧缘向两侧延伸而形成的呈翼状的双层腹膜皱襞,向外伸至骨盆侧壁,上缘游离,其内侧2/3包裹输卵管和卵巢,外侧1/3为卵巢悬韧带,下缘移行为盆底腹膜,外侧移行为盆侧壁腹膜,子宫阔韧带两层之间有子宫圆韧带、卵巢固有韧带、血管、淋巴管、神经和结缔组织等,能够限制子宫向两侧倾斜。

2)子宫圆韧带　由平滑肌和结缔组织构成的圆索状结构,起于子宫与输卵管连接处的前下方,在子宫阔韧带前层腹膜的覆盖下走向前外侧,经腹股沟管止于阴阜和大阴唇的皮下。主要功能是维持子宫前倾。

3)子宫主韧带　也称子宫颈横韧带,位于子宫阔韧带下部的两层之间,横行于子宫颈两侧缘和骨盆侧壁之间,呈扇形,为一对坚韧的平滑肌和结缔组织纤维束,向下与盆膈上筋膜愈着,是固定子宫颈位置、防止子宫脱垂的主要结构。

4)骶子宫韧带 由平滑肌和结缔组织构成的扁索状韧带,起自子宫颈后面的上外侧,向后弯行绕过直肠的两侧,止于第2、3骶椎前面的筋膜,骶子宫韧带表面有腹膜覆盖,形成直肠子宫襞。此韧带短厚有力,向后向上牵引子宫颈,维持子宫前倾位置。

2.卵巢 卵巢位于小骨盆侧壁,髂内、外动脉之间的卵巢窝内。是成对的实质性器官,呈扁卵圆形,成年妇女的卵巢约4 cm×3 cm×1 cm大,重5~6 g,呈灰白色。卵巢的大小和形态随年龄而变化,青春期前卵巢表面光滑;青春期开始排卵后,因多次排卵,其表面逐渐凹凸不平;30~40岁卵巢开始缩小,50岁左右随月经停止而逐渐萎缩变小、变硬。卵巢可分为内、外两面,前、后两缘,上、下两端。卵巢内侧面与小肠相邻;外侧面与盆腔侧壁的卵巢窝相贴;前缘借卵巢系膜附着于子宫阔韧带后层,内有血管、淋巴管和神经出入,称为卵巢门,后缘游离;上端圆钝,与输卵管伞相接触,借卵巢悬韧带连于盆腔侧壁;下端尖细,借卵巢固有韧带连于子宫底的两侧。

3.输卵管 输卵管为卵子与精子相遇的场所,也是向宫腔运送受精卵的管道,为一对细长而弯曲的肌性管道,位于子宫阔韧带的上缘内,内侧端连于子宫底的外侧端,外侧端游离,呈漏斗状,借输卵管腹腔口开口于腹膜腔,全长8~12 cm。根据输卵管的形态由内向外可分为4个部分:子宫部、峡部、壶腹部和漏斗部。

(1)输卵管子宫部 为贯穿子宫壁的部分,以输卵管子宫口开口于子宫腔。

(2)输卵管狭部 紧接子宫外侧,细直而短,是输卵管壶腹部向内侧的延续,位置较恒定,活动度小,输卵管结扎术常在此部进行。

(3)输卵管壶腹部 约占输卵管全长的2/3,壁薄腔大而弯曲,血管丰富,卵子通常在此部受精,受精卵再被运送到子宫腔着床,生长发育成胎儿,若受精卵未能进入子宫而在输卵管内发育,则为宫外孕。

(4)输卵管漏斗部 为输卵管外端膨大部分,呈漏斗状。其游离缘有许多指状突起,称输卵管伞,盖在卵巢表面,手术时常以此作为识别输卵管的标志。漏斗中央有输卵管腹腔口,开口于腹膜腔,卵巢排出的卵子由此进入输卵管。

临床上常将卵巢和输卵管称为子宫附件,附件炎即指输卵管炎和卵巢炎。

4.阴道 为女性性交器官、月经血排出及胎儿娩出的通道。阴道位于真骨盆下部中央,呈上宽下窄的管道,前壁较短,长6~7 cm,与膀胱和尿道相邻,后壁较长,长7.5~9 cm,与直肠贴近。阴道上端包围宫颈,环绕宫颈周围的部分称阴道穹窿。按其位置分为前、后、左、右4个部分,其中后穹窿最深,与直肠子宫陷凹紧密相邻,为盆腔最低部位,当直肠子宫陷凹内有积液时,临床上可经此处穿刺或引流。阴道下端以阴道口开口于阴道前庭,处女的阴道口周围有一环行的黏膜皱襞,称处女膜。

(二)盆部的血管

1.盆部动脉 子宫动脉自髂内动脉前干发出,直径约2 mm,向内下方穿经子宫阔韧带基底部,距子宫颈外侧约2 cm处从输尿管末段的前上方越过达子宫侧缘。子宫动脉主于在阴道上子宫颈部分为上、下2支。上支较粗,沿子宫侧壁迂曲上行,称子宫体支,行至子宫角处又分为卵巢支及输卵管支,分别与卵巢动脉的卵巢支和输卵管支相吻合。下支较细,分布于宫颈及阴道上部,称子宫颈阴道支,向下与阴道动脉和阴部内动脉相吻合。因此,阴道的上、中和下段分别由子宫动脉的子宫颈阴道支、阴道动脉和阴部内动脉营养。

2. 盆部静脉丛　子宫静脉丛位于子宫两侧,由该丛发出的小静脉常汇合成两条子宫静脉,最后汇入髂内静脉。子宫静脉丛前接膀胱静脉丛,后连直肠静脉丛,向下与阴道静脉丛相续,合成子宫阴道静脉丛。

(三)会阴

广义会阴前区(尿生殖三角区),女性有尿道和阴道穿过,后区(肛区)中央有肛管穿过。狭义会阴为阴道口的后端与肛门之间的区域,又称产科会阴,妇女分娩时应注意保护此部,以免损伤。

二、X射线解剖

(一)X射线平片

骨盆由两侧的髋骨和后方的骶尾骨组成。髋骨上部为髂骨,前下部为耻骨,后下部为坐骨。两侧的髂骨与骶骨构成骶髂关节。两侧耻骨由纤维软骨构成耻骨联合。髋关节由髋臼、股骨头及关节囊构成。股骨头表面光滑,大部分套在髋臼内,股骨颈的大部在髋关节囊内,股骨颈外上方为大粗隆,内下方偏后为小粗隆。骨盆前后位片上,界线的影像在女性呈卵圆形;正位片上,可以测量耻骨下角,女性为钝角(图5-3-3)。

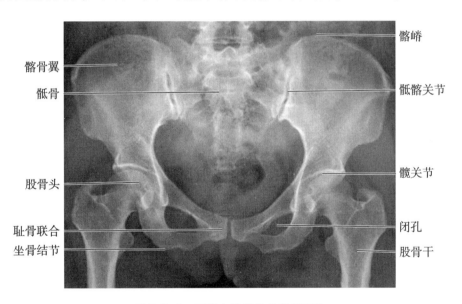

左侧标注(从上到下):髂骨翼、骶骨、股骨头、耻骨联合、坐骨结节

右侧标注(从上到下):髂嵴、骶髂关节、髋关节、闭孔、股骨干

图5-3-3　正常女性骨盆X射线正位

女性骨盆径线的测量,可以采用正位和侧位。正位片上,界线影像最远点连线为入口横径,正常为12.3 cm;两侧坐骨棘连线为中骨盆横径,正常为10.5 cm;两侧坐骨结节间距为小骨盆出口横径,正常为11.8 cm。侧位片上,耻骨联合后缘上端到骶骨岬连线为小骨盆入口前后径,正常为11.6 cm;耻骨联合后缘下端和坐骨棘中点的连线延长到骶骨的前缘,为中骨盆前后径,正常12.2 cm;耻骨联合后下缘到骶尾关节的连线,为小骨盆出口前后径,正常11.8 cm。

(二)子宫输卵管造影

子宫输卵管造影(HSG)旨在观察子宫和输卵管内部及其周围区域,检查对象经常是怀孕困难或不孕者。输卵管造影是通过导管向子宫腔和输卵管注入造影剂,通过 X 射线来透视和摄片,然后再根据造影剂在输卵管和盆腔内的显影情况分析输卵管的通畅程度、阻塞的部位和宫腔的形态。

正常宫腔呈边缘光整的倒置三角形,子宫底在上,宽约 3.8 cm,两侧角为子宫角,与输卵管相通,子宫下端与宫颈管相连,宫颈管为柱形,边缘呈羽毛状。输卵管自子宫角向外下走行,呈迂曲柔软的现状影,依次为间质部、狭部、壶腹部和伞部。输卵管狭部呈光滑细线影,横向外移行为宽大扭曲的壶腹部。检查时若输卵管通畅,则输卵管内无对比剂残留,进入盆腹腔的对比剂呈不均匀的涂抹状影像,称为腹膜涂抹征,子宫腔内残留对比剂呈纵行条状影,阴道内呈横行条状影,输卵管伞部残留呈香肠状影。如双侧输卵管不通,则盆腹腔无涂抹状影像,如有少量对比剂影像并有输卵管残留影,则考虑输卵管通而不畅(图 5-3-4)。

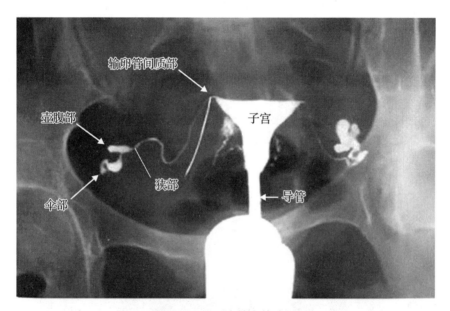

图 5-3-4　子宫输卵管造影

案例分析(二)

患者林某,女,25 岁,结婚两年未孕,未避孕,月经一直很规律,生殖内分泌、免疫系统未见异常。丈夫检查无异常。

请问:患者需要做何种检查?结果有可能是什么?

链接 5-5
第五章
盆部与会阴
案例分析(二)
答案

三、断层解剖

(一)CT和MRI断层解剖

1. 盆部CT断层解剖

(1)横断层 女性盆部和会阴横断层影像解剖上界为第5腰椎间盘平面,下界为大阴唇消失平面。由外向内依次为盆壁、盆腔和盆腔内脏脏器,盆腔由骨盆及覆盖其内面的肌肉和筋膜围成,其内由前向后依次为泌尿、生殖、消化等系统的重要器官和血管。由上向下大致可分为4个层面:第一层面从第5腰椎间盘至第3骶椎平面,此段主要显示下腹部带系膜的肠管、阑尾、回肠、乙状结肠、膀胱及子宫底部;第二层面从第3骶椎平面至髋臼上缘平面,主要显示回肠、乙状结肠、子宫、卵巢、直肠等;第三层面从髋臼上缘平面至耻骨联合上缘层面,主要显示膀胱、子宫颈、阴道上部和直肠等;第四层面从耻骨联合上缘层面至耻骨弓平面,主要显示尿道、前庭球、阴道和肛管。

1)经第5腰椎间盘横断层 此层面腹壁由位于中线两侧的腹直肌以及外侧的腹外斜肌、腹内斜肌和腹横肌构成。盆腔前区中部为回肠,盲肠和乙状结肠分别位于右、左髂窝内。后区骶骨居中,骶椎前外侧为腰大肌,背面附有竖脊肌。髂骨翼呈倒"八"字形,位于骶椎的外侧。髂骨前方为髂肌,后方有臀中肌。腰大肌与椎体之间的结构由前向后依次为输尿管、髂总动脉或髂内动脉、髂总静脉。三角形的椎管内有马尾(图5-3-5)。

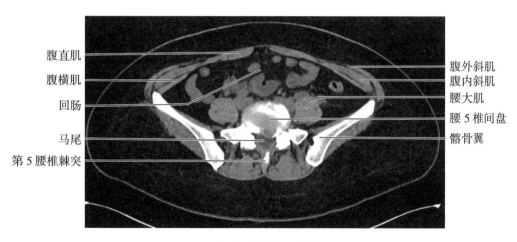

图5-3-5 经第5腰椎间盘横断层(CT)

2)经第1骶椎横断层 此层面腹壁由位于中线两侧的腹直肌以及外侧的腹外斜肌、腹内斜肌和腹横肌构成。前区主要是肠管,右髂窝的前方为回肠,骶骨两侧与髂骨构成骶髂关节,髂骨翼前方有髂肌,后外侧有臀中肌和臀大肌。骶骨前外侧有腰大肌,腰大肌内侧可见髂内、外动脉圆形管腔横断层(图5-3-6)。

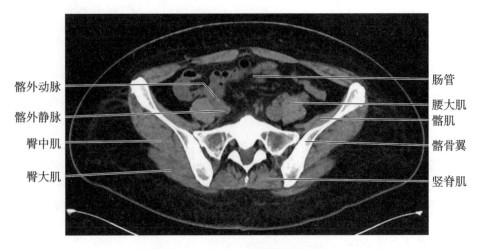

左侧标注（从上到下）：
髂外动脉
髂外静脉
臀中肌
臀大肌

右侧标注（从上到下）：
肠管
腰大肌
髂肌
髂骨翼
竖脊肌

图 5-3-6　经第 1 骶椎横断层（CT）

3）经第 2 骶椎横断层　此层面腹壁由位于中线两侧的腹直肌以及外侧的腹外斜肌、腹内斜肌和腹横肌构成。左髂窝内为乙状结肠，右髂窝内为回肠，当膀胱充盈时，二者之间可见膀胱底部。第 2 骶骨两侧与髂骨构成骶髂关节，腰大肌内侧由前到后依次为输尿管、髂外动脉、髂外静脉（图 5-3-7）。

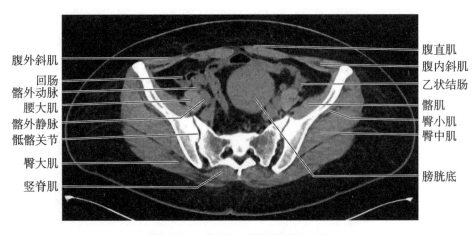

左侧标注（从上到下）：
腹外斜肌
回肠
髂外动脉
腰大肌
髂外静脉
骶髂关节
臀大肌
竖脊肌

右侧标注（从上到下）：
腹直肌
腹内斜肌
乙状结肠
髂肌
臀小肌
臀中肌
膀胱底

图 5-3-7　经第 2 骶椎横断层（CT）

4）经第 3 骶椎横断层　此层面为女性盆部第 2 阶段的开始，盆腔中部可见充盈的膀胱，膀胱后面为直肠。盆腔两侧为髂骨翼，髂骨翼前方为髂腰肌，髂腰肌内下方可见髂外动、静脉，髂骨翼后方有臀小肌、臀中肌和臀大肌（图 5-3-8）。

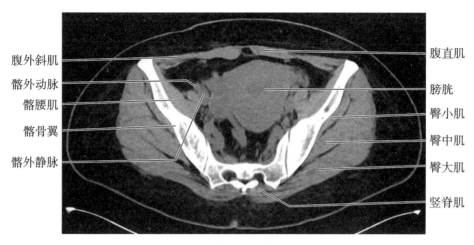

图5-3-8　经第3骶椎横断层(CT)

5)经第4骶椎横断层　此层面前方为乙状结肠,膀胱位于盆腔前部,呈囊状低密度影。子宫位于断面中央,直肠位于骶骨前方。髂骨翼前面为髂腰肌,髂腰肌内下方可见髂外动、静脉。骶骨前方可见梨状肌,髂骨翼后方有臀小肌、臀中肌和臀大肌(图5-3-9)。

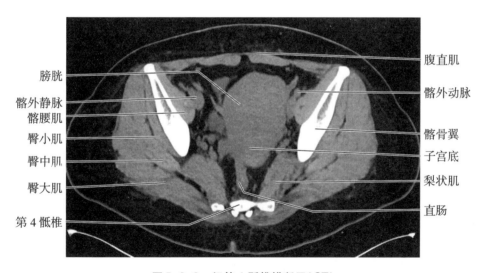

图5-3-9　经第4骶椎横断层(CT)

6)经第5骶椎横断层　此层面左前方为乙状结肠,直肠位于骶骨前方。盆腔前部为膀胱,子宫体位于盆腔中央,子宫体后为乙状结肠,向后延续为直肠,子宫底两侧为卵巢。骶骨和髂骨翼之间为坐骨大孔,内有梨状肌穿过,梨状肌为坐骨大孔的中心结构,位于臀大肌深面,是坐骨神经定位的重要标志。髂骨翼后方有臀小肌、臀中肌和臀大肌。骶管呈扁管状,其后方为骶管裂孔(图5-3-10)。

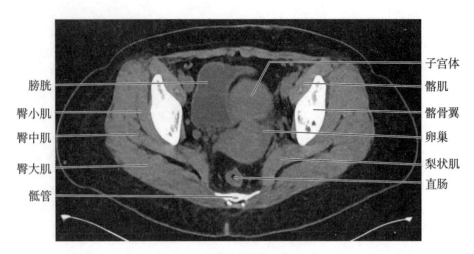

膀胱

臀小肌

臀中肌

臀大肌

骶管

子宫体

髂肌

髂骨翼

卵巢

梨状肌

直肠

图 5-3-10　经第 5 骶椎横断层(CT)

7)经尾骨横断层　此层面盆腔前部为膀胱充盈状态的最大横断层,子宫体位于膀胱后面,尾骨前方为直肠,直肠与子宫体之间的间隙为直肠子宫陷凹。髂骨体呈宽厚的三角形,其前方为髂腰肌、股神经、髂外动脉、髂外静脉和腹壁下动脉、腹壁下静脉,外侧有缝匠肌和阔筋膜张肌。髂骨体的内侧有闭孔内肌,其前端的内侧有闭孔血管、闭孔神经和输尿管。髂骨体的后外侧有臀小肌、臀中肌和臀大肌,尾骨两侧可见细条状的尾骨肌向前方外伸至臀大肌前方(图 5-3-11)。

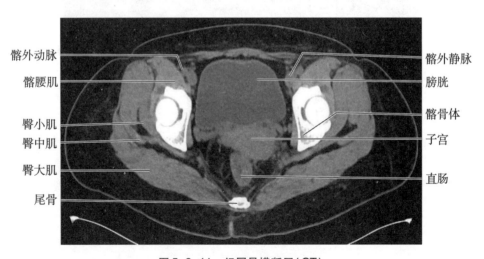

髂外动脉

髂腰肌

臀小肌

臀中肌

臀大肌

尾骨

髂外静脉

膀胱

髂骨体

子宫

直肠

图 5-3-11　经尾骨横断层(CT)

8)经髋臼上缘横断层　此层面为女性盆部第 3 阶段的开始,盆腔内由前向后可见膀胱、子宫颈和直肠断面。在直肠后方为尾骨,尾椎两侧有向外行走的尾骨肌。髋臼内侧为闭孔内肌,其前端与髋臼之间有闭孔动、静脉,髋臼前部为耻骨体,后部为坐骨体。坐骨后端与尾骨前端之间为坐骨大孔的梨状肌下孔。耻骨体的前方有缝匠肌、髂腰肌,髂腰肌的前内方有股神经、股动脉、股静脉。股骨头外侧有阔筋膜张肌和臀中肌,臀大肌深面有坐骨神经、臀下动脉、臀下静脉,坐骨体后方有闭孔内肌腱、下孖肌和臀大肌(图5-3-12)。

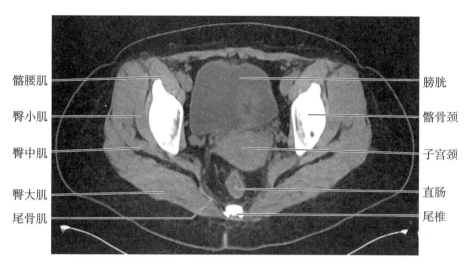

图5-3-12　经髋臼上缘横断层(CT)

9)经股骨头上份横断层　此层面盆腔内由前向后依次为膀胱体、子宫颈和直肠的断面,子宫颈两侧与闭孔内肌之间有输尿管和子宫阴道静脉丛的断面,直肠两侧有条带状的肛提肌,肛提肌与闭孔内肌之间的三角形间隙为坐骨肛门窝,窝内有阴部神经、血管和脂肪组织(图5-3-13)。

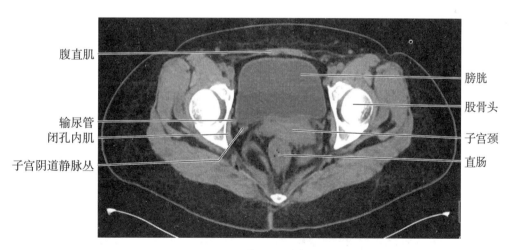

图5-3-13　经股骨头上份横断层(CT)

10)经股骨头中份横断层　此层面腹直肌后方从前到后依次为膀胱、子宫颈和直肠断面。膀胱壁光滑均匀,肛提肌位于直肠两侧,呈条带状的倒"八"字形。在臀大肌前方,肛提肌和闭孔内肌之间为坐骨肛门窝,窝内有阴部神经、阴部血管和脂肪组织。股骨头前方有髂腰肌,髂腰肌外侧有缝匠肌、股直肌和阔筋膜张肌,髂腰肌内前方有股神经和股动脉、股静脉。髋臼及股骨头构成髋关节,髋臼前部为耻骨体,后部为坐骨体(图5-3-14)。

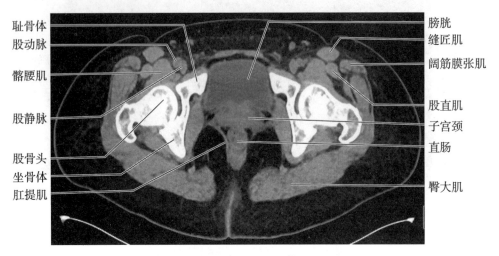

图5-3-14　经股骨头中份横断层(CT)

11)经耻骨联合上份横断层　此层面为女性盆腔第4阶段的开始,前方为耻骨联合和耻骨上支,耻骨联合后方从前向后有膀胱、阴道和直肠,耻骨联合面之间为耻骨间盘,耻骨联合两侧为耻骨肌,耻骨肌外侧有股动、静脉。直肠后方及两侧有“V”字形的肛提肌。肛提肌、闭孔内肌和臀大肌之间为坐骨肛门窝(图5-3-15)。

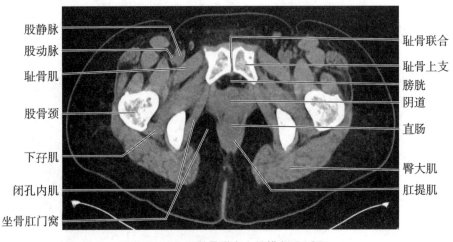

图5-3-15　经耻骨联合上份横断层(CT)

12)经耻骨弓横断层　此层面为阴道下段、阴蒂海绵体。断面中央前部两侧为耻骨下支,呈“八”字形,外侧可见股骨体及其向内方突起的小转子。中央为菱形的会阴区,断面中央可见尿道和阴道,在阴道周围仍有丰富的静脉丛。在股骨前内方有股内侧肌群,骨薄肌位于此肌群断面的最内侧,呈矢状位分布(图5-3-16)。

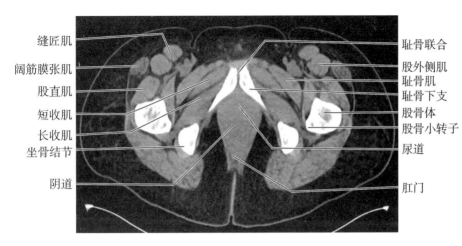

缝匠肌
阔筋膜张肌
股直肌
短收肌
长收肌
坐骨结节
阴道

耻骨联合
股外侧肌
耻骨肌
耻骨下支
股骨体
股骨小转子
尿道
肛门

图5-3-16 经耻骨弓横断层面(CT)

(2)冠状断层 女性盆部冠状断层主要显示盆腔内的膀胱、阴道、子宫颈、子宫体、卵巢、直肠等器官的冠状断层解剖结构及毗邻关系(图5-3-17)。

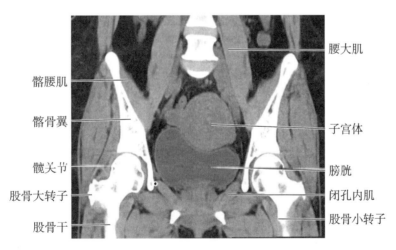

髂腰肌
髂骨翼
髋关节
股骨大转子
股骨干

腰大肌
子宫体
膀胱
闭孔内肌
股骨小转子

图5-3-17 女性盆腔冠状断层(CT)

(3)矢状断层 女性盆部矢状断层主要显示阴道穹、子宫颈、子宫体、膀胱和直肠等器官的矢状断层解剖结构及毗邻关系。经子宫体部正中矢状断层,可见膀胱、子宫、直肠,耻骨联合后方为子宫,尿道自膀胱颈的尿道口向下开口于阴道前庭。子宫底朝上,直肠位于子宫后方,直肠的上部凸向后,形成骶曲,下部凸向前,形成会阴曲。直肠下段膨大处,称直肠壶腹部,壶腹部在肛提肌处移行为肛管。在肛管前、后有肛提肌和肛门外括约肌(图5-3-18)。

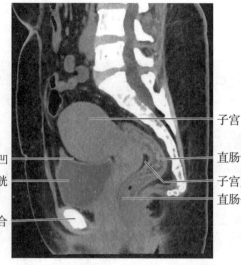

图5-3-18　经子宫体部正中矢状层面(CT)

左侧标注(从上到下)：膀胱子宫陷凹、膀胱、耻骨联合

右侧标注(从上到下)：子宫、直肠骶曲、子宫直肠陷凹、直肠会阴曲

2. 盆部 MRI 断层解剖

（1）横断层

1）经子宫体部层面　此层面位于髋臼上缘水平高度,回肠下段位于腹直肌后方,在肠周脂肪间隙高信号衬托下,子宫和子宫附件轮廓显示清晰（图5-3-24,图5-3-27）。

2）经子宫颈部层面　此层面盆腔内脏器由前向后依次为膀胱、子宫颈和直肠的断层。直肠后方有尾骨（图5-3-25,图5-3-28）。

3）经耻骨联合层面　此层面前面为耻骨联合,其后方由前向后依次为膀胱、阴道和肛管横断层,耻骨联合后外侧呈"八"字形分布的软组织结构为两侧的闭孔内肌（图5-3-26,图5-3-29）。

（2）冠状断层　可见未充盈的膀胱呈类椭圆形高信号,膀胱上缘下凹,正下方呈软组织信号的柱形影,为阴道前庭。膀胱外下方的软组织信号影,为闭孔内肌,膀胱外侧为股骨头,呈圆形的稍高信号影（图5-3-19）。

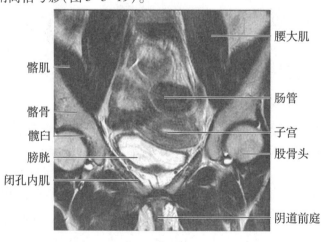

图5-3-19　经女性盆部膀胱冠状层面(MRI,T₂WI)

左侧标注(从上到下)：髂肌、髂骨、髋臼、膀胱、闭孔内肌

右侧标注(从上到下)：腰大肌、肠管、子宫、股骨头、阴道前庭

（3）矢状断层　在正中矢状断层,耻骨联合后方从前向后依次为膀胱、子宫、直肠,尿道自膀胱颈的尿道口向下开口于阴道前庭。子宫底朝上,宫颈向下与阴道相续,在 T_2WI 图像上子宫内膜呈高信号(图5-3-20)。

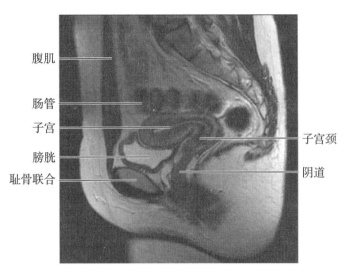

图 5-3-20　经女性盆部正中矢状层面(MRI, T_2WI)

3. 女性生殖器横断层影像解剖

（1）子宫和阴道　在子宫体横断层上,子宫位于膀胱与直肠之间,CT 平扫子宫体为横置的梭形软组织密度影,边缘光滑,CT 值为 40~80 HU,子宫腔呈低密度区。在子宫前方和膀胱后方有子宫膀胱隐窝,在子宫后方和直肠前方有子宫直肠隐窝(图5-3-21),子宫的形态和位置可因子宫前倾或后倾或偏向一侧而不同。在子宫颈横断层上,子宫颈位于膀胱后、直肠前,呈圆形或椭圆形软组织密度影,其中央为子宫颈管(图5-3-22)。CT上阴道表现为类圆形软组织影,偶尔可见阴道腔隙和分泌物的低密度区(图5-3-23)。

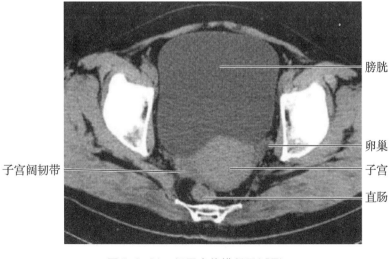

图 5-3-21　经子宫体横断层(CT)

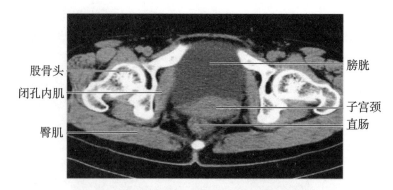

图 5-3-22　经子宫颈 CT 横断层

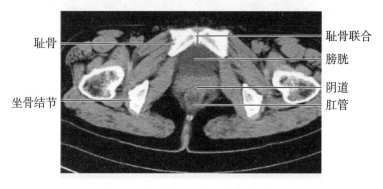

图 5-3-23　经耻骨联合横断层(CT)

在 T_1WI 上,子宫体、子宫颈和阴道呈均匀的低信号,周围脂肪组织为高信号,子宫圆韧带和骶子宫韧带为低信号(图 5-3-24 ~ 图 5-3-26);在 T_2WI 上,子宫内膜和子宫腔内黏液呈高信号,子宫肌内层呈低信号,子宫肌外层呈中等信号(图 5-3-27);在 T_2WI 上,子宫颈管黏液呈高信号,子宫颈黏膜呈中等信号,子宫颈的纤维化基质呈低信号,子宫颈肌层呈中等信号(图 5-3-28);在 T_2WI 上,阴道中央内容物呈高信号,周边阴道壁呈低信号(图 5-3-29)。

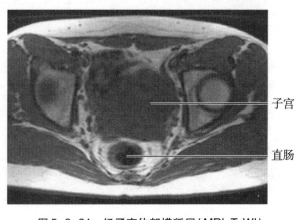

图 5-3-24　经子宫体部横断层(MRI, T_1WI)

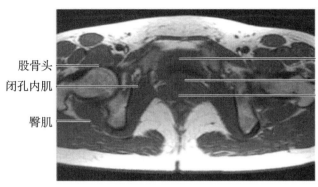

股骨头
闭孔内肌
臀肌

膀胱
子宫颈
直肠

图5-3-25 经子宫颈部横断层(MRI,T₁WI)

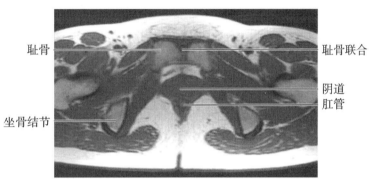

耻骨

坐骨结节

耻骨联合

阴道
肛管

图5-3-26 经耻骨联合横断层(MRI,T₁WI)

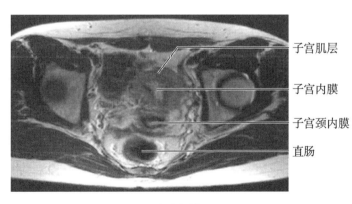

子宫肌层

子宫内膜

子宫颈内膜

直肠

图5-3-27 经子宫体部横断层(MRI,T₂WI)

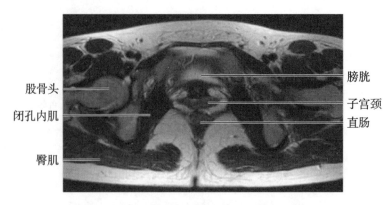

图5-3-28 经子宫颈部横断层(MRI,T₂WI)

股骨头

闭孔内肌

臀肌

膀胱

子宫颈

直肠

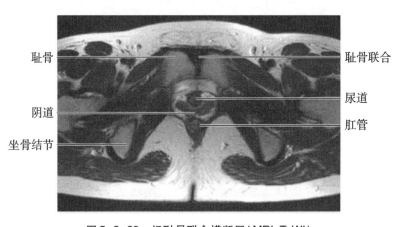

图5-3-29 经耻骨联合横断层(MRI,T₂WI)

耻骨

阴道

坐骨结节

耻骨联合

尿道

肛管

（2）卵巢和输卵管 CT上卵巢位于子宫体两侧或略偏上位置,表现为软组织密度影,与无对比剂的肠管断面不易区分,育龄期妇女若有卵泡形成可助判断。输卵管CT检查常不显示。MRI上,绝经前女性卵巢多可显示,绝经后难以识别。T_1WI上卵巢呈卵圆形均匀低信号,与肠曲有时难以鉴别;T_2WI上卵巢周边部的卵泡呈高信号,中心部分的间质呈低至中等信号;MRI输卵管难以显示。

（二）US 解剖

女性盆腔超声扫查途径主要有经腹壁、经阴道、经直肠、经会阴4种。因使用探头的频率不同,显示盆腔细微结构的能力和解剖方位也不同。女性盆腔的超声检查可以显示阴道穹窿、子宫颈、子宫体、卵巢等女性器官及其他结构的毗邻关系。

1.子宫超声检查

（1）经腹壁子宫纵切面声像图 前倾子宫的宫底位置稍向前弯曲,前壁俯卧于膀胱上,与阴道几乎成直角,子宫的位置可随膀胱直肠充盈程度的不同而稍有改变。膀胱充盈时,在膀胱透声暗区后可见子宫呈倒置的梨形,子宫体轮廓线光滑、整齐,子宫体内部为均匀中等回声,可见细小、分布均匀的点状回声,此为子宫肌层的反射信号。子宫中央可显示较强回声的宫腔内膜线,子宫内膜的厚度和回声与月经周期有关。在增殖期的早期,子宫内膜呈线状高回声,随时间的推移,内膜回声逐渐变厚边强,增殖期的晚期,内膜回声呈增厚的条状回声,至分泌期早期内膜回声呈较厚的梭状高回声,分泌晚期呈梭状高回声,周围有低回声声晕,呈典型的"三线征"(图5-3-30)。宫颈回声比宫体稍强,其内可见带状强回声的宫颈管(图5-3-31A)。

(2)经腹壁子宫横断切面声像图 子宫位于膀胱深部,略呈扁圆形或椭圆形的宫体,从上到下子宫体截面横径逐渐从宽到窄,直到宫颈,两侧子宫角与输卵管相通。横断层检查时,子宫底部呈三角形,子宫体部呈椭圆形,宫体水平可见内膜线回声。宫腔呈强回声(图5-3-31B)。

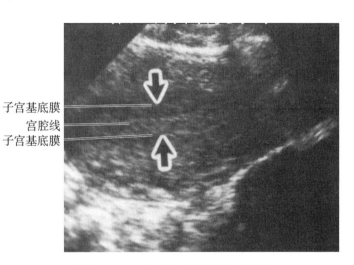

子宫基底膜
宫腔线
子宫基底膜

图5-3-30 增生的子宫内膜"三线征"

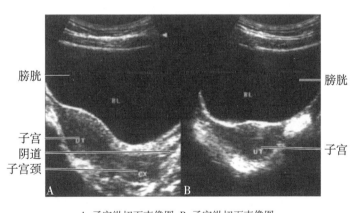

膀胱 膀胱

子宫
阴道
子宫颈

子宫

A.子宫纵切面声像图;B.子宫纵切面声像图

图5-3-31 子宫超声

正常子宫大小可因未产妇和经产妇有所不同,也可因体型的不同存在着生理性差异。三维超声切面成像可显示子宫的冠状切面,子宫内膜和子宫腔呈倒置的三角形。

超声显示子宫纵切面和横断切面的图像后,可以将图像形态冻结后进行测量子宫的几条重要径线。①子宫体纵径:指宫底外缘至宫颈内口的距离。屈度子宫的纵径需分段测量后相加所得。子宫纵径=子宫体纵径+宫颈纵径(宫颈内口至宫颈外口的距离),子宫体纵径正常值为5.5~7.5 cm,宫颈纵径正常值为2.5~3.0 cm。②子宫前后径:纵向扫描时测量与宫体纵轴相垂直的最大前后距离,正常值为3.0~4.0 cm。③子宫横径:经腹在耻骨联合上方进行横向扫查,在两侧子宫角下缘的子宫横断层呈椭圆形,测其最大横径,正常值为4.5~5.5 cm。

2. 卵巢和输卵管超声检查 卵巢通常位于宫体外上方,有较多变异,两侧位置不一定对称。卵巢为实质均匀的图像,内部回声较低,轮廓常隐约显示或不清。在月经中后期,卵巢内常可见直径为1~2 cm的囊性暗区,为卵泡或黄体囊肿。成熟的卵泡直径为1.7~2.4 cm,壁薄,可突向卵巢表面。排卵后,卵泡塌陷,并见子宫后方少量液性无回声(图5-3-32)。横向扫查时,在双侧子宫角处可显示延伸出的输卵管、阔韧带和双侧卵巢,输卵管内径一般小于5 mm,很难显示。大量腹腔积液时,显示弯曲迂回输卵管,其伞端后方可见右侧卵巢回声(图5-3-33)。

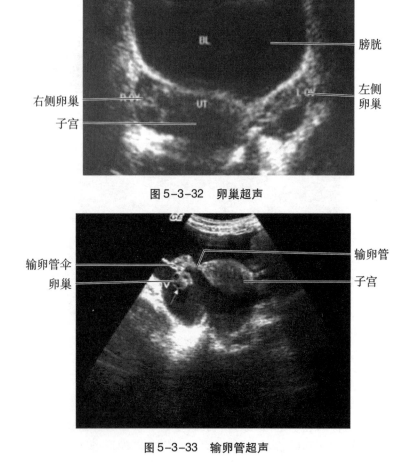

图5-3-32 卵巢超声

图5-3-33 输卵管超声

课后思考(二)

病例摘要:患者,女,28 岁,已婚,备孕前工具避孕,未避孕未孕 1 年。患者平素月经规则,周期 27～30 d,经期 7～10 d,量稍多,伴小血凝块,色红,无痛经,白带无明显异常。末次月经 2019 年 10 月 25 日,量及性质同前。体格检查:体温 36.9 ℃,脉搏 94 次/min,呼吸 18 次/min,血压 102/65 mmHg,贫血貌,心肺听诊无殊,腹软,无压痛反跳痛,双下肢无水肿。妇科检查:双合诊外阴:已婚未产式;阴道:通畅,无异常分泌物;宫颈:光滑,未见赘生物,无举痛;子宫:前位,增大如孕 5 个月大小,表面凹凸不平,质偏硬,活动度差;附件:未及明显包块及压痛。

请问:患者还需进一步做何种检查? 患者有可能患什么病?

链接 5-6　　　　　　　　链接 5-7
第五章　　　　　　　　　第五章
盆部与会阴　　　　　　　盆部与会阴
课后思考(二)答案　　　自测题参考答案

(左晓利)

第六章

脊柱区

◀学习目标

掌握：脊柱常用基线及标志性结构；掌握脊柱区应用解剖和 X 射线解剖。

熟悉：脊柱区解剖结构在断层中的配布规律；脊柱影像断层解剖中器官的位置、形态及毗邻关系；能够熟练阅读脊柱 CT 图像和 MRI 图像。

了解：脊柱的境界与分区。

◀课程思政

通过学习本章内容，培养学生良好的医德医风和行为准则，培养学生科学严谨、实事求是的工作态度，树立"以患者为中心"思想理念，具备良好的职业道德、医患沟通能力和团队协作精神。

◀课前预习

1. 学生在线自主学习　使用数字化教学资源服务云平台，教师将课程制作成 PPT（链接 6-1）、微课视频上传至在线平台，让学生自主学习、讨论交流，激发学生主动学习的积极性。根据章节内容设立临床案例讨论，加强师生之间的对话与交流，实现线上线下授课相结合，使学生掌握医学影像解剖学的基本知识，不断提高学生自主学习能力，为临床打下基本功。

2. 学生在线自我检测　结合授课内容给出单选题 5～10 道，学生扫码完成自测（链接 6-2），考核学生对理论知识掌握情况。

链接 6-1
第六章
脊柱区 PPT

链接 6-2
第六章
脊柱区自测题

第一节　脊柱区概述

人体的脊柱，俗称脊梁，是人体最复杂也是最神奇的器官。它起到支持、连接、保护和缓冲震荡的作用。正是脊柱的神奇功能,使我们可以站立、屈伸和左右旋转。脊柱位于中轴部位,是脊柱区的主体部分,分脊柱前部、脊柱后部和两者间的椎管及其内容物。

一、境界与分区

脊柱区是脊柱及其后方与周围软组织共同构成的区域。脊柱区也称背区(back),是指脊柱及其后方和两侧软组织所共同组成的区域。脊柱上界为枕外隆凸及上项线,下界至尾骨尖。两侧自上而下分别为斜方肌前缘、三角肌后缘上份、腋后襞、腋后线垂直向下到髂嵴后份、髂后上棘和尾骨尖的连线。脊柱区自上而下分颈部、胸内、腰部和骶尾部4部分。项部上界为脊柱区的最上方,下界为第7颈椎棘突与两侧肩峰的连线;胸内上界连接颈部下界,下界为第12胸椎棘突、第12肋下缘至第11肋前份的连线;腰部上界连接胸内下界,下界为两髂嵴后份和两髂后上棘的连线;骶尾部则为两髂后上棘与尾骨尖围城的三角区域。

二、标志性结构

1. 棘突　是由椎弓板下后方或后下方深处的凸起,尖端易在体表扪及,特别是第7颈椎棘突,常常作为计数椎骨序数的标志。

2. 尾骨　由3~4块已退化的尾椎愈合而成。尾骨尖可在肛门后方臀沟处扪及。

3. 肩胛冈和肩胛下角　肩胛冈横行于肩胛骨背侧上1/3,并将其分为肩胛上、下窝。肩胛冈向外移行为肩峰,向内侧移行并延伸至肩胛骨的内侧缘。将两侧肩胛冈内侧缘相连,可平第3胸椎棘突。肩胛骨下角位于肩胛骨最下方,形状为倒三角形。两侧肩胛下角连线与第7胸椎棘突持平。

4. 髂嵴和髂后上棘　髂嵴是髂骨翼的上缘,前端突起称为髂前上棘,后端突起称为髂后上棘,两侧髂后上棘的连线平第2骶椎棘突,左右髂嵴的最高点连线平第4腰椎棘突。

第二节　脊柱区

一、应用解剖

(一)脊柱形态与曲度

新生儿脊柱尚未发育成熟,整个脊柱的曲度稍向前凹,婴儿时期正常弧度开始形成,大约2周岁时,幼儿开始站立则腰部曲线出现,并于童年时期逐渐明显。脊柱是人体中轴,同时构成胸腔、腹腔和盆腔的骨性结构。

1. 脊柱前面观　自枢椎(第2颈椎)到第2骶椎,椎体宽度随负重压力的增加而逐渐加宽。正常人的脊柱有轻微侧屈,根据生活习惯的不同(如习惯用左手的人群),脊柱上部略凸向左侧,下部会代偿性地略凸向右侧。

2. 脊柱后面观　除寰椎(第1颈椎)无椎体和棘突外,其他椎骨棘突连贯形成纵脊,走行于背部正中线上。颈椎棘突短且分叉,胸椎棘突细长,逐渐斜向后下方,腰椎棘突呈板状,向后方水平伸出。

3. 脊柱侧面观　脊柱有颈、胸、腰、骶4个生理曲度。颈部、腰部曲度凸向前,胸内、骶部曲度凸向后(图6-2-1)。

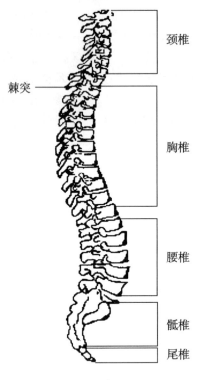

颈椎

胸椎

棘突

腰椎

骶椎

尾椎

图6-2-1　脊柱侧面观

(二)脊柱的基本结构及肋骨框架

脊柱位于背部正中,纵行于背部正中线,呈柱状。正常成年人由7个颈椎、12个胸椎、5个腰椎、1块骶骨和1块尾骨借椎间盘、关节和韧带相互连接。

肋由肋骨和肋软骨两部分组成,共12对。肋骨细长呈弓形,与椎体、胸骨共同形成一圆柱形的胸腔。前7根肋骨通过肋软骨与胸骨相连,第8~10根肋软骨融合在一起,第11~12根肋骨为浮肋。肋骨后端膨大称肋头,与胸椎的上、下肋凹相关节,肋骨外侧稍细的部分称为肋颈,肋颈外侧的隆起为肋结节,其关节面与相应椎体的横突肋凹相关节。肋骨框架与脊柱相关联的结构,加强了脊柱的稳定性,防止脊柱移位,对人体具有保护作用。

(三)椎骨及连接

1. 椎骨的一般形态　椎体位于椎骨的前方,椎体内部为松质骨,四周包绕圆筒状密质骨,其是椎骨负重的主要部分。椎弓位于椎骨的后方,由椎弓根与椎弓板构成,椎弓根前后分别与椎体和椎弓板相连。椎弓根上、下缘各有一切迹,相邻椎骨的上、下切迹构成椎间孔。椎弓板发出 7 个突起:1 对横突,1 对上关节突、1 对下关节突和 1 个棘突。椎孔由椎体和椎弓围成。各椎骨的椎孔连成椎管,内含有脊髓和被膜。

2. 各部椎骨的主要特征　颈椎椎体较小,呈椭圆形;椎孔较大,呈三角形;横突根部有横突孔,其间有椎动脉、静脉及神经穿行;棘突较短,末端有分叉,第 7 颈椎棘突长而水平,易在体表扪及,末端无分叉;无肋凹。胸椎椎体自上而下逐渐增大、呈心形;棘突较长,向后下方倾斜;胸椎椎体后部有一对肋凹与肋骨相连。腰椎椎体粗壮、呈肾形,椎孔呈卵圆形或三角形,棘突宽而短呈板状,水平伸向后方,腰椎棘突间隙较宽。骶骨前面上缘中分向前突出,称岬,骨内有纵贯骶骨的骶管,下端开口于骶管裂孔。尾骨由退化的尾椎融合而成,上界骶骨尖,尖部游离并向盆内方向自然弯曲。

3. 椎骨间的连结　椎骨间的连结分为椎体间的连结和椎弓间的连结。椎体间的连结借椎间盘和前、后纵韧带相连;椎弓间的连结由前向后依次为黄韧带、棘间韧带、棘上韧带。椎间盘自第 2 颈椎至骶椎(第 1、2 颈椎之间除外)共有 23 个。椎间盘由两部分组成,中央部为髓核,包括多种黏多糖、黏蛋白凝胶,是柔软且具有弹性的胶状物质。周围部为纤维环,是由同心圆排列的纤维组织条带组成,坚韧牢固地将各椎体上、下面连结在一起,起到保护髓核的作用。前纵韧带是椎体前面延伸的一条纤维束,起自枕骨底部前部,连结所有椎体,起附着牢固的作用。后纵韧带位于椎管内椎体的后面,起自枕骨底后面,下达骶骨,与椎间盘纤维环及椎体上下缘连结紧密,与椎体结合相对疏松,可限制脊柱过度前屈。黄韧带位于椎管内,连结相邻的椎弓板并协助构成椎管,具有限制脊柱过度前屈的作用。棘间韧带位于黄韧带后方,连结相邻棘突间的纤维。棘上韧带起源于项韧带,是连结胸、腰、骶椎各棘突尖之间的纵行韧带,并最终走行至骶骨。椎管是骨性管道,椎管前壁由椎体、椎间盘后缘和后纵韧带构成,后壁为椎弓板及黄韧带,两侧为椎弓根及椎间孔。

4. 脊柱肌肉　脊柱区的肌肉由浅至深可分为浅层肌、中层肌和深层肌。浅层肌包括斜方肌、背阔肌和腹外斜肌;中层肌包括肩胛提肌、菱形肌、上后锯肌和下后锯肌;深层肌包括夹肌、竖脊肌和横突棘肌。

知识链接

竖脊肌的组成和功能

竖脊肌属于脊柱区的深层肌,位于上后锯肌、下后锯肌和脊柱区深筋膜的深面。竖脊肌是一个肌群,由 3 块肌肉组成,分别为棘肌(包括胸棘肌、颈棘肌)、最长肌(包括胸最长肌、颈最长肌、头最长肌)和髂肋肌(颈髂肋肌、胸髂肋肌、腰髂肋肌)。

竖脊肌牵引脊柱可实现后仰,竖脊肌深部的短肌有明显的节段性,连于相邻的两个椎骨,可加强椎骨之间的连结和脊柱活动的灵活性。提拉杠铃时可发展此肌肉力量。

二、X 射线解剖

脊柱正位 X 射线片上,脊柱位于躯干中央,呈纵形柱状,由椎骨连结而成,自上向下椎骨由小逐渐增大。主要的影像解剖特点有:①椎体呈方形或长方形,边缘的骨密质表现为致密细线影,椎体内有纵横排列的骨小梁影像。②相邻的上、下椎体间显示为无结构的透亮间隙,即椎间隙。椎间隙代表椎间盘,上、下缘基本平行。邻近的椎间隙宽度大致接近,但胸内椎间隙最小,腰部椎间隙最大。③椎体的两侧缘见横突影伸向外方,左、右横突一般对称。④椎弓根呈椭圆形或圆形,其边缘为密度较高的阴影,多重叠在椎体影的外侧部。椎弓根间距从第 2 颈椎向下逐渐加大,在第 5~6 颈椎处最大。第 7 颈椎到第 3 胸椎处急剧变小,向下到第 10 胸椎处为脊柱中最窄的部分。从第 11 胸椎到第 1 骶椎又逐渐变大,以后又变小。⑤颈椎棘突呈分叉的阴影,胸椎棘突则排列成纵行的致密阴影,由于棘突的倾斜度不同,其末端阴影所处的位置也不一致,而腰椎棘突为类似水滴状的影像。骶骨为三角形阴影,正中线呈条状边缘不规则致密阴影,为骶正中嵴。骶正中嵴外侧有骶前、后孔形成的互相重叠密度减低影。

脊柱侧位 X 射线片上,可见 4 个生理弯曲。主要影像解剖特点有:①椎体位于脊柱的前部,近似四方形,前后径略大于高径。前缘和后缘均为平滑的曲线,上缘和下缘并不在一个平面,一般椎体的后缘高于前缘 5~8 mm,尤其第 12 胸椎体和第 1 腰椎体,后缘高于前缘达 8~10 mm,均属正常表现。②椎间隙显影清晰,正常范围 2~6 mm。胸椎间隙较窄,腰椎间隙较宽,第 4~5 腰椎间隙最宽,其前部可宽达 15 mm。椎间隙前后部并不等宽,随脊柱生理弯曲有一定的变化,同时也与年龄有关,50 岁以上的人,椎间隙要比青壮年窄一些。③相邻的椎骨上、下切迹之间的透亮空隙为椎间孔。椎间孔的前缘是椎体和椎间盘的后缘,椎间孔的后缘止于关节突的前缘。椎间孔的形状一般呈长椭圆形。胸、腰椎的椎间孔在侧位片上可见,是双侧重叠的影像。④侧位显示最清楚的是棘突。颈椎棘突长短大小不一,胸椎棘突呈叠瓦状,腰椎棘突矢状位呈宽板状,垂直向后。⑤各椎骨的椎体后缘连线和棘突前缘连线之间,从上到下呈弯曲的柱状低密度影为椎管侧位影像,内有脊髓。因脊髓密度低,故不显影。

(一)颈椎

颈椎正位片中由于上段颈椎与下颌骨重叠,故正位片上第 1、2 颈椎结构无法清晰显示,主要显示第 3~7 颈椎。可见第 3~7 椎体自上而下逐渐增大,上缘微凹,椎体上缘的两侧可见斜面向内的三角形小突起,称为钩突,与上一椎体下缘前后唇形成钩椎关节。若椎体钩突过度增生可致椎间孔狭窄,如压迫脊神经则可导致颈椎病。椎间隙包括软骨终板和椎间盘,为弧形低密度影。椎弓根呈环形致密影,位于椎体两侧,上、下、外侧致密性突起分别为上、下关节突及横突。第 7 颈椎棘突长且水平,颈部过度屈曲时易在体表扪及,常为定位标志(图 6-2-2A)。

颈椎侧位片,可见生理度前凸,第 2~7 颈椎呈连续的前凸弧线排列,从前向后有椎体前缘、椎体后缘、椎板线和棘突后线 4 条连贯的弧线。寰椎无椎体,前端可见前弓的前结节,前弓后方为枢椎齿状凸,二者构成寰枢关节,下有枢椎椎体。相邻椎体上、下缘之间透光间隙为椎间隙,宽窄均匀,自上而下稍增宽。椎体后上缘向后延续为椎弓根及上、下关节突,横突投影于椎体阴影内,难以辨认。第2颈椎棘突粗大,向下呈钩状,第7颈椎棘突最长。颈前软组织内可见舌骨、甲状软骨、环状软骨的钙化影(图6-2-2B)。

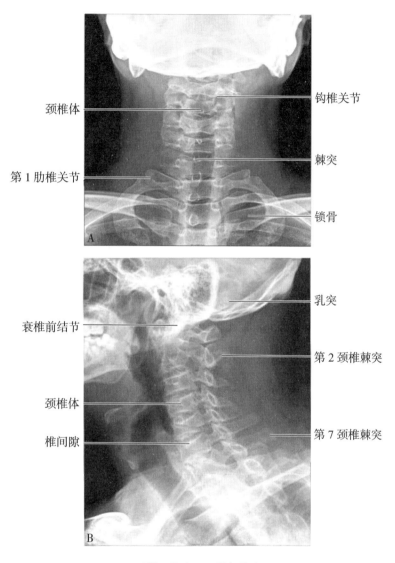

钩椎关节
颈椎体
棘突
第1肋椎关节
锁骨

乳突
寰椎前结节
第2颈椎棘突
颈椎体
椎间隙
第7颈椎棘突

A.颈椎正位片;B.颈椎侧位片。

图6-2-2　颈椎正侧位片

颈椎张口位片,则可清晰显示枢椎齿状突和寰椎两侧对应关系。寰枢椎投影于上、下齿列之间,齿状凸居于中央。枢椎齿状突与寰椎两侧块构成寰齿关节,两侧对称。寰椎下关节突与枢椎上关节突构成侧块关节。枢椎棘突、椎弓和寰枢关节清晰可见(图6-2-3)。

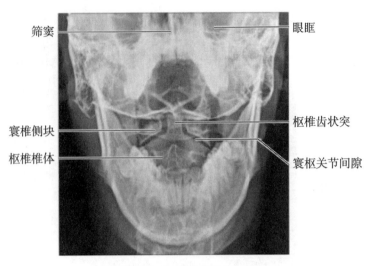

图6-2-3 颈椎张口位片

（二）胸椎

胸椎正位片中,可显示第1~12胸椎。胸椎椎体呈方形,自上而下逐渐增大。椎弓根对称显示为中线的长卵圆形影。棘突居中。每块椎骨两侧是一对横突。胸椎侧位片中,胸椎生理曲度向后,椎体呈扁平长方形,椎弓居椎体后方,椎管为纵行半透光区。椎体上下缘平坦,胸椎间隙宽度较窄,但有向下逐渐增宽的趋势。胸椎突间关节与椎间孔可在侧位片中清晰显示(图6-2-4)。

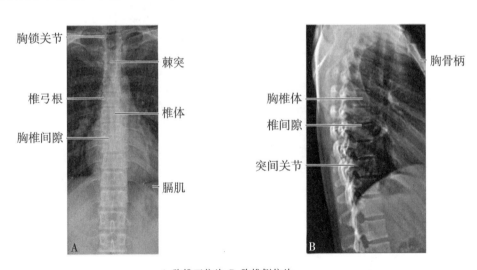

A.胸椎正位片;B.胸椎侧位片。

图6-2-4 胸椎正侧位片

（三）腰椎

腰椎正位片中,腰椎生理曲度向前。腰椎椎体比胸椎椎体更加扁平,且从上向下依次增大,周围为一层密度均匀的致密骨皮质,轮廓清晰。双侧椎弓根对称显示。椎弓与椎体两侧有横突影。横突内侧可见椭圆形环状致密影,称椎弓环。双侧腰大肌影起始于第12胸椎下缘,两侧对称。椎间隙在腰椎侧位片中前宽后窄,第4~5腰椎间隙最宽,第5腰椎至第1骶椎间隙又变窄,其余各椎间隙大小相似。椎间孔显示清晰。腰椎生理曲度向前,第4腰椎最为明显。同一脊椎的上、下关节突之间为椎弓峡部(图6-2-5)。

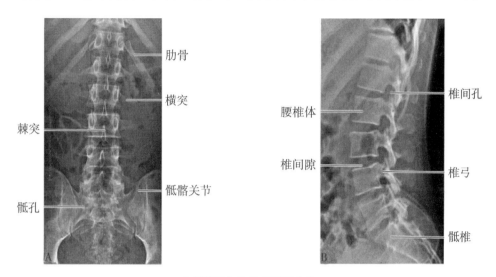

A.腰椎正位片;B.腰椎侧位片。

图6-2-5 腰椎正侧位片

(四)骶尾椎

骶尾椎侧位像中,骶椎向后凸出,骶骨与双侧髂骨影像重叠,细微结构显示不清晰,常需与CT结合以明确病变。骶骨融合无间隙,前缘光滑连续。骶骨与双侧髂骨影像重叠,细微结构显示不清晰,故常需与CT结合以明确病变(图6-2-6)。

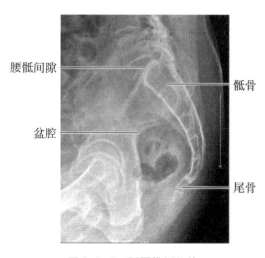

图6-2-6 骶尾椎侧位片

三、断层解剖

（一）CT 断层解剖

脊柱 CT 扫描常规以横断层为主，显示的解剖结构主要包括脊柱骨骼及周围软组织，并可在此基础上行 CT 三维重建扫描或矢状断层、冠状断层等多平面重建。重建后的图像有助于多平面、多角度全面地观察组织结构改变。

1. 横断层

（1）经寰枢关节横断层　寰椎无椎体、棘突和关节突，呈环状，由前后弓和两侧侧块组成。寰椎前弓较短，后弓较长，前面正中为前结节，后面正中有齿突凹，与枢椎构成寰齿关节。齿突外侧缘与两寰椎侧块内缘间的距离相等。寰椎侧块外的三角形部分为寰椎横突，横突前外侧有颈内动、静脉走行（图 6-2-7）。

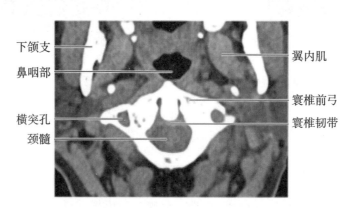

下颌支　　　　　　　　　　　　　　　翼内肌
鼻咽部
　　　　　　　　　　　　　　　　　　寰椎前弓
横突孔　　　　　　　　　　　　　　　寰椎韧带
颈髓

图 6-2-7　经寰枢关节横断层（CT）

（2）经颈椎椎间盘横断层　主要显示椎间盘和椎间孔。由于生理性颈曲的原因，经颈段椎间盘的断层可同时显示下位椎体的后上缘、椎体钩和上位椎体的前下缘。钩椎关节后外侧不构成椎间孔下部。椎管为不完整的骨性环。前壁为椎间盘和后纵韧带，后壁为椎弓板和黄韧带（图 6-2-8）。

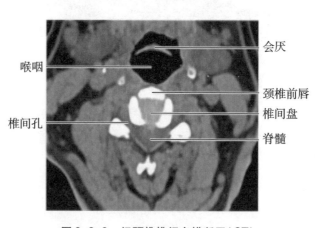

喉咽　　　　　　　　　　　　　　　　会厌

　　　　　　　　　　　　　　　　　　颈椎前唇
椎间孔　　　　　　　　　　　　　　　椎间盘
　　　　　　　　　　　　　　　　　　脊髓

图 6-2-8　经颈椎椎间盘横断层（CT）

（3）经胸椎椎间盘横断层 由于生理性曲度的存在，胸段脊柱有时可见上、下位椎骨的椎体、椎间盘及上、下两棘突。椎管为不完整的骨性环，前面为椎间盘和后纵韧带，后面为椎弓板、黄韧带和关节突关节，断开处为椎间孔下部。椎间孔内有椎间静脉穿行（图6-2-9）。

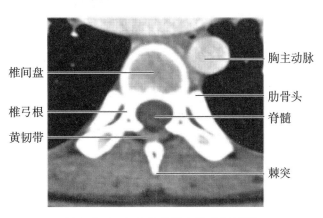

图6-2-9 经胸椎椎间盘横断层（CT）

（4）经腰椎椎体下部横断层 显示椎间孔上部，椎间孔朝向外侧，其前方为椎体后面，后方为下关节突。有腰神经根、椎间静脉和腰动脉脊支穿过。椎孔为不完整性骨性环，椎管内、外结构与颈椎椎弓根的断层相似（图6-2-10）。

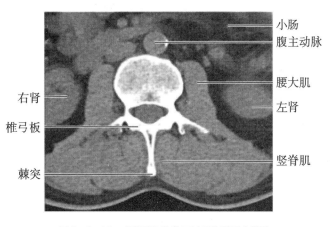

图6-2-10 经腰椎椎体下部横断层（CT）

（5）经腰椎椎间盘横断层 显示椎间孔下部，前界为椎间盘，后界为关节突关节。椎间盘形状近似肾形，其大小、形态与邻近椎体相似。关节突关节近似矢状断层，外侧和内侧分别为上关节突和下关节突；黄韧带位于椎板内侧，呈"V"形，较厚。椎孔为不完整骨环（图6-2-11）。

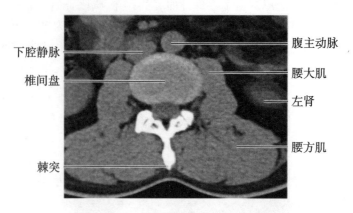

左侧标注（从上到下）：下腔静脉、椎间盘、棘突
右侧标注（从上到下）：腹主动脉、腰大肌、左肾、腰方肌

图 6-2-11　经腰椎椎间盘横断层（CT）

（6）经第 2 骶椎椎体横断层　骶椎相较于其他椎体明显减小，后方可见骶管。骶管后方由内向外分别可见骶正中嵴和骶内侧嵴。髂骨翼和骶骨翼构成骶髂关节。骶骨周围软组织与经第 1 骶椎的横断层相似（图 6-2-12）。

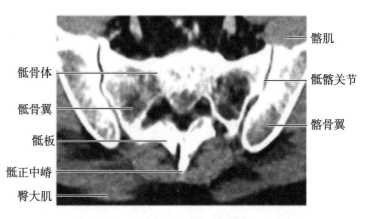

左侧标注（从上到下）：骶骨体、骶骨翼、骶板、骶正中嵴、臀大肌
右侧标注（从上到下）：髂肌、骶髂关节、髂骨翼

图 6-2-12　经第 2 骶椎椎体横断层（CT）

2.矢状断层

（1）经颈椎正中矢状断层　生理性颈曲向前凸，第 4～6 颈椎平面为其顶点。寰椎前、后弓分别位于齿突前、后方。第 2 颈椎特点为自椎体向上伸出齿突，齿突前缘是前关节面，构成寰齿关节，齿突后缘是后关节面，与寰椎横韧带相连。椎体从上向下逐渐增大变宽，其间有椎间盘连结，前厚后薄。椎管随脊柱颈段形成向前凸的生理性曲度，前壁为椎体、椎间盘和后纵韧带，后壁为椎弓板和黄韧带（图 6-2-13）。

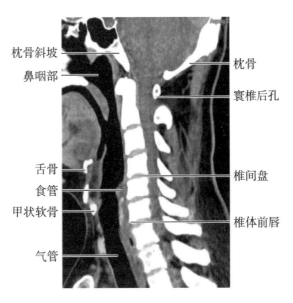

图6-2-13 经颈椎正中矢状断层(CT)

（2）经胸椎正中矢状断层 椎体自上而下逐渐增大,似长方形,椎体后缘有椎体静脉通过。胸段椎间盘厚度自上而下逐渐增厚。椎管胸段伴随脊柱胸曲形成凹向前的生理性曲度,椎管内穿行脊髓。黄韧带垂直于相邻的椎弓板上下缘之间。胸椎棘突较长,呈瓦状排列,下部棘突近似三角形(图6-2-14)。

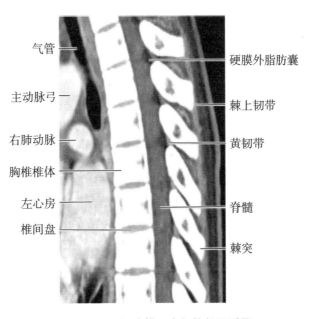

图6-2-14 经胸椎正中矢状断层(CT)

(3)经腰椎正中矢状断层 腰椎椎体近似长方形,前后径稍大于上下径。前缘有前纵韧带附着,后缘有后纵韧带附着。椎体前缘有一凹陷,有腰动、静脉穿过,椎体后缘也有一凹陷,有椎体静脉进入椎体。椎间盘位于椎体之间。腰椎生理曲度向前凸,第4腰椎水平为最凸处。成人第1腰椎椎体水平的硬膜囊内有脊髓圆锥,下至第2~3骶椎,内有马尾。脊柱后方为椎弓板和棘突。棘突呈长方形,水平向后伸出。黄韧带较厚,位于椎弓板之间(图6-2-15)。

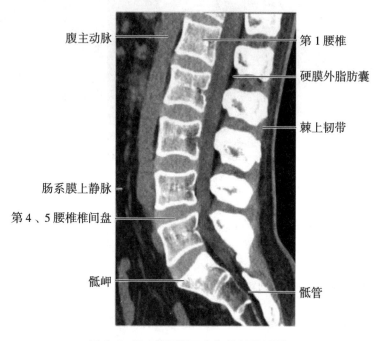

图6-2-15 经腰椎正中矢状断层(CT)

3. 冠状断层

(1)经颈椎齿状突冠状断层 通过曲面重组后处理的方法获取脊柱冠状断层全貌,来解决常规冠状断层扫描无法获得脊柱全貌的问题。颈椎冠状断层可显示寰枢椎对应的关系。第2颈椎齿状突居中,与第1颈椎构成寰齿关节并与两侧块间隙等宽。第1颈椎两侧的下关节突与对应第2颈椎上关节突构成侧块关节。第3~7颈椎椎体排列整齐,钩椎关节显示清晰(图6-2-16)。

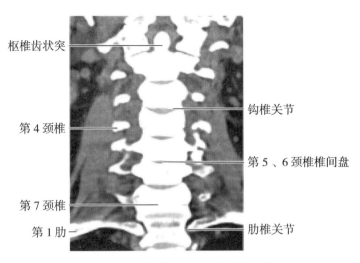

图6-2-16　经颈椎齿状突冠状断层（CT）

枢椎齿状突

钩椎关节

第4颈椎

第5、6颈椎椎间盘

第7颈椎

第1肋

肋椎关节

（2）经胸椎椎体冠状断层　经胸椎椎体冠状断层，椎体呈纵行排列。脊柱侧弯的患者在冠状断层中可直观显示。椎体呈长方形，左、右径稍长于上、下径。自上而下椎体逐渐增大，椎体两侧有肋间动脉断面，椎间盘位于相邻椎体之间，外侧可见类圆形肋骨断面（图6-2-17）。

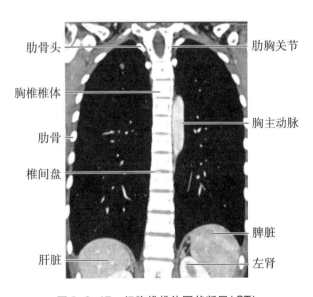

肋骨头

肋胸关节

胸椎椎体

肋骨

胸主动脉

椎间盘

脾脏

肝脏

左肾

图6-2-17　经胸椎椎体冠状断层（CT）

（3）经腰椎横突冠状断层　经腰椎横突冠状断层，椎体呈纵行线状排列。横突对称性的位于两侧，其内上方、内下方分别为上关节突、下关节突，两者构成关节突关节。关节突关节内侧缘可见有黄韧带附着。两侧腰大肌对称走行于椎体两侧（图6-2-18）。

左侧第 12 肋

第 1 腰椎

上关节突

下关节突

脊膜囊

关节突关节

图 6-2-18　经腰椎横突冠状断层(CT)

案例分析

患者文某,38 岁,进行性四肢麻痹、无力两月余,问诊得知该患者工作压力较大,长时间坐在电脑前办公,体能活动较少。

请问:患者适宜使用什么检查方法? 最有可能的诊断结果是什么?

链接 6-3
第六章脊柱区
案例分析答案

(二)MRI 断层解剖

使用 MRI 对脊柱及其周围软组织的解剖结构进行扫查具有明显优势。

骨皮质在 T_1WI 和 T_2WI 像上均表现为低信号。骨髓存在于长骨的骨髓腔和扁平骨的松质骨间网眼中的一种海绵状组织,具有造血功能。骨髓分红骨髓和黄骨髓。胎儿的骨髓几乎都是红骨髓,红骨髓中的水分含量较高,大约占 40%,脂肪占 40%,其余为蛋白质。大约 5 岁时,红骨髓逐渐被黄骨髓替代,黄骨髓的水分含量减少,大约占 15%,脂肪含量增多,大约占 80%,蛋白质仅剩下 5%。由于红骨髓中的水和脂肪含量相当,故在 T_1WI 上红骨髓信号介入皮下脂肪和肌肉之间。黄骨髓的脂肪含量很高,故在 T_1WI 上黄骨髓的信号与皮下脂肪信号呈相似的高信号。在 T_2WI 上,红、黄骨髓信号均高于肌肉而低于水信号。椎间盘在 T_1WI 上呈低信号,在 T_2WI 上,中央的髓核含有水分,故呈高信号,周围的纤维环呈低信号。椎间盘中央髓核的水含量随年龄增长而降低,T_2WI上信号也会随之降低。椎管硬膜囊内有脑脊液,T_2WI呈高信号。韧带和硬膜囊在各个序列中均表现为低信号影。

1. 横断层

(1)经寰齿关节横断层　骨与关节结构和CT横断层相同。颈内动、静脉位于横突前外侧(图6-2-19)。

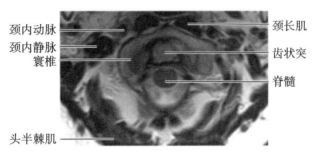

颈内动脉　　　　　　　　　　　　颈长肌
颈内静脉　　　　　　　　　　　　齿状突
寰椎　　　　　　　　　　　　　　脊髓

头半棘肌

图6-2-19　经寰齿关节横断层(MRI)

(2)经颈椎椎体下部横断层　骨与关节结构和CT横断层相同。当椎间盘突出时,很容易造成椎间孔受压变窄,使之对应的神经根受压,可产生疼痛、肢体活动障碍、麻木甚至截瘫(图6-2-20)。

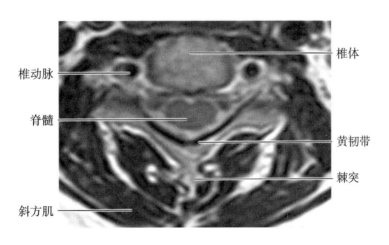

椎动脉　　　　　　　　　　　　　椎体

脊髓　　　　　　　　　　　　　　黄韧带

　　　　　　　　　　　　　　　　棘突

斜方肌

图6-2-20　经颈椎椎体下部横断层(MRI)

(3)经颈椎椎间盘横断层　骨与关节结构和CT横断层相同(图6-2-21)。

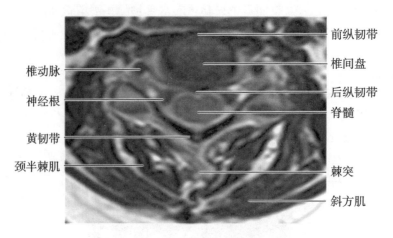

左侧标注（从上到下）：椎动脉、神经根、黄韧带、颈半棘肌

右侧标注（从上到下）：前纵韧带、椎间盘、后纵韧带、脊髓、棘突、斜方肌

图 6-2-21　经颈椎椎间盘横断层(MRI)

（4）经胸椎椎体下部横断层　椎孔前部低信号线为椎体后缘骨皮质和后纵韧带。后部有椎弓板、关节突关节和黄韧带；关节突关节前后排列，上、下关节突分别位于前、后。胸段神经根通过椎间孔进出椎管（图 6-2-22）。

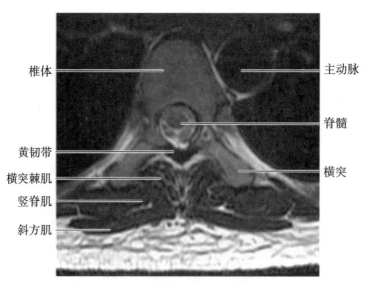

左侧标注（从上到下）：椎体、黄韧带、横突棘肌、竖脊肌、斜方肌

右侧标注（从上到下）：主动脉、脊髓、横突

图 6-2-22　经胸椎椎体下部横断层(MRI)

（5）经胸椎椎间盘横断层　主要显示椎间盘及椎间孔下部的情况，椎间盘 T_1WI 为低信号，椎间盘中央部 T_2WI 为高信号，周围部 T_2WI 为环形低信号（图 6-2-23）。

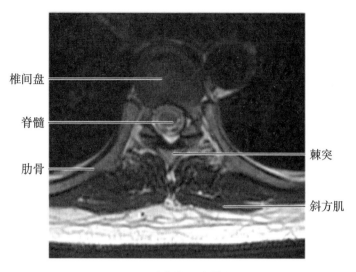

图6-2-23　经胸椎椎间盘横断层(MRI)

（6）经腰椎椎体下部横断层　椎间孔中有神经根及动、静脉出入。椎管内、外结构及周围软组织与经椎弓根的断层基本相似（图6-2-24）。

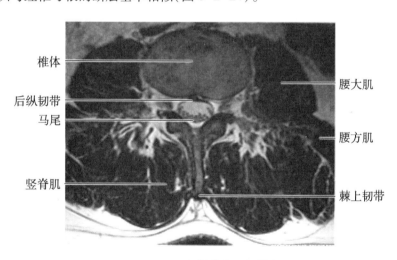

图6-2-24　经腰椎椎体下部横断层

（7）经腰椎椎间盘横断层　腰椎间盘随后偏向后方，纤维环环绕其四周。椎板内侧有黄韧带，呈低信号（图6-2-25）。

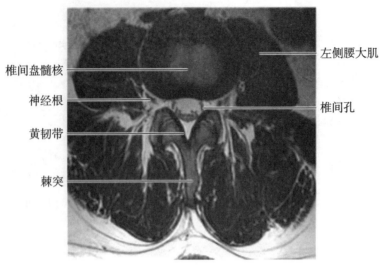

图 6-2-25　经腰椎椎间盘横断层

（8）经第 1 骶椎椎体横断层　骶管内有终丝、马尾和脑脊液。骶神经前、后支分别自骶前、后孔穿出。腰大肌内侧从外到内依次有髂外动脉、髂外静脉、输尿管、髂内动脉、髂内静脉。竖脊肌位于骶正中嵴外侧（图 6-2-26）。

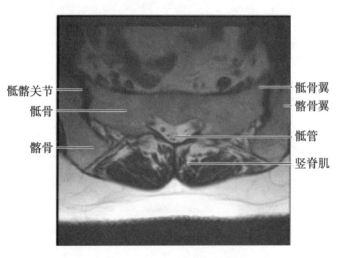

图 6-2-26　经第 1 骶椎椎体横断层

2. 矢状断层

（1）经颈椎正中矢状断层　颈部硬膜囊前间隙内脂肪组织较少，硬膜囊前壁与后纵韧带紧密相连，椎体后缘呈线形低信号。硬膜囊后壁外侧间隙内有丰富的脂肪组织填充，呈线形高信号。脊髓被椎管包裹，周围填充于蛛网膜下腔的脑脊液，其信号与水信号基本一致（图 6-2-27）。

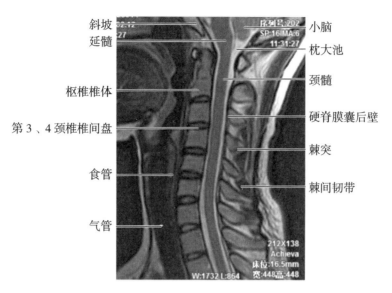

斜坡
延髓
枢椎椎体
第3、4颈椎椎间盘
食管
气管

小脑
枕大池
颈髓
硬脊膜囊后壁
棘突
棘间韧带

图 6-2-27　经颈椎正中矢状断层

（2）经胸椎正中矢状断层　生理性胸曲凸向后,胸椎椎体近似为长方形,自上而下逐渐增大。胸椎间盘比颈、腰椎间盘薄,但自上而下厚度仍逐渐增加。前、后纵韧带呈低信号。硬脊膜囊与后纵韧带紧邻(图 6-2-28)。

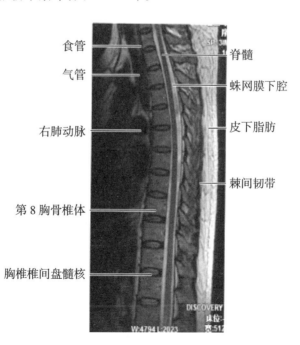

食管
气管
右肺动脉
第8胸骨椎体
胸椎椎间盘髓核

脊髓
蛛网膜下腔
皮下脂肪
棘间韧带

图 6-2-28　经胸椎正中矢状断层

（3）经腰椎正中矢状断层　腰椎椎体呈长方形,前、后韧带附着。腰椎间盘自上而下逐渐增厚。椎基底静脉丛呈高信号分布于椎体前、后缘。成人脊髓圆锥约平第1腰椎,从第1腰椎至第2~3骶椎有马尾和终丝分布(图6-2-29)。

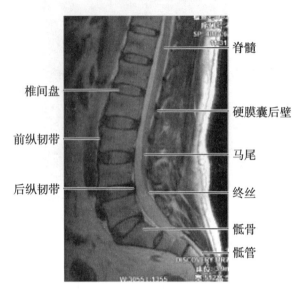

脊髓

硬膜囊后壁

马尾

终丝

骶骨

骶管

椎间盘

前纵韧带

后纵韧带

图6-2-29　经腰椎正中矢状断层

（4）经骶尾椎正中矢状断层　骶尾椎曲度后凸,骶管位于骶椎椎体后方,上部宽下部窄。硬脊膜囊终于第2骶椎水平,借终丝附着于尾骨。骶骨硬膜囊外有大量脂肪组织填充(图6-2-30)。

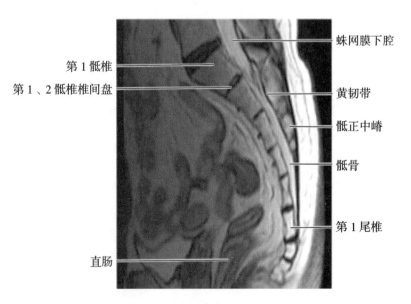

蛛网膜下腔

黄韧带

骶正中嵴

骶骨

第1尾椎

第1骶椎

第1、2骶椎椎间盘

直肠

图6-2-30　经骶尾椎正中矢状断层

3.冠状断层　经颈椎齿状突冠状断层可显示寰枢椎,枢椎齿状突位于正中,两侧块间距相等。椎体两侧的横突孔内有纵行走向的椎动脉(图6-2-31)。

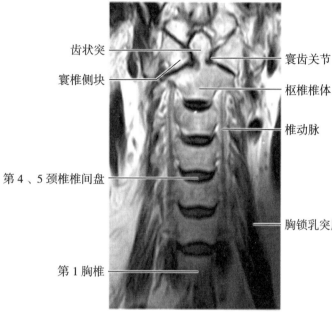

齿状突
寰椎侧块

第4、5颈椎椎间盘

第1胸椎

寰齿关节

枢椎椎体

椎动脉

胸锁乳突肌

图6-2-31　经颈椎齿状突冠状断层

课后思考

问题描述:脊柱是人体中轴,同时构成胸腔、腹腔和盆腔的骨性结构。脊柱有支撑头颅和躯干、保持身体稳定、完成必要的运动、保护脊髓等功能。

请问:脊柱的生理性弯曲有哪些?

链接6-4
第六章脊柱区
课后思考
案例解析

链接6-5
第六章脊柱区
自测题参考答案

(马静芳)

第七章

血　管

学习目标

掌握:重要动脉血管的位置、形态、结构及造影图像。

熟悉:主要动脉血管的位置及主要分支的路径、形态和结构。

了解:腹部和盆部脏器的动脉血管分布。

课程思政

通过学习本章内容,培养学生良好的医德医风和行为准则,培养学生科学严谨、实事求是的工作态度,树立"以患者为中心"思想理念,具备良好的职业道德、医患沟通能力和团队协作精神。

课前预习

1. 学生在线自主学习　使用数字化教学资源服务云平台,教师将课程制作成PPT(链接7-1)、微课视频上传至在线平台,让学生自主学习、讨论交流,激发学生主动学习的积极性。根据章节内容设立临床案例讨论,加强师生之间的对话与交流,实现线上线下授课相结合,使学生掌握医学影像解剖学的基本知识,不断提高学生自主学习能力,为临床打下基本功。

2. 学生在线自我检测　结合授课内容给出单选题5~10道,学生扫码完成自测(链接7-2),考核学生对理论知识掌握情况。

链接7-1
第七章
血管PPT

链接7-2
第七章
血管自测题

第一节　血管概述

一、血管及血液循环概述

血管是血液流通的管道,按照其结构和功能的不同,人体的血管可以分为动脉、静脉和毛细血管。

动脉是从心脏的心室发出,运输血液离开心脏的管道,沿途可分为大动脉、中动脉和小动脉。静脉起自毛细血管网,是运输血液流回心脏心房的管道,沿途可分为小静脉、中静脉和大静脉。毛细血管是连接动脉和静脉之间的微细血管,是血液和组织液进行物质交换的场所。

血管壁的结构:除毛细血管外,血管壁的结构由内到外分别是内膜、中膜和外膜。动脉需要承受较大的压力,管壁厚,管腔断面呈圆形。大动脉的中膜以弹性纤维为主,具有很好的弹性,当心脏收缩射血时,大动脉管壁顺势扩张,储存部分血液;当心脏舒张时,大动脉管壁弹性回缩,将储存的血液推出,维持血液继续流动。中、小动脉的中膜平滑肌比较发达,可以控制管径的大小。静脉承受压力小,管壁薄,管腔大,呈扁椭圆形。管径在1 cm以上的静脉有静脉瓣,可防止血液逆流,多分布于四肢。毛细血管管壁薄,由内皮和基膜构成,有利于进行物质交换。

血液循环:血液由心脏射出,流经动脉、毛细血管、静脉,再流回心脏,这样周而复始的循环流动过程称为血液循环。根据循环途径的不同,可以分为体循环(大循环)和肺循环(小循环)。

体循环起自心脏左心室,左心室收缩射血,将富含氧气和营养物质的动脉血射入主动脉,经各级动脉分支,输送动脉血到全身各部组织的毛细血管处,动脉血与组织细胞周围的组织液进行物质交换,即动脉血中的氧气和营养物质被组织细胞吸收,组织细胞产生的代谢废物和二氧化碳进入血液,动脉血成为静脉血,经各级静脉,汇合成上、下腔静脉,最后注入右心房。右心房的静脉血经右房室瓣进入右心室,参加肺循环。肺循环起自心脏右心室,右心室收缩射血,将静脉血射入肺动脉,经肺动脉各级分支,输送血液至肺泡周围的毛细血管,静脉血与肺泡进行气体交换,即静脉血中的二氧化碳进入肺泡,肺泡内的氧气进入血液,静脉血变成动脉血,再经各级静脉,汇合成肺静脉,最后注入左心房。左心房的动脉血经左房室瓣进入左心室,参加下一个体循环。

体循环的特点:行程长,流经范围广。主要功能是进行物质交换。

肺循环的特点:行程短,血液只经过肺,主要功能是进行气体交换。体循环和肺循环是血液循环的两个步骤,是相互连续,同时进行的(图7-1-1)。

二、主要体表标志

1.甲状软骨上缘　在该平面,颈总动脉分为颈内动脉和颈外动脉。

2.胸锁关节　头臂干在右胸锁关节的后方分为右颈总动脉和右锁骨下动脉。颈内静脉和锁骨下静脉在此汇合成头臂静脉。

3.胸骨角　平对主动脉弓起始部位。

4.髂嵴　经过第4腰椎的棘突,在第4腰椎的下缘,腹主动脉分为左、右髂总动脉。

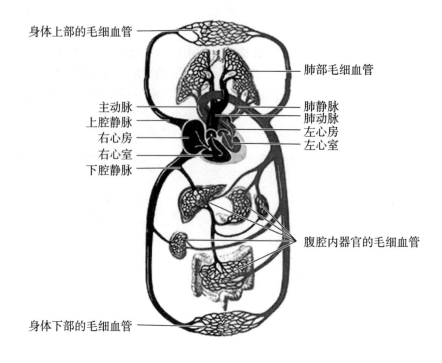

身体上部的毛细血管

肺部毛细血管

主动脉
上腔静脉
右心房
右心室
下腔静脉

肺静脉
肺动脉
左心房
左心室

腹腔内器官的毛细血管

身体下部的毛细血管

图 7-1-1　血液循环

第二节　动　脉

一、应用解剖

主动脉是体循环的动脉主干,由左心室发出,起始上升段为升主动脉,至右侧第 2 胸肋关节高度移行为主动脉弓,弓形弯向左后方,在第 4 胸椎体下移行为胸主动脉,沿脊柱左侧下行至第 12 胸椎水平穿膈肌的主动脉裂孔,移行为腹主动脉,继续沿脊柱前左方下降至第 4 腰椎下缘分为左、右髂总动脉。髂总动脉沿腰大肌下行,在骶髂关节处分为髂内动脉和髂外动脉(图 7-2-1)。

肺动脉是肺循环的动脉主干,由右心室发出,走在主动脉前方,至主动脉弓下方分为左、右肺动脉,伴支气管入肺,随支气管反复分支,最后形成毛细血管网包绕肺泡左右。

(一)头颈部动脉

头颈部动脉主要来源于颈总动脉,少部分来源于锁骨下动脉的分支,颈总动脉和锁骨下动脉是主动脉弓的动脉主干。

1. 颈总动脉　左颈总动脉起自主动脉弓,右颈总动脉起自头臂干,两侧颈总动脉经胸锁关节后方进入颈部,沿食管、气管和喉的外侧上行,约在甲状软骨上缘水平分为颈内动脉和颈外动脉。在颈总动脉分叉处有两个重要的感受器,压力感受器颈动脉窦和化学感受器颈动脉小球。压力感受器可以感受血管内压力的变化,当血管内血压升高时,可反射性地引起心跳减慢,末梢血管扩张,使血压下降。化学感受器可以感受血液中二氧化碳和氧气的浓度变化,当血液中二氧化碳浓度升高时,可反射性地促进呼吸加深加快。取下颌角和乳突尖连线的中点,由此点向胸锁关节做一连线,以甲状软骨上缘为界,以下为颈总动脉体表投影,以上为颈外动脉体表投影。

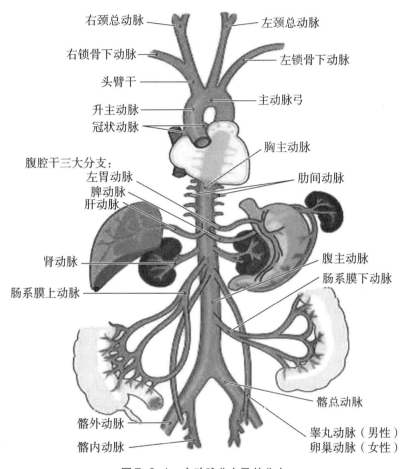

图7-2-1　主动脉分布及其分支

（1）颈外动脉　颈外动脉先位于颈内动脉前内侧,后转其外侧上行,穿腮腺至下颌颈高度分为颞浅动脉和上颌动脉两个终支。颈外动脉由下而上,依次发出甲状腺上动脉、舌动脉、面动脉。

面动脉在咬肌前缘下颌骨下缘处可摸到其搏动,颜面部出血,可压迫此处,使眼裂以下面部止血。颞浅动脉在外耳门前方颧弓根处可摸到其搏动,临床可在此处数脉搏,并可压迫此处,使颞部和头顶部止血。上颌动脉的一个重要分支脑膜中动脉,穿棘孔入颅,分前后两支,分布于硬脑膜,前支经过颅骨翼点深面,此处是四骨交汇处,骨质较薄,翼点处骨折易损伤深面的脑膜中动脉,引起硬膜外血肿。

(2)颈内动脉　颈内动脉经颈动脉管进入颅腔,营养脑和视器。颈内动脉按其行程分为4部:颈部、岩部、海绵窦部和前床突上部。其中海绵窦部和前床突上部合称虹吸部,常呈"U"形或"V"形,是动脉硬化好发部位。颈内动脉在海绵窦部发出眼动脉,经视神经管入眼眶。颈内动脉在颅内的主要分支:大脑前动脉、大脑中动脉、脉络丛前动脉、后交通动脉。大脑前动脉经视交叉上方进入大脑纵裂,沿胼胝体上方向后行,沿途分支分布于额叶、顶叶的内侧面及其上外侧面边缘部,前交通动脉连接两侧的大脑前动脉。大脑中动脉是颈内动脉的直接延续,沿大脑外侧沟向后上行,皮质分布于大脑半球的上外侧面,中央支细小而垂直,营养尾状核、豆状核和内囊等,此处动脉易破裂出血,又称为"出血动脉",若发生阻塞或出血,可累及内囊纤维,引起"三偏"症状。后交通动脉向后与大脑后动脉相吻合。

知识链接

大脑中动脉与三偏征

大脑中动脉是颈内动脉的直接延续,沿大脑外侧沟向后上行,营养大脑半球的上外侧面,这个区域是躯体运动中枢、躯体感觉中枢和语言中枢的所在。

大脑中动脉的中央支细小且垂直向上,营养尾状核、豆状核及内囊等处。内囊处有上传感觉、下传运动的纤维束。大脑中动脉尤其是中央支处易因高血压动脉硬化而发生脑血管意外,导致一侧内囊受损,引起"三偏"症状。

"三偏"症状包括:对侧偏身运动障碍(皮质脊髓束、皮质核束受损)、对侧偏身感觉障碍(丘脑皮质受损)和双眼对侧半视野偏盲(视辐射受损)。

2.锁骨下动脉　左侧起自主动脉弓,右侧起自头臂干,出胸廓上口弯向外,在锁骨与第一肋骨之间通过,到第一肋骨外缘处移行为腋动脉。锁骨下动脉的体表投影为胸锁关节至锁骨中点间向上凸起的弓形线(弓形最高点在锁骨上缘1 cm)。锁骨下动脉主要分支有如下几支。

(1)椎动脉　在前斜角肌内侧起自锁骨下动脉,向上穿第6颈椎至第1颈椎横突孔,经枕骨大孔入颅腔,行于延髓腹侧,在脑桥下缘,左右椎动脉合成1条基底动脉,沿脑桥基底沟上行至脑桥上缘,分为2条大脑后动脉。

(2)甲状颈干　为一粗短干,在椎动脉的外侧起自锁骨下动脉,分支分布于颈部和肩部,其主要分支甲状腺下动脉向上经颈动脉鞘的后方至甲状腺侧叶下端。

(3)胸廓内动脉　由锁骨下动脉的下面发出,向下入胸腔,沿胸骨外侧缘约1.2 cm,贴第1~7肋软骨后面下行,行程中分支营养胸前壁、心包等处。其末支穿膈肌至腹前壁,改名为腹壁上动脉,营养膈肌和腹直肌。

3.大脑动脉环　又称Willis环,由两侧大脑前动脉的起始段、两侧颈内动脉末端、两侧大脑后动脉起始段,借前、后交通动脉联通而共同组成,在颅底中央形成一动脉环(图7-2-2)。此环使颈内动脉与椎基底动脉相通,当某一动脉血流减少或阻塞时,血流可经此环重新分配,得到一定代偿。

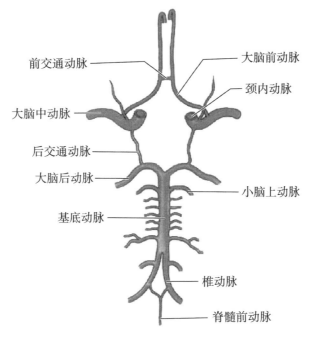

图 7-2-2 大脑动脉环

(二)胸内动脉

胸内动脉包括肺循环的动脉和体循环的动脉两部分。

1. 肺循环的动脉 肺动脉干起自右心室,在升主动脉的前方向后上方斜行,至主动脉弓下方分为左、右肺动脉。左肺动脉较短,在左支气管前方到肺门处分为上、下 2 支,进入左肺上、下叶。右肺动脉稍长,经升主动脉和下腔静脉后方向右,在右肺门处分为 3 支,分别进入右肺上、中、下肺叶。左、右肺动脉在肺内反复分支,与支气管的分支伴行,最后在肺泡壁上形成毛细血管网。

在肺动脉干分叉处稍左侧与主动脉弓下缘处,有一结缔组织圆索,称动脉韧带,是胚胎时期动脉导管闭锁后的遗迹。动脉导管在胎儿时期将肺动脉的血流导向主动脉,出生后不久即闭锁,如出生 6 个月后仍未闭锁,就成为动脉导管未闭,属于先天性心脏病的一种,可予结扎治疗。

2. 体循环的动脉 主动脉起自左心室,为体循环的主动脉干,按其行程可以分为升主动脉、主动脉弓和降主动脉 3 个部分。

(1)升主动脉 升主动脉根部发出左、右冠状动脉,走行于心脏的冠状沟内,分布于心脏。

左冠状动脉起自主动脉的左窦,向左走行于左心耳和肺动脉主干之间,分为前室间支和左旋支。前室间支又称前降支,沿前室间沟下行,发出分支分布于前室间沟的两侧的左心室前壁、右心室前壁一部分和室间隔的前 2/3。左旋支在冠状沟内继续走行,绕心左缘至心脏膈面,分支分布于左心房、左心室侧壁和左心窦后壁的大部分。左冠状动脉的分支主要分布于左心房、左心室、室间隔前 2/3 和右心室前壁的一部分。

右冠状动脉起自主动脉的右窦,经右心耳和肺动脉根之间进入冠状沟向右行,绕右心缘至膈面,分为后室间支和右旋支。后室间支在后室间沟内下行,其下部与前室间支末梢吻合。右旋支细小,向左行,分布于左心房后壁。右冠状动脉的分支主要分布于右心房、右心室、室间隔后 1/3 和左心室下壁的一部分,还包括窦房结和房室结。

(2)主动脉弓 主动脉弓的凸侧自右向左依次发出头臂干、左颈总动脉和左锁骨下动脉三大分支。头臂干为一粗短动脉干,向右上斜行至右侧胸锁关节后方,分为右颈总动脉和右锁骨下动脉。

(3)降主动脉 续于主动脉弓,沿脊柱左前方下行,穿膈肌的主动脉裂孔至腹腔,以膈肌为界,降主动脉位于膈肌以上的称为胸主动脉,膈肌以下的称为腹主动脉。胸主动脉沿途发出壁支和脏支。壁支:第 3~11 对肋间后动脉和 1 对肋下动脉,2~3 支膈上动脉;脏支:支气管支、食管支和心包支。

(三)腹部动脉

腹主动脉是腹腔的动脉主干,在膈肌的主动脉裂孔处续于胸主动脉,下降至第 4 腰椎椎体下缘分为左、右髂总动脉。腹主动脉沿途发出壁支和脏支。

1.壁支 4 对腰动脉,分布于腰后壁和脊髓;膈下动脉,分布于膈肌下面,其分支肾上腺上动脉分布于肾上腺;骶正中动脉,分布于盆腔后壁。

2.脏支 分为成对的脏支和不成对的脏支。成对的脏支有肾上腺中动脉、肾动脉、睾丸动脉或卵巢动脉;不成对的脏支有腹腔干、肠系膜上动脉和肠系膜下动脉。

(1)肾动脉 约平第 1 腰椎椎体下缘起自腹主动脉两侧,走在肾静脉的后方横行向外,至肾门附近分为前后两干入肾。肾动脉在入肾门之前发出肾上腺下动脉分布于肾上腺。

(2)肾上腺中动脉 约平第 1 腰椎椎体高度起自腹主动脉,分布于肾上腺。

(3)睾丸动脉 又称精索内动脉,细而长,左右各一,在肾动脉起始处稍下方起自腹主动脉前壁,沿腰大肌表面斜向外下走行,经腹环进入腹股沟管,参与组成精索,营养睾丸和附睾。该动脉在女性为卵巢动脉,经卵巢悬韧带降入盆腔,营养卵巢和输卵管。

(4)腹腔干 为一粗短的动脉干,在主动脉裂孔的稍下方起自腹主动脉的前壁,分为胃左动脉、肝总动脉和脾动脉 3 大分支,分布于胃、肝、胆囊、脾、胰、十二指肠和食管腹段。其中肝总动脉再分支为肝固有动脉和胃十二指肠动脉,肝固有动脉又分为肝左动脉、肝右动脉进入肝门,肝右支在进入肝门之前,发出胆囊动脉营养胆囊(图 7-2-3)。

(5)肠系膜上动脉 在腹腔干稍下方,约平第 1 腰椎椎体高度起自腹主动脉前壁,经胰头和十二指肠水平部进入肠系膜根部,主要分支有胰十二指肠下动脉、空肠动脉、回肠动脉、回结肠动脉、阑尾动脉、右结肠动脉和中结肠动脉。营养十二指肠、空肠、回肠、盲肠、阑尾、升结肠和横结肠。

(6)肠系膜下动脉 约在第 3 腰椎椎体水平起自腹主动脉前壁,主要分支有左结肠动脉、乙状结肠动脉、直肠上动脉。营养降结肠、乙状结肠和直肠上部。

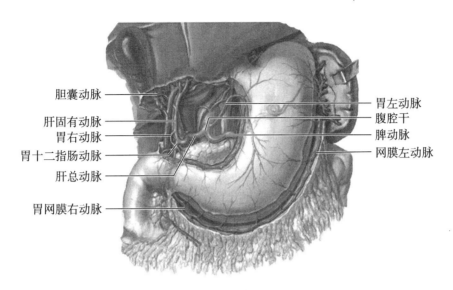

胆囊动脉
肝固有动脉
胃右动脉
胃十二指肠动脉
肝总动脉
胃网膜右动脉

胃左动脉
腹腔干
脾动脉
网膜左动脉

图7-2-3 腹腔干

（四）盆部与会阴动脉

髂总动脉左、右各一支,沿腰大肌内侧下行,至骶髂关节处分为髂内动脉和髂外动脉。

1.髂内动脉 是盆部的动脉主干,粗而短,沿盆腔侧壁下行,分为壁支和脏支,营养盆腔脏器和盆壁。

壁支主要有闭孔动脉、臀上动脉和臀下动脉。闭孔动脉营养大腿内侧肌群和髋关节;臀上和臀下动脉主要营养臀肌和髋关节。

脏支主要包括直肠下动脉、子宫动脉和阴部内动脉。营养直肠、子宫、输卵管、卵巢、会阴和外生殖器等。

2.髂外动脉 自髂总动脉发出后,沿腰大肌内侧缘下降,经腹股沟韧带中点深面进入股三角,移行为股动脉。髂外动脉在腹股沟韧带稍上方发出腹壁下动脉,进入腹直肌鞘,营养腹直肌。

（五）四肢动脉

1.上肢动脉 上肢的动脉续于锁骨下动脉。

（1）腋动脉 由锁骨下动脉经第1肋骨外缘直接移行而来,在腋窝深部下降,到大圆肌下缘移行为肱动脉。腋动脉的分支主要分布于肩关节、胸肌、背阔肌和乳房等。

（2）肱动脉 是腋动脉的直接延续,与正中神经伴行,沿肱二头肌内侧沟下降至肘窝,平桡骨颈水平分成尺动脉和桡动脉。在肘窝内上方肱二头肌肌腱内侧可触及肱动脉的明显搏动,是测量血压时的听诊部位。当前臂大出血时,可在肱二头肌内侧沟将肱动脉压向肱骨止血。肱动脉的分支主要分布于肱骨、肱三头肌、臂部和肘关节。

（3）桡动脉 自肱动脉发出,与桡骨平行下降,在桡骨茎突前内侧,位置表浅,可摸到其搏动,是临床常用的摸脉点,也是中医切脉进行脉诊的部位。桡动脉主要分支有掌浅支、拇主要动脉。

（4）尺动脉 尺动脉自肱动脉发出后，在尺侧腕屈肌和指浅屈肌之间伴尺神经下行，最后经豌豆骨桡侧至手掌。尺动脉主要分支有掌深支、骨间前动脉和骨间后动脉。

（5）掌浅弓 由尺动脉的终支和桡动脉的掌浅支吻合而成，位于屈指肌腱浅面。掌浅弓凸侧缘发出3条指掌侧总动脉和1条小指尺掌侧动脉。前者每支再分为2条指掌侧固有动脉，分别营养第2~5指相对缘。

（6）掌深弓 由桡动脉的终支和尺动脉的掌深支吻合而成，位于屈指肌腱深面。掌深弓凸侧发出3条掌心动脉，行至掌指关节附近分别与指掌侧总动脉吻合。

2. 下肢动脉 下肢的动脉续于髂外动脉。

（1）股动脉 在腹股沟韧带中点深面直接由髂外动脉移行而来，是下肢的动脉主干，在股三角内，其内侧是股静脉，外侧是股神经，与之相伴而行，向下经收肌管下降入腘窝，移行为腘动脉。股动脉的主要分支有股深动脉，营养大腿诸肌和股骨。在腹股沟韧带中点稍下方，可摸到股动脉的搏动，当下肢出血时，可在此处将股动脉压向耻骨上支进行止血。

（2）腘动脉 由股动脉移行而来，在腘窝深面下降，至腘窝下角处分为胫前动脉和胫后动脉，发出的分支营养膝关节及附近诸肌。

（3）胫前动脉 是腘动脉终支的一支，在小腿前群肌深面下行，分支营养小腿前群肌。胫前动脉至距小腿关节前方移行为足背动脉，经拇长伸肌腱和指长伸肌腱之间前行，沿途分支营养足背、足趾等处。

（4）胫后动脉 为腘动脉的另一终支，在小腿后群肌浅、深层肌间下行，经内踝后方入足底，分为足底内侧动脉和足底外侧动脉。沿途分支营养小腿后群肌、外侧肌群和足底结构。

二、血管影像解剖

心血管显影的方法很多，伴随着DSA、US、CTA、MRA等医疗设备的发展，对心血管的腔内情况、管壁的结构，血管的走行、位置、形态和毗邻关系等显示的很清楚。其中，DSA对血管的腔内显示仍作为金标准，无创检查US、CTA、MRA对管壁的结构及解剖位置显示优于DSA。

主动脉是体循环的主干，由左心室发出，起始段为升主动脉，至右侧第2胸肋关节高度移行为主动脉弓，弓行向左后至第4胸椎椎体下缘移行为胸主动脉；在第12胸椎高度穿膈肌的主动脉裂孔处移行为腹主动脉，至第4腰椎椎体下缘分为左、右髂总动脉；髂总动脉在骶髂关节高度分为髂内、髂外动脉。

（一）头颈部动脉

主动脉的凸侧从右向左依次发出三大分支：头臂干、左颈总动脉和左锁骨下动脉。头臂干在右侧胸锁关节后方分为右颈总动脉和右锁骨下动脉。头颈部的动脉主干包括颈总动脉和锁骨下动脉（图7-2-4）。

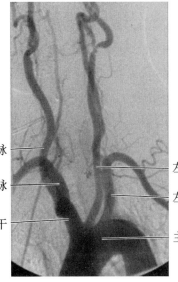

右颈总动脉
右锁骨下动脉
头臂干

左颈总动脉
左锁骨下动脉
主动脉弓

图 7-2-4 头颈部动脉血管（DSA）

1. 颈总动脉 左颈总动脉直接起自主动脉弓,右颈总动脉起自头臂干,两侧颈总动脉均沿食管、气管和喉的外侧上升,在甲状软骨上缘处分为颈内动脉和颈外动脉。

（1）颈外动脉 主要分支如下。①甲状腺上动脉:于舌骨大角下方从颈外动脉发出,向前下方分布于甲状腺上部,主要分支喉上动脉。②舌动脉:平舌骨大角,甲状腺上动脉的上方发自颈外动脉,向前内走行,经舌肌深面进入舌。分布于舌、舌下腺和腭扁桃体。③面动脉:于下颌角水平、舌动脉上方发自颈外动脉,经下颌下腺的深面,于下颌角前约3 cm 处跨下颌角下缘达面部,再经口角、鼻翼外侧上行,至眼内眦,改称内眦动脉。在下颌角前约 3 cm 处可触及其搏动和压迫止血。面动脉营养咽、软腭、咽鼓管、腭扁桃体、下颌下腺和面部软组织。④颞浅动脉:为颈外动脉的一个终支,于外耳门前方上行,越颧弓根至颞部。分布于腮腺和颞部软组织。在外耳门前方颧弓根部可摸到血管搏动,可在此处压迫止血。⑤上颌动脉:为颈外动脉的另一终支,平下颌颈处呈直角自颈外动脉向前发出,前行入颞下窝。其中重要的分支脑膜中动脉自上颌动脉发出后,向上穿棘孔入颅,分为前、后两支,分布于硬脑膜。前支较大,经过颅骨翼点深面,颞部骨折此处易受损伤,引起硬膜外血肿。⑥枕动脉:向后上行于乳突根部内侧,分布于枕部(图 7-2-5)。

（2）颈内动脉 向上经颈内动脉管进入颅腔,分布于脑和视器。

2. 锁骨下动脉 左锁骨下动脉发自主动脉弓,右锁骨下动脉发自头臂干。锁骨下动脉的主要分支有如下几支。

（1）椎动脉 为锁骨下动脉的最大分支,其分支分布于脑和脊髓。

（2）胸廓内动脉 由锁骨下动脉近端向下发出,经胸廓上口下降,沿第 1～7 肋软骨后面距离胸骨外侧缘约 1 cm 处直行下降,到第 6 肋间隙附近分为两终支:腹壁上动脉和膈肌动脉。胸廓内动脉沿途分布于胸前壁、乳房、心包、膈肌和腹直肌。

（3）甲状颈干 以短干在椎动脉的外侧起自锁骨下动脉上壁,随即分成甲状腺下动脉、肩胛上动脉和颈横动脉等分支。

锁骨下动脉的直接延续是腋动脉。锁骨下动脉的主要分支分布于头、颈、胸等范围内。

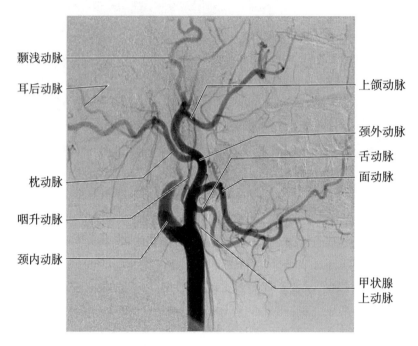

图 7-2-5 颈外动脉及其分支(DSA)

3. 脑部动脉 来自颈内动脉和椎动脉。

(1)颈内动脉 起自颈总动脉,自颈部向上经颈动脉管外口、颈动脉管、颈动脉管内口入颅,紧贴海绵窦的内侧壁穿海绵窦腔向前上行,穿出海绵窦而分支。颈内动脉按其行程分为4部:颈部、岩部、海绵窦部和前床突上部。其中海绵窦部和前床突上部合称虹吸部,常呈"U"形或"V"形,是动脉硬化好发部位。

颅内动脉在穿出海绵窦处发出眼动脉,经视神经管入眶。颈内动脉供应脑的主要分支有大脑前动脉、大脑中动脉、脉络丛前动脉、后交通动脉。

(2)椎动脉 椎动脉起自锁骨下动脉,向上穿行第6颈椎至第1颈椎的横突孔,经枕骨大孔入颅。左、右椎动脉在脑桥基底部汇合成一条基底动脉。椎动脉的主要分支有:脊髓前、后动脉,营养脊髓的血管;小脑下后动脉,是椎动脉的颅内分支。基底动脉的主要分支有:小脑下前动脉、小脑上动脉、大脑后动脉。

(3)大脑动脉环 又称 Willis 环、脑底动脉环。由两侧大脑前动脉的起始段、两侧颈内动脉末端、两侧大脑后动脉起始段,借前、后交通动脉联通而共同组成,在颅底中央形成一动脉环。此环使颈内动脉与椎基底动脉相通,当某一动脉血流减少或阻塞时,血流可经此环重新分配,得到一定代偿(图 7-2-6)。

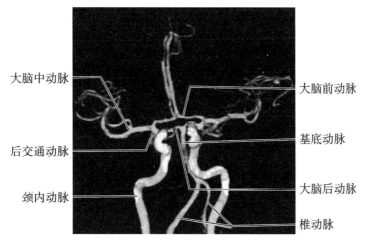

图 7-2-6　大脑动脉环血管(DSA)

案例分析(一)

患者,男,56 岁,偶有头晕,伴左侧面部及左上肢无力、麻木 1 个月余。查体:左上肢皮温低,脉搏弱于右侧,量双上肢血压,收缩压左侧比右侧低 40 mmHg,余无明显异常。

请问:

1. 为明确诊断,可安排患者做什么辅助检查?

2. 结合辅助检查,患者诊断为左锁骨下动脉近端完全闭塞。请分析一下,为什么左锁骨下动脉近端完全闭塞后,左上肢仍然有血流供应?

链接 7-3
第七章血管
案例分析(一)

(二)胸内动脉

肺有两套血管,一套是参与气体交换的功能性肺血管;另一套是向肺提供营养的支气管血管。

1. 肺动脉　肺动脉干起自右心室,在升主动脉前方向左后上方斜行,在主动脉弓下方分为左、右肺动脉(图 7-2-7)。左肺动脉在左支气管前方水平行至左肺门,分为上、下 2 支,进入左肺上、下叶。右肺动脉长于左肺动脉,在升主动脉和上腔静脉的后方水平向右至右肺门分为 3 支进入上、中、下肺叶。

2. 支气管动脉　左支气管动脉一般为 2 支,平第 4~6 胸椎高度起自胸主动脉,右支气管动脉一般为 1~2 支,多数起自第 3 肋间后动脉,或起自左支气管动脉。

3. 心脏的动脉　左、右冠状动脉为心脏供应动脉血,源自主动脉的起始部(图 7-2-8)。

左冠状动脉起自主动脉的左窦,向左走行于左心耳和肺动脉主干之间,分为前室间支和左旋支。前室间支沿前室间沟下行,发出分支分布于前室间沟的两侧的左心室前壁、右心室前壁一部分和室间隔的前2/3。左旋支在冠状沟内继续走行,绕心左缘至心脏膈面,分支分布于左心房、左心室侧壁和膈面。左冠状动脉的分支主要分布于左心房、左心室、室间隔前2/3和右心室前壁的一部分。

右冠状动脉起自主动脉的右窦,经右心耳和肺动脉根之间进入冠状沟向右行,绕右心缘至膈面,分为后室间支和右旋支。后室间支在后室间沟内下行。右冠状动脉的分支主要分布于右心房、右心室、室间隔后1/3和左心室下壁的一部分,还包括窦房结和房室结。

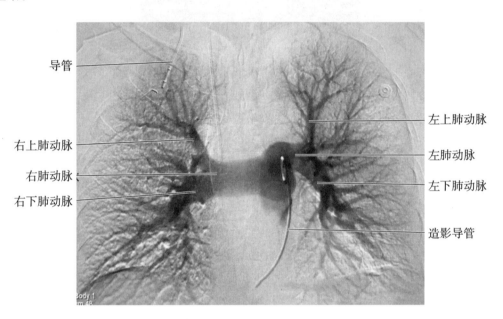

图7-2-7　肺动脉及其分支(DSA)

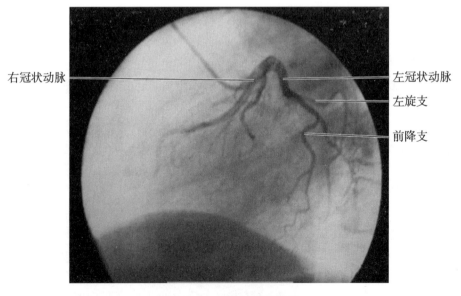

图7-2-8　冠状动脉(DSA)

（三）腹部动脉

1.腹主动脉　腹主动脉是腹部的动脉主干,在膈肌的主动脉裂孔处与胸主动脉相连,沿脊柱左前方下降至第4腰椎下缘分为左、右髂总动脉,另一终支是骶正中动脉。腹主动脉分为壁支和脏支(图7-2-9)。

（1）壁支　包括成对的膈下动脉、腰动脉和单支的骶正中动脉。

（2）脏支　包括成对的肾上腺中动脉、肾动脉、睾丸动脉或卵巢动脉。不成对的包括腹腔干、肠系膜上动脉、肠系膜下动脉。

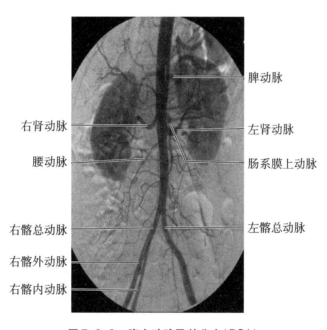

图7-2-9　腹主动脉及其分支(DSA)

2.腹腔干　在第12胸椎水平,从腹主动脉前壁发出的一短粗干,随即分为胃左动脉、肝总动脉和脾动脉三大分支。肝总动脉又分为肝固有动脉和胃十二指肠动脉,肝固有动脉再分为肝左、右动脉入肝门,在入肝门之前,从肝右动脉发出一支胆囊动脉营养胆囊。

3.肠系膜上动脉　约平第1腰椎椎体水平,在腹腔干下方,由腹主动脉前壁发出。肠系膜上动脉的主要分支有胰十二指肠下动脉、空肠动脉、回肠动脉、回结肠动脉、阑尾动脉、右结肠动脉、中结肠动脉(图7-2-10)。

4.肠系膜下动脉　约平第3腰椎椎处发自腹主动脉前壁。肠系膜下动脉的分支有左结肠动脉、乙状结肠动脉、直肠上动脉。

5.肾动脉　于肠系膜上动脉起点稍下方起自腹主动脉两侧,左、右各一,较粗大,在肾静脉后方横行向外,至肾门附近分为前、后两干入肾。肾动脉在入肾门之前发出肾上腺下动脉至肾上腺。

6.肾上腺中动脉　肾上腺的供血分为肾上腺上、中、下动脉。肾上腺中动脉起源于腹主动脉,肾上腺上动脉来源于膈下动脉,肾上腺下动脉来源于肾动脉。

7.睾丸动脉或卵巢动脉　睾丸动脉左、右各一,细而长,在肾动脉稍下方起自腹主动脉前壁,斜向外下走行,穿入腹股沟管,参与精索组成,在女性为卵巢动脉,经卵巢悬韧带下行进入盆腔。

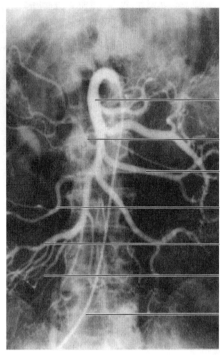

肠系膜上动脉

中结肠动脉

空肠动脉

右结肠动脉

回结肠动脉

回肠动脉

造影导管

图 7-2-10　肠系膜上动脉及其分支(DSA)

(四)盆部动脉

腹主动脉在第 4 腰椎椎体下缘分为左、右髂总动脉,并于骶髂关节处分为髂内动脉和髂外动脉。髂内动脉向小骨盆腔内走行,为盆部的动脉主干。髂外动脉为髂总动脉的延续,到腹股沟韧带中点深面以下移行为股动脉。

1.髂内动脉　由髂总动脉分出后沿盆腔侧壁下行进入小骨盆,发出壁支和脏支。壁支包括闭孔动脉、臀上动脉、臀下动脉。脏支包括脐动脉、子宫动脉、阴部内动脉、膀胱下动脉、直肠下动脉。

2.髂外动脉　髂外动脉续于髂总动脉,沿腰大肌内侧下行,经腹股沟韧带中点深面移行为股动脉。分支有腹壁下动脉、旋髂深动脉。

(五)四肢动脉

1.上肢动脉　上肢动脉主干移行于锁骨下动脉,主干包括腋动脉、肱动脉、桡动脉和尺动脉。

(1)腋动脉　由锁骨下动脉经第 1 肋骨外缘直接移行而来,在腋窝深部下降,移行为肱动脉。主要分支有胸肩峰动脉、胸外侧动脉、肩胛下动脉、旋肱前动脉和旋肱后动脉。

（2）肱动脉　为腋动脉的直接延续，是上臂的动脉主干，至肘窝中点于桡骨颈水平分为桡动脉和尺动脉。

（3）桡动脉、尺动脉　为肱动脉的两个终支。桡动脉行于前壁的外侧，尺动脉行于前壁的内侧，其中桡动脉在手腕处仅被皮肤和筋膜覆盖，位置表浅，是临床触摸脉搏的部位（图7-2-11）。

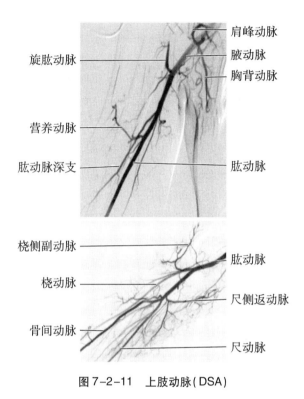

图7-2-11　上肢动脉（DSA）

2. 下肢动脉　下肢动脉主干移行于髂外动脉，主干包括股动脉、腘动脉、胫前动脉、胫后动脉、足背动脉。

（1）股动脉　为下肢的动脉主干，在腹股沟韧带深面续于髂外动脉，至腘窝处移行为腘动脉。股动脉的主要分支为股深动脉。在腹股沟韧带中点稍下方，可摸到股动脉搏动。

（2）腘动脉　续于股动脉，在腘窝下部分为胫前动脉和胫后动脉。

（3）胫前动脉　是腘动脉终支的一支，在小腿前群肌深面下行，至距小腿关节前方移行为足背动脉。

（4）胫后动脉　为腘动脉的另一终支，在小腿后群肌浅、深层肌间下行，经内踝后方入足底，分为足底内侧动脉和足底外侧动脉（图7-2-12）。

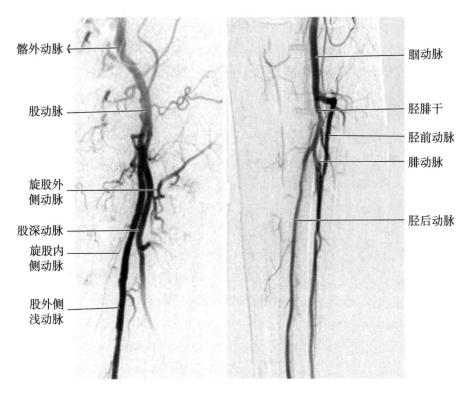

髂外动脉

股动脉

旋股外
侧动脉

股深动脉

旋股内
侧动脉

股外侧
浅动脉

腘动脉

胫腓干

胫前动脉

腓动脉

胫后动脉

图 7-2-12　下肢动脉(DSA)

课后思考

病例摘要:患者林某,男,68岁,患者活动后胸闷、心慌、气喘2年,加重伴胸痛2h入院。患者于2年前出现活动后胸闷、心慌、气喘,诊断为冠心病,予相应药物治疗。2h前患者爬楼后出现剧烈的胸痛伴心慌、气喘,休息和服药后没有得到缓解,急来我院。结合相关实验室检查结果,医生怀疑患者是心肌梗死,随即安排患者进行冠状动脉造影检查,以明确诊断。

请问:

1. 你作为医技人员,患者在进行冠状动脉造影检查时应关注什么?

2. 进行冠状动脉造影时,如果选择在股动脉进行穿刺,请问造影导管经过怎样的路径到达冠状动脉?

链接7-4
第七章血管
课后思考
案例解析

第三节　静　脉

◀学习目标▶

掌握:重要静脉血管的位置、形态、结构及造影图像。

熟悉:主要静脉血管的位置及主要分支的路径、形态和结构。

了解:腹部和盆部脏器的静脉血管分布。

◀课程思政▶

通过学习本节内容,培养学生良好的医德医风和行为准则,培养学生科学严谨、实事求是的工作态度,树立"以患者为中心"思想理念,具备良好的职业道德、医患沟通能力和团队协作精神。

◀课前预习▶

1.学生在线自主学习　使用数字化教学资源服务云平台,教师将课程制作成PPT(链接7-1)、微课视频上传至在线平台,让学生自主学习、讨论交流,激发学生主动学习的积极性。根据章节内容设立临床案例讨论,加强师生之间的对话与交流,实现线上线下授课相结合,使学生掌握医学影像解剖学的基本知识,不断提高学生自主学习能力,为临床打下基本功。

2.学生在线自我检测　结合授课内容给出单选题5~10道,学生扫码完成自测(链接7-2),考核学生对理论知识掌握情况。

一、应用解剖

静脉起自毛细血管,经逐级汇合,最后汇合成大静脉注入心房。肺循环的静脉经上、下肺静脉注入左心房。体循环的静脉经上、下腔静脉和心静脉注入右心房。

(一)头颈部静脉

头颈部静脉主要有颈内静脉、颈外静脉和锁骨下静脉(图7-3-1)。颈内静脉和锁骨下静脉在同侧的胸锁关节后方汇合成头臂静脉,同侧颈内静脉和锁骨下静脉汇合处形成的夹角称静脉角,是淋巴导管的注入处。

1.颈内静脉　在颈静脉孔处续于乙状窦,在颈动脉鞘内沿颈内动脉、颈总动脉的外侧下降,至胸锁关节的后方与锁骨下静脉汇合成头臂静脉。收纳范围相当于颈总动脉的分布范围,有颅内属支和颅外属支。

(1)颅内支　收集脑、脑膜、颅骨、视器和前庭蜗器等处的静脉血注入颈内静脉。

脑的静脉一般无动脉伴行,无静脉瓣,分为浅、深两组,两组之间相互吻合。浅组直接汇入邻近的硬脑膜窦,深组经大脑大静脉注入直窦。两组静脉最终经乙状窦注入颈内静脉。浅静脉的主要属支有大脑上静脉、大脑下静脉、大脑中静脉。深静脉的主要属支有:大脑内静脉、大脑大静脉、基底静脉。硬脑膜窦位于两层硬脑膜之间,包括上矢状窦、下矢状窦、直窦、横窦、海绵窦等。

（2）颅外支　包括舌、咽、甲状腺、面部及头部的静脉,大部分与同名动脉伴行。较重要的属支有下颌后静脉和面静脉。①下颌后静脉由颞浅静脉和上颌静脉在腮腺内汇合而成,分别收集同名动脉分布区域的静脉血,下行至腮腺下端分为前、后两支,前支汇入面静脉,后支与耳后静脉及枕静脉汇合成颈外静脉。②面静脉起自内眦静脉,与面动脉伴行斜向外下,在下颌角下方接受下颌后静脉前支,至舌骨大角附近注入颈内静脉。此外,颈内静脉在颅外尚有舌静脉、咽静脉、甲状腺上静脉、甲状腺中静脉等属支。

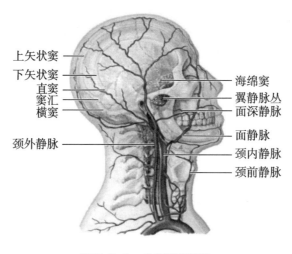

图7-3-1　头颈部的静脉

2.颈外静脉　是颈部最大的浅静脉,由下颌后静脉后支、耳后静脉和枕静脉等在下颌角处汇合而成。沿胸锁乳突肌的表面下行,在锁骨中点上方2～5 cm处注入锁骨下静脉。颈外静脉位于皮下,属于浅静脉。右心衰竭的患者,上腔静脉压力升高,可见颈外静脉怒张。由于颈外静脉位置表浅,也是临床上儿科常用的采血、输液和注射药物的部位。

3.锁骨下静脉　由腋静脉越过第1肋骨外缘后延续而成,与同名动脉伴行,向内横过第1肋骨上面至胸锁关节的后方与颈内静脉汇合成头臂静脉。锁骨下静脉主要收集上肢、颈部浅层的静脉血。锁骨下静脉与附近的筋膜结合紧密,位置固定,管腔较大,临床上常在此进行静脉穿刺或静脉导管插入。

知识链接

危险三角

面静脉经内眦静脉、眼静脉与颅内海绵窦相通,且缺乏静脉瓣,不能防止血液逆流。所以在面部,尤其是鼻根至两侧口角之间的三角区内发生感染时,应及时治疗,切忌挤压,以防细菌进入面静脉,经内眦静脉、眼静脉逆行进入颅内海绵窦,引起颅内感染。所以将鼻根至两侧口角之间的三角区域称为面部的"危险三角"。

(二)胸内静脉

1. 肺循环静脉　左、右两肺共有4条肺静脉,即左上肺静脉、左下肺静脉和右上肺静脉、右下肺静脉。肺静脉起自肺门,向内穿过纤维心包,将含氧量丰富的动脉血注入左心房。

左肺静脉包括左上肺静脉和左下肺静脉。左上肺静脉收集左肺上叶的血液,在左肺动脉和左上叶支气管的前下方进入左心房;左下肺静脉收集左肺下叶的血液,经左下肺门支气管后方进入左心房。

右肺静脉包括右上肺静脉和右下肺静脉。右上肺静脉位于右下肺动脉前面,接受右上叶和中叶的血液,注入左心房;右下肺静脉收集右肺下叶的血液,在右下肺门支气管后方横向进入纵隔,连于左心房后壁。

2. 体循环静脉　包括上腔静脉系、下腔静脉系和心静脉系。上腔静脉系由上腔静脉及其属支组成,收集头颈部、上肢、胸内(心除外)的静脉血。

上腔静脉由左、右头臂静脉在右侧第1胸肋结合处汇合而成,沿升主动脉的右侧垂直下降,在第2胸肋关节后方穿纤维心包,平第3胸肋关节下缘注入右心房。在穿过纤维心包之前,有奇静脉汇入。

胸前外侧壁及脐以上腹前外侧壁的浅静脉沿胸腹壁静脉行向外上方,在胸外侧区上部汇合成胸腹壁静脉,注入腋静脉;胸前壁深静脉一部分沿胸廓内静脉直接注入头臂静脉;其他的胸壁深静脉沿肋间后静脉回流,直接或间接注入奇静脉。

胸腔脏器(心和肺除外)的静脉也直接或间接汇入奇静脉,再经上腔静脉注入右心房。支气管静脉出肺门沿支气管后面走行,左侧注入半奇静脉或上位肋间静脉;右侧一般注入奇静脉,也有的直接注入上腔静脉。

椎静脉丛位于椎管内、外,纵贯脊柱全长,分椎内静脉丛和椎外静脉丛,两者之间具有丰富的吻合。椎静脉丛收集脊髓、脊膜、椎骨和邻近肌的静脉血液,向两侧分别与椎静脉、腰静脉和骶外侧静脉交通,向上与颅内硬脑膜相通,向下与盆腔静脉丛相连。

(三)腹部静脉

下腔静脉系由下腔静脉及其属支组成,收纳腹部、盆部和下肢的静脉血。

下腔静脉是人体最大的静脉,起始于第4~5腰椎水平,由左、右髂总静脉汇合而成。沿脊柱的右前方、腹主动脉的右侧上升,穿过膈肌的腔静脉裂孔,到胸腔,注入右心房。

腹部的静脉分为壁支和脏支,多数与同名动脉相伴行。成对的壁支和脏支直接或间接注入下腔静脉;不成对的脏支(肝静脉除外)先汇合成肝门静脉注入肝,再经肝静脉注入下腔静脉。

1. 壁支　腹部静脉壁支包括1对膈下静脉和4对腰静脉,皆与同名动脉伴行。每侧各腰静脉之间的纵行交通支称腰升静脉,左、右腰升静脉向上分别移行为奇静脉和半奇静脉,向下连于同侧的髂总静脉。

2. 成对的脏支 腹部静脉成对的脏支包括肾上腺静脉、肾静脉、睾丸静脉或卵巢静脉。肾静脉粗大,与同名动脉伴行,通常在肾门处由3~5支静脉汇合成1支主干,经肾动脉前面向内横行,注入下腔静脉。左肾静脉比右肾静脉长,跨越腹主动脉的前面。左侧肾上腺静脉注入左肾静脉,右侧肾上腺静脉直接注入下腔静脉。睾丸(卵巢)静脉起源于睾丸(卵巢)的小静脉,左侧以直角注入左肾静脉,右侧以锐角注入下腔静脉。

3. 不成对的脏支 腹部静脉不成对的脏支(肝静脉除外)收纳腹腔内消化管、胰、脾、胆囊等的静脉血,汇合成肝门静脉入肝,经肝静脉注入下腔静脉。肝静脉由肝内小静脉汇合而成,分为肝左静脉、肝中静脉和肝右静脉3支,收集肝血窦回流的静脉血,在腔静脉沟处直接注入下腔静脉,此处称第二肝门。

4. 肝门静脉系 肝门静脉主干长6~8 cm,由肠系膜上静脉和脾静脉在胰头后方汇合而成,经胰颈和下腔静脉之间上行,进入肝十二指肠韧带,在肝固有动脉和胆总管的后方上行至肝门,分为左、右两支进入肝左叶和肝右叶。肝门静脉在肝内反复分支,最后注入肝血窦。肝血窦内含有来自肝门静脉和肝固有动脉的血液,经肝静脉出肝注入下腔静脉,肝门静脉及其属支均无静脉瓣,当门静脉血流受阻或者肝门静脉高压时,血液可发生逆流(图7-3-2)。

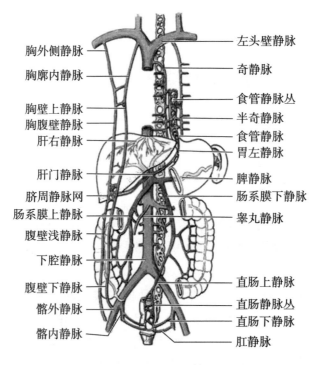

图7-3-2 肝门静脉系

肝门静脉的属支多与同名动脉伴行。属支有肠系膜上静脉、脾静脉、肠系膜下静脉、胃左静脉、胃右静脉、胆囊静脉、附脐静脉。肝门静脉系与上、下腔静脉系之间存在3处交通吻合:经食管静脉丛与上腔静脉系吻合;经直肠静脉丛与下腔静脉系吻合;通过脐周静脉网分别与上腔静脉系、下腔静脉系吻合。正常情况下,吻合处静脉细小,血流量少,各自分流所属的静脉系统。当肝门静脉的血液回流受阻(如肝硬化)时,肝门静脉系的血液可经过肝门静脉与上腔静脉、下腔静脉之间的吻合处,流回右心房,这种循环称为肝门静脉的侧支循环。

侧支循环的途径如下。

(1)肝门静脉系的血流经胃左静脉→食管静脉丛→奇静脉→上腔静脉。

(2)肝门静脉系的血流经肠系膜下静脉→直肠静脉丛→髂内静脉→下腔静脉。

(3)肝门静脉系的血流经附脐静脉→脐周静脉网→胸腹壁静脉和腹壁上静脉→上腔静脉;或肝门静脉系的血流经附脐静脉→脐周静脉网→腹壁浅静脉和腹壁下静脉→下腔静脉。

建立侧支循环后,吻合处接受了额外过多的血液量,压力增高,吻合处血管扩张,一方面起到疏导血流的作用,另一方面,细小血管扩张,在食管静脉丛处形成食管下静脉曲张,一旦破裂,会引起急性上消化道出血(呕血);在直肠静脉丛形成直肠静脉丛曲张(痔),如果破裂会引起便血;在脐周静脉网处形成脐周静脉曲张。

案例分析(二)

患者,男,52岁,肝硬化失代偿期患者,表现为食欲减退、乏力、黄疸、腹水等。某日,患者食用较硬食物后,突发呕血。

请问:该患者发生呕血的原因是什么?

链接7-5
第七章血管
案例分析(二)

（四）盆部与会阴静脉

盆部与会阴静脉收集盆腔脏器、盆壁及会阴部静脉血,流入髂内静脉,与髂外静脉汇合成髂总静脉。

1.髂内静脉 髂内静脉与髂内动脉伴行,收集同名动脉分布区域的静脉血。其属支分为壁支和脏支。壁支包括闭孔静脉、臀上静脉、臀下静脉等;脏支包括膀胱下静脉、直肠下静脉、子宫静脉、阴部内静脉等。这些静脉均起自盆腔脏器周围的静脉丛(如膀胱静脉丛、直肠静脉丛等),静脉丛的静脉没有静脉瓣,各静脉丛之间吻合丰富,可自由交通,在盆内脏器扩张或受压迫时,有助于血液回流。

2.髂外静脉 是股静脉的直接延续,与髂外动脉伴行,收集髂外动脉分布区的静脉血。

3.髂总静脉 由髂内静脉和髂外静脉在骶髂关节的前方汇合而成。伴髂总动脉上行至第5腰椎椎体右前方,与对侧髂总静脉汇合成下腔静脉。髂总静脉还收集髂腰静脉、骶外侧静脉和左、右腰升静脉的静脉血。

（五）四肢静脉

四肢静脉分为浅静脉和深静脉,富有静脉瓣。浅静脉位于浅筋膜内,一般无动脉伴行;深静脉位于深筋膜内,与同名动脉伴行。浅、深静脉之间有丰富的吻合。

1. 上肢静脉　上肢静脉分为浅静脉和深静脉。最后汇合成腋静脉注入锁骨下静脉。

上肢的深静脉与同名动脉伴行,多为两条,收集上肢的深静脉和浅静脉的静脉血,在大圆肌下缘处汇合成腋静脉,在第1肋骨外缘移行为锁骨下静脉。

上肢的浅静脉包括头静脉、贵要静脉和肘正中静脉及其属支,与深静脉有丰富的吻合支,在不同部位注入深静脉。

(1)头静脉　起自手背静脉网的桡侧,转至前臂前面,沿前臂的桡侧、前臂上部和肘部的前面、肱二头肌的外侧沟上行,经三角肌和胸大肌之间,穿深筋膜,注入腋静脉或锁骨下静脉。收纳手背、前臂桡侧的浅静脉血。

(2)贵要静脉　起自手背静脉网的尺侧,转至前臂前面,沿前臂尺侧、肱二头肌内侧沟上行至臂中点,穿过深筋膜,注入肱静脉或腋静脉。收纳手背和前臂尺侧的浅静脉血。

(3)肘正中静脉　斜行于肘窝皮下,一般为1条,连接头静脉和贵要静脉,常接受前臂正中静脉汇入。肘正中静脉变异较多,临床上常作为采血、输液或注射药物的部位。

2. 下肢静脉　下肢静脉分为浅静脉和深静脉。最后经股静脉注入髂外静脉。

下肢的深静脉与同名动脉伴行,收集同名动脉分布区域的静脉血,小腿的深静脉汇入腘静脉,多为1条,向上延续为股浅静脉,在腹股沟处与股深静脉汇合成股静脉,经腹股沟韧带的深面延续成髂外静脉。下肢的浅静脉主要有大隐静脉和小隐静脉及其属支(图7-3-3)。

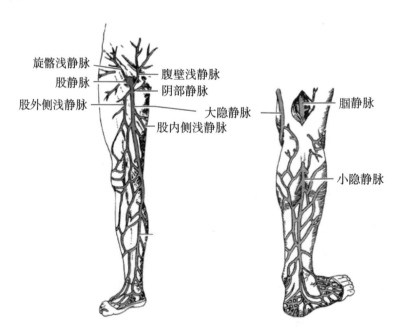

图 7-3-3　下肢静脉

(1)大隐静脉　是全身最长的浅静脉。起自足背静脉弓的内侧缘,经内踝前方,沿小腿内侧上行,经股骨内侧髁的后方,沿大腿内侧面上行,至耻骨结节外下方3～4 cm处,穿深筋膜,注入股静脉。在注入股静脉之前,还接受腹壁浅静脉、旋髂浅静脉、阴部外静脉、股内侧浅静脉、股外侧浅静脉等 5 条属支。主要收集足、小腿内侧部及大腿前面、腹壁下部、外阴等处的静脉血。大隐静脉有丰富的静脉瓣,保证血液向心流动。大隐静脉在内踝前方位置表浅且恒定,临床上常在此做静脉穿刺或切开输液。

(2)小隐静脉　起自足背静脉弓的外侧端,经外踝的后方沿小腿后面中线上行,至腘窝中点穿深筋膜注入腘静脉。小隐静脉有静脉瓣,并有交通支与深筋膜及大隐静脉相吻合。

下肢的静脉有丰富的静脉瓣,浅、深静脉之间有丰富的交通支,下肢肌的收缩、舒张活动等有助于血液由下而上的向心回流。静脉瓣发育不良或深静脉回流受阻可导致静脉淤血或曲张。大隐静脉是下肢静脉曲张的好发血管。

二、血管影像解剖

(一)头颈部静脉

头颈部的浅静脉包括面静脉、颞浅静脉、颈前静脉和颈外静脉;深静脉包括颅内静脉、颈内静脉和锁骨下静脉等。头部回流的血液先集中入颈内静脉;颈部浅层的静脉直接注入锁骨下静脉。同侧的颈内静脉与锁骨下静脉合成头臂静脉。左、右头臂静脉汇合成上腔静脉。

1.颈外静脉　是颈部最大的浅静脉,注入锁骨下静脉。主要收集头皮和面部的静脉血。

2.颈内静脉　颈内静脉上端在颅底颈静脉孔处续于乙状窦,与颈内动脉和颈总动脉共行于颈动脉鞘内,下端较膨大,位置较深,在胸锁关节的后方与锁骨下静脉汇合,构成头臂静脉。

颈内静脉的属支分为颅内支和颅外支。颅内支收集脑、脑膜、颅骨、视器和前庭蜗器的静脉血,经静脉窦注入颈内静脉。颅外支收集舌、咽、甲状腺、面部及头部的静脉血。其中舌静脉和甲状腺静脉均与同名动脉伴行。重要的属支有面静脉和下颌后静脉。面静脉:起自内眦静脉,与面动脉伴行,在下颌角附近接受下颌后静脉,下行注入颈内静脉。

3.脑的静脉　脑的静脉一般无动脉伴行,无静脉瓣。分为浅、深两组,两组之间相互吻合。浅组直接汇入临近的静脉窦。深组经大脑大静脉注入直窦。两组静脉最终经静脉窦注入颈内静脉。浅静脉的主要属支有大脑上静脉、大脑下静脉、大脑中静脉。深静脉的主要属支有大脑内静脉、大脑大静脉、基底静脉。静脉窦位于两层硬脑膜之间,包括上矢状窦、直窦、横窦、海绵窦。

(二)胸内静脉

1.肺静脉　左、右两肺共有 4 条肺静脉干,即左上肺静脉、左下肺静脉和右上肺静脉、右下肺静脉。肺静脉起自肺门,向内穿过纤维心包,注入左心房。肺静脉将动脉血输送到左心房。

(1)左肺静脉　左上肺静脉收集左肺上叶的血液,在左肺动脉和左上叶支气管的前下方进入左心房;左下肺静脉收集左肺下叶的血液,经左下肺门支气管后方进入左心房。

(2)右肺静脉 右上肺静脉位于右下肺动脉的前面,接受肺右上叶和中叶的血液,注入左心房;右下肺静脉收集右肺下叶的血液,在右下肺门支气管后方横向进入纵隔,连于左心房后壁。

2. 支气管静脉 支气管静脉出肺门沿支气管后面走行,左侧注入半奇静脉或上位肋间静脉;右侧一般注入奇静脉,也有的直接注入上腔静脉。

(三)腹部静脉

下腔静脉收集腹部、盆部及下肢的静脉血,为体内最大的静脉干。起始于第4~5腰椎椎体水平,由左、右髂总静脉汇合而成。沿脊柱右前方、腹主动脉右侧上行,穿过膈肌的腔静脉裂孔到达胸腔,注入右心房。下腔静脉的属支分脏支和壁支,多与同名动脉伴行。

1. 脏支 成对脏器的静脉直接或间接注入下腔静脉,不成对脏器(肝脏除外)的静脉汇合成门静脉系统,经肝静脉注入下腔静脉。

(1)肝静脉 在肝实质内,由小叶间静脉汇合而成,收集肝门静脉和肝固有动脉进入肝血窦的血液。肝左静脉、肝中静脉和肝右静脉在腔静脉沟处注入下腔静脉,此处称为第二肝门。

(2)肾静脉 成对,与肾动脉伴行。通常在肾门处由3~5支静脉集合成一干,经肾动脉前面向内横行,注入下腔静脉。左肾静脉比右肾静脉长,跨越腹主动脉的前面。

(3)肾上腺静脉 左侧肾上腺静脉注入左肾静脉,右侧肾上腺静脉直接注入下腔静脉。

(4)睾丸(卵巢)静脉 起源于睾丸和附睾(卵巢)的小静脉,左侧以直角注入左肾静脉,右侧以锐角注入下腔静脉。

2. 壁支 包括膈下静脉和4对腰静脉,均与同名动脉伴行,各腰静脉之间的纵支合成腰升静脉。

肝门静脉主干长6~8 cm,多由肠系膜上静脉和脾静脉在胰头后方汇合而成,少数由肠系膜上静脉、肠系膜下静脉和脾静脉汇合而成。主干沿胆总管和肝固有动脉的后侧斜向右上方达肝门,分为左、右两支分别进入肝左叶和肝右叶。肝门静脉在肝内反复分支,注入肝血窦。肝血窦内含有来自肝门静脉和肝固有动脉的血液,经肝静脉出肝注入下腔静脉。肝门静脉及其属支均无静脉瓣,当肝门静脉血流受阻,内压升高时,血液可在肝门静脉内发生逆流。

肝门静脉的主要属支包括如下。

(1)肠系膜上静脉 与同名动脉伴行,经肠系膜根部上行,在胰头后方与脾静脉汇合成肝门静脉。

(2)脾静脉 起自脾门,集合多条静脉,沿胰后方向右与同名动脉伴行,与肠系膜上静脉汇合成肝门静脉。

(3)肠系膜下静脉 与同名动脉伴行,注入部位不定,多数注入脾静脉。

(4)胃左静脉 与同名动脉伴行,向右注入肝门静脉。

(5)胃右静脉 与同名动脉伴行,接受幽门前静脉,注入肝门静脉。幽门前静脉经幽门与十二指肠交界处前面上行,为手术时区别幽门和十二指肠上部的标志。

（6）胆囊静脉　来源于胆囊,注入肝门静脉主干或肝门静脉右支。

（7）附脐静脉　起自脐周静脉网,沿肝圆韧带上行至肝下面注入肝门静脉。

肝门静脉与上、下腔静脉系的交通主要通过 3 处吻合:①经食管静脉丛与上腔静脉系吻合。②经直肠静脉丛与下腔静脉系吻合。③通过脐周静脉网分别与上、下腔静脉系吻合。

正常情况下,上述吻合处的静脉细小,血流量少,各自分流所属的静脉系统。当肝门静脉发生阻塞时,肝内压力增高,血流不能顺畅流入肝脏,部分血流会通过吻合处逆流建立侧支循环,使血液最终流入上、下腔静脉。

（四）盆部静脉

1. 髂总静脉　在骶髂关节处由髂内静脉和髂外静脉汇合而成,为盆部的静脉主干。左、右髂总静脉在第 4~5 腰椎椎体水平汇合成下腔静脉。

2. 髂内静脉　沿小骨盆侧壁内面与髂内动脉伴行。其属支可分为壁支和脏支。均有同名动脉伴行。

3. 髂外静脉　与髂外动脉伴行,在腹股沟韧带深面续于股静脉。

（五）四肢静脉

1. 上肢静脉　上肢静脉均具有静脉瓣,分为浅、深两组,最后汇合成腋静脉。腋静脉延续为锁骨下静脉。

（1）深静脉　从手指到腋窝,均与同名动脉伴行,与掌浅弓、掌深弓伴行的静脉,以及桡静脉、尺静脉和肱静脉均有 2 条。

（2）浅静脉　在向心回流途中汇合成 3 条较为恒定的主干,即头静脉、贵要静脉和肘正中静脉。头静脉位于前臂外侧,贵要静脉位于前臂内侧,肘正中静脉位于肘窝内,为连于头静脉和贵要静脉的一条短干。

2. 下肢静脉　下肢静脉均具有静脉瓣,分为浅、深两组（图 7-3-4）。

（1）深静脉　从足底到股部,均与同名动脉伴行,最后汇合成股静脉,股静脉在腹股沟韧带深面连于髂外静脉。

（2）浅静脉　大隐静脉和小隐静脉是下肢的浅静脉主干。

1）大隐静脉　为全身最长的浅静脉,起自足背静脉弓的内侧,经内踝的前方,沿小腿及大腿内侧上行至腹股沟下方,穿过隐静脉裂孔注入股静脉。

2）小隐静脉　起自足背静脉弓的外侧,经外踝的后方,沿小腿后面上行至腘窝注入腘静脉。

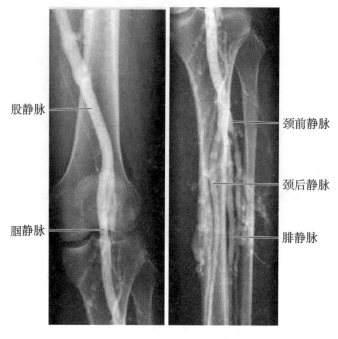

股静脉

腘静脉

颈前静脉

颈后静脉

腓静脉

图 7-3-4　下肢静脉(DSA)

链接 7-6
第七章血管
自测题参考答案

（郜新利）

参考文献

[1]程田志.医学影像解剖学[M].北京:高等教育出版社,2006.

[2]刘秀萍,赵江民.医学影像解剖学[M].北京:人民卫生出版社,2015.

[3]赵云,任伯绪.医学影像解剖学[M].2版.北京:科学出版社,2015.

[4]辛春,陈地龙.医学影像解剖学[M].2版.北京:人民卫生出版社,2019.

[5]王振宇,徐文坚.人体断面与影像解剖学[M].3版.北京:人民卫生出版社,2010.